डॉ. विनोद वर्मा

डॉ. विनोद वर्मा का जन्म और पालन-पोषण एक ऐसे परिवार में हुआ जिसके हर रोज़ के क्रियाकलाप में 'योग' और 'आयुर्वेद' की बड़ी महत्त्वपूर्ण भूमिका रही। उन्होंने अपने पिता और दादी से योग और आयुर्वेद की शिक्षा प्राप्त की। उन्होंने पंजाब विश्वविद्यालय से प्रजनन जीवविज्ञान (Reproduction Biology) और पेरिस की Universite de Pierre et Marie Curie से तंत्रिका जीवविज्ञान (Neurobiology) में उपाधि प्राप्त की। पहले National Institute of Health, Bethesda (USA) में और फिर Max-Planck Institute, Germany में तंत्रिका जीवविज्ञान के क्षेत्र में शोध कार्य किया। उन्होंने 'Now' (The New Way Health Organization) की स्थापना की, ताकि इसके द्वारा वह स्वास्थ्यप्रद पवित्र जीवन-शैली, स्वास्थ्य की देखभाल के लिए निरोधी उपायों और दूसरे स्वावलम्बी तरीकों के विषय में लोगों तक जानकारी पहुँचा सकें।

इसके अलावा वह मानव जातीय और लोक साहित्यिक आयुर्वेदिक परम्परा के क्षेत्र में शोध करती रही हैं ताकि साधारण आयुर्वेदिक उपचार के घरेलू नुस्खों का पता लगाया जा सके। उनके अनेक शोध-लेख अन्तरराष्ट्रीय पत्रिकाओं में प्रकाशित हो चुके हैं। आयुर्वेद एवं योग पर उनकी बीस से अधिक पुस्तकें हिन्दी, अंग्रेजी और विभिन्न यूरोपीय भाषाओं में प्रकाशित हैं। आयुर्वेद और योग द्वारा स्वास्थ्य तथा दीर्घायु जैसे विषयों पर उनके भाषण, कार्य-शिविर तथा अन्य कार्यक्रम देश-विदेश में अत्यन्त लोकप्रिय हैं।

आयुर्वेदिक भोजन संस्कृति

[बनाने और खाने की कला]

डॉ. विनोद वर्मा

अनुवाद

रामचन्द्र तिवारी

राधाकृष्ण पेपरबैक्स

राधाकृष्ण पेपरबैक्स में
पहला संस्करण : 2008
चौथा संस्करण : 2024

राधाकृष्ण पेपरबैक्स : उत्कृष्ट साहित्य के जनसुलभ संस्करण

राधाकृष्ण प्रकाशन प्राइवेट लिमिटेड
जी-17, जगतपुरी, दिल्ली-110 051
द्वारा प्रकाशित

शाखाएँ : अशोक राजपथ, साइंस कॉलेज के सामने, पटना-800 006
पहली मंजिल, दरबारी बिल्डिंग, महात्मा गांधी मार्ग, प्रयागराज-211 001
1, अनमोल सोराबजी संतुक लेन, धोबी तलाव, मरीन लाइंस, मुम्बई-400 002
वेबसाइट : www.radhakrishnaprakashan.com
ई-मेल : info@radhakrishnaprakashan.com

बी.के. ऑफसेट
नवीन शाहदरा, दिल्ली-110 032
द्वारा मुद्रित

मूल्य : ₹299

AYURVEDIC BHOJAN SANSKRITI
by Vinod Verma

ISBN : 978-81-8361-213-5

सादर समर्पित

आयुर्वेद के महान महर्षि चरक को, जिन्होंने छब्बीस सौ वर्ष पूर्व आयुर्वेदिक भोजन संस्कृति के कालजयी ज्ञान को लोकार्पित किया था।

उन समस्त भारतीय वैद्यों को जिन्होंने आज तक इस परम्परा को देश में जीवित रखा है।

अपने आयुर्वेदिक गुरु आचार्य प्रियव्रत शर्मा को जिन्होंने समस्त खाद्य पदार्थों के द्रव्यगुण विज्ञान की शिक्षा मुझे दी।

उद्‌घोषणा

इस पुस्तक में दी गई जानकारी का उद्‌देश्य किसी चिकित्सक की सेवाओं का स्थान लेना नहीं है। यहाँ स्वास्थ्यपूर्ण भोजन और व्यंजनों का जो वर्णन किया गया है, वह भोजन पकानेवाले को सहायता और शिक्षा देने के उद्‌देश्य से ही किया गया है। इस पुस्तक में जो सामग्री दी गई है, उसके सम्बन्ध में किसी चिकित्सकीय दावे के लिए लेखिका या प्रकाशक किसी प्रकार से उत्तरदायी नहीं माने जाएँगे।

इस पुस्तक में भोजन बनाने की जो विधियाँ दी गई हैं, उनका व्यावसायिक स्तर पर; जैसे—स्वास्थ्य सुधार केन्द्रों, होटलों अथवा कैंटीनों में प्रयोग करने से पूर्व लेखिका की पूर्व अनुमति आवश्यक है। अधिक जानकारी प्राप्त करने के लिए सीधे लेखिका या प्रकाशक से पत्राचार किया जा सकता है।

आभार

मैं अपनी दादीश्री और मातुश्री की आभारी हूँ, जिन्होंने आयुर्वेदिक भोजन संस्कृति और पाक कला का ज्ञान मुझे प्रदान किया। मेरी दादीश्री तो आयुर्वेदिक ज्ञान का भंडार ही थीं जो हमें सदा बताती रहतीं कि कौन-सी वस्तु कब खानी है, कैसे खानी है और इस धारणा के पीछे क्या कारण होते हैं।

मैं अपने आयुर्वेदिक गुरु की भी अत्यन्त आभारी हूँ, जिन्होंने आयुर्वेदिक भोजन संस्कृति का वैज्ञानिक आधार मुझे समझाया। आयुर्वेदिक द्रव्यगुण विषयक उनकी पुस्तकों की सहायता के बिना आयुर्वेदिक भोजन की अन्तर्राष्ट्रीय पाक विधियाँ विकसित करना मेरे लिए सम्भव न होता।

मैं अपने उन फ्रांसिसी मित्रों की भी आभारी हूँ, जिन्होंने मेरे विद्यार्थीकाल में पेरिस में फ्रांसिसी व्यंजन बनाने का ज्ञान प्रदान किया। मैं यूरोप के अपने सभी छात्रों का भी आभार व्यक्त करती हूँ, जिन्होंने मेरी कक्षाओं में भाग लिया अथवा जो मेरे दिल्ली एवं हिमालयी केन्द्रों में आए। वे मेरे लिए नए-नए व्यंजन बनाने के लिए महती प्रोत्साहन के कारण बने।

प्रस्तावना

मेरे विश्वव्यापी छात्रों तथा पाठकों की माँग पर यह पुस्तक लिखी जा रही है। इसी विषय पर आधारित मेरी पिछले तीन पुस्तकों में भी आयुर्वेदिक जीवनशैली और उनमें यत्र-तत्र अनेक व्यंजनों की चर्चा की गई है। मेरी पूर्व पुस्तकों का उद्‌देश्य आयुर्वेदिक सिद्धान्तों के अनुसार भोजन पकाने का ज्ञान कराना रहा है जिन्हें पाठक अपनी रुचि के अनुसार अदल-बदलकर भोजन बनाने में प्रयोग कर सकें। इनका उद्‌देश्य आपके शरीर की प्रकृति से सन्तुलन बनाए रखनेवाले पदार्थ तैयार करना है जो मौसम, ऋतु-विशेष अथवा स्थान-विशेष की जरूरतों के भी अनुरूप हो। अतः आयुर्वेदिक व्यंजन तैयार करने से पूर्व आयुर्वेद की आधारभूत बातों का ज्ञान होना जरूरी है। आयुर्वेद आयु का विज्ञान है जो जीवन के प्रत्येक पहलू से जुड़ा है। यह सत्यतः धर्म-विज्ञान है जो ब्रह्मांडीय एकत्व में विश्वास रखता है और उसका मत है कि ब्रह्मांड में हुए हर परिवर्तन की बहुविध प्रतिक्रिया होती है, क्योंकि सबकुछ एक-दूसरे से जुड़ा है, सम्बद्ध है और एक-दूसरे पर निर्भर है। आयुर्वेदिक भोजन संस्कृति के आधारभूत पहलुओं की चर्चा किए बिना आयुर्वेदिक व्यंजन तैयार करने की चर्चा करना मुझे अनुपयुक्त लगा। अतः इस पुस्तक में सबसे पहले आयुर्वेदिक भोजन संस्कृति की चर्चा की जाएगी, उसके बाद आयुर्वेदिक व्यंजनों के विषय में लिखा जाएगा।

आयुर्वेदिक भोजन आयुर्वेदिक जीवनशैली का अंग है और भोजन बनाने के अन्य अंगों को अपनाए बिना यह प्रयास अपूर्ण रहेगा और उसका लाभ आंशिक ही होगा। इस पुस्तक-लेखन का उद्‌देश्य आयुर्वेदिक भोजन संस्कृति से परिचित कराना है और आयुर्वेदिक भोजन बनाने के अन्य पहलुओं का ज्ञान पाने के लिए पाठक को प्रोत्साहित करना है। वास्तव में, जब आप यह जान लेंगे कि आयुर्वेद अखाद्य वस्तुएँ खाकर रोगग्रस्त होने अथवा अपने प्रिय खाद्य एवं पेय पदार्थ पीने से रोकने में विश्वास नहीं करता। तब आप पाएँगे कि इस चिकित्सा प्रणाली पर विश्वास बढ़ाने और इसके अनेकानेक आयामों को समझने और अपनाने में किया जा सकता है।

आयुर्वेदिक भोजन-प्रणाली का अर्थ विभिन्न बीजों, जड़ी-बूटियों तथा मसालों के संयोग से ऐसा आहार तैयार करना है जिससे आपके शरीर में समरसता बढ़े और स्वास्थ्य सबल हो। यह भोजन ऐसा हो जिससे शरीर का 'ओजस' बढ़े। इसमें आप क्या पदार्थ खाते हैं, कैसे खाते हैं तथा कितना खाते हैं, इन बातों की भी जानकारी महत्त्वपूर्ण होती

है। अच्छा खाना वही होता है जो स्थान, मौसम, ऋतु, विशिष्ट स्थितियों (जैसे अधिक थकान, रुग्णावस्था, तनाव इत्यादि) और व्यक्ति की निजी प्रकृति के अनुकूल हो। इसके लिए जरूरी है कि जो भोजन तैयार किया जाए, वह सृष्टि के निर्माणकारी पंच तत्त्वों (आकाश, वायु, अग्नि, जल और पृथ्वी) तथा इन तत्त्वों के सन्तुलन के अनुरूप हो। आयुर्वेदिक भोजन पकाने का कार्य सही रूप से करने के लिए इन सभी आधारभूत बातों को जान-समझ लेना भी अत्यन्त आवश्यक होता है।

जब हम आयुर्वेदिक पाक कला की बात करते हैं तो इसका अर्थ समस्त भारतीय भोज्य पदार्थ आयुर्वेदिक नहीं होते और प्रत्येक आयुर्वेदिक भोजन भारतीय ही हो, यह भी आवश्यक नहीं है। भोजन बनाने के आयुर्वेदिक सिद्धान्तों का पालन भारतीय घरों में बहुत बड़ी संख्या में होता भी है किन्तु समस्त भारतीय भोजन आयुर्वेदिक सिद्धान्तों के अनुसार नहीं पकाया जाता। आयुर्वेदिक पाक-कला की अधिकांश आधुनिक पुस्तकें विशेषतः पश्चिमी देशों में, पाक शास्त्र का ज्ञान ठीक ढंग से नहीं देतीं। उदाहरण के लिए, अधिकांश भारतीय घरों में रोटी, गेहूँ के आटे से तवे पर बनाई जाती है। इसमें न तो नमक डाला जाता है और न चिकनाई। चपाती बन जाने पर उस पर थोड़ा-सा घी चुपड़ दिया जाता है। ये चपातियाँ सब्जियाँ या सामिष सब्जी से खाई जाती हैं जो नमकीन होती हैं। किन्तु मुझे यह देखकर आश्चर्य हुआ कि अधिकांश आयुर्वेदिक व्यंजन पुस्तकों में माड़े हुए आटे में थोड़ा-सा नमक मिलाने का आग्रह किया गया है, जो पश्चिमी भोजन की तर्ज पर है। इनके अलावा, आयुर्वेदिक पाक-कला के नाम पर खूब तली हुई, घी-तेलवाली चीज़ें सभी कुछ लिखा हुआ है। आयुर्वेद के प्राचीन ग्रन्थों में इस प्रकार की भोज्य वस्तुएँ बनाना प्रतिबन्धित है और यदि बनाना भी हो तो इनमें ऐसे मसाले मिलाने की सलाह दी गई है, जो पाचन-शक्ति बढ़ाते हैं किन्तु इन मसालों का वर्णन आजकल की पाक-कला की पुस्तकों में नहीं किया जाता है।

मैंने यह पुस्तक आयुर्वेदिक विधि से भोजन तैयार करने की दृष्टि से लिखी है जिसमें बताया गया है कि किसी खास व्यंजन में कोई मसाला क्यों प्रयोग किया जाता है और इसका वैज्ञानिक कारण क्या है। इस प्रकार आप आयुर्वेदिक व्यंजन बनाना ही नहीं सीखेंगे वरन् यह भी जानेंगे कि उस मसाले को अन्य व्यंजन बनाते समय उपयुक्त समय पर कैसे मिलाएँ जिससे व्यंजन सन्तुलन तथा आयुर्वेदिक सिद्धान्तों के अनुसार स्वास्थ्यवर्धक बन सके।

इस पुस्तक में अनेक ऐसे व्यंजनों का भी वर्णन किया गया है, जो आधुनिक जीवन कला के अनुरूप है, जिन्हें मैंने अपनी सूझ-बूझ के आधार पर तैयार किया है ताकि साधनों और समय की सीमाओं में रहकर भी उन्हें बनाया जा सके और उनका आनन्द लिया जा सके। मैंने अपने वयस्क जीवन का प्रमुख भाग यूरोप में बिताया है और सारे विश्व का भ्रमण किया है। इसी से व्यंजनों के मेरे चयन में देश-विदेश की छाप है किन्तु उनमें आयुर्वेदिक सिद्धान्तों के अनुसार परिवर्तन कर दिया गया है। इन सभी व्यंजनों की पाक-कला के लिए मुझे न तो आयुर्वेद और न पाक-कला विषयक अनुसन्धान करना

पड़ा है। मैं तो बड़े परिवार में पली-बढ़ी हूँ अतः आयुर्वेदिक भोजन संस्कृति की बुनियादी बातें सहज रूप से भोजन बनाते-खाते समय सीखी हैं। इस ज्ञान के साथ-साथ यह भी सीखा है कि कब किसके साथ क्या-कैसे खाया जाए। विदेशी प्रवास में जब मेरी विवशता विभिन्न प्रकार के व्यंजन बनाने की पड़ी तो मैं भारत में अर्जित इस ज्ञान के आधार पर ही उन्हें बनाती थी। विदेशों में रहने के दौरान मैंने अपनी सुविधा के लिए विभिन्न व्यंजन आयुर्वेदिक मसालों आदि के प्रयोग से ही बनाने के परीक्षण भी किए। यदि कोई व्यक्ति सन्तुलन और सुख-सुविधा की आयुर्वेदिक भोजन संस्कृति को अपनाता चलता है तो स्वाभाविक रूप से अनायास ही उसका आभास उसके व्यक्तित्व से प्रकट होता है क्योंकि भोजन का प्रभाव उसके स्वास्थ्य एवं व्यक्तित्व से झलक जाता है। इस पुस्तक के लिए मुझे सबसे अधिक प्रयास तो हर व्यंजन में प्रयुक्त सामान तथा मसालों की नाप-तौल में करना पड़ा क्योंकि घर में तो कुछ भी नाप-तौल कर नहीं वरन् अन्दाजे से ही चलता था जो प्रायः एकदम जरूरत के अनुसार सही बैठता था। अगर आप इस तरह का अभ्यास करेंगे तो आप भी आसानी से यह तरीका अपना सकेंगे।

आयुर्वेदिक पाक क्रिया में हमें सभी बुनियादी वस्तुओं की आवश्यकता होती है। इसलिए प्रस्तुत पुस्तक के पहले अध्याय में इन्हीं बातों की चर्चा की गई है। प्रस्तुत पुस्तक को मैंने आयुर्वेदिक भोजन संस्कृति के विविध पक्षों से ही सम्बन्धित रखा है। मुझे विश्वास है कि आप लोग इस व्यंजन पाक-कला का वैसे ही आनन्द उठा पाएँगे जैसे संसार के विभिन्न देशों में अनेक वर्षों से मेरे आयुर्वेदिक विद्यार्थी अभी तक उठाते आए हैं।

बुनियादी तौर पर आयुर्वेद के अनुसार शाकाहारी भोजन ही अच्छे स्वास्थ्य का पक्षधर नहीं है। आयुर्वेदिक भोजन संस्कृति के अनुसार भोज्य पदार्थ चाहे शाकाहारी हो या मांसाहारी, वह ब्रह्मांडीय सिद्धान्तों के अनुसार सन्तुलित होना चाहिए। इस दृष्टि से नैतिकतानुसार तटस्थ वृत्ति अपनाई जाती है। आयुर्वेद में, पशु वसा और प्रोटीन प्राप्त करने की दृष्टि से दूध का सर्वाधिक महत्त्व है। व्यक्तिशः मैं न तो मांसाहार करती हूँ और न अंडे खाती हूँ क्योंकि जिस परिवार में मैं जन्मी, पली-बढ़ी हूँ, उसमें शाकाहारी भोजन परम्परानुसार सदियों से किया जाता है। मैं मांस-भक्षण को बर्बरतापूर्ण समझती हूँ। योग-पद्धति में मान्य अहिंसा की परम्परा से भी मैं प्रभावित हूँ। संसार के कुछ भागों में मांस खाना परमावश्यक हो सकता है किन्तु परिवहन साधनों के अत्यधिक विकास से यह आवश्यकता अब समाप्त होती जा रही है। अन्य दो कारणों से भी मैं मांसाहार की विरोधी हूँ। जैविकीय दृष्टि से मानव भी पशु के समीप ही है; अतः पशु का मांस खाना न तो मन को प्रिय होता है और न क्षुधा शान्त करनेवाला होता है। भाँति-भाँति के रंगों की वनस्पतियों में मुझे प्राणशक्ति छलछलाती दिखती है। मांस पशु को मारकर प्राप्त किया जाता है; अतः वह मृत खाद्य है। इस कथन को एक प्रमुख वैद्य आचार्य वृहस्पति देव त्रिगुणा का मन्तव्य कहकर समाप्त करना चाहूँगी। उनका कहना था कि

जब पशुओं को मारने के लिए बूचड़खाने ले जाया जाता है तो पशु को ज्ञात होता है कि मेरा अन्त आनेवाला है। अतएव उनके मांस में भय, कष्ट, क्रोध और हताशा के नकारात्मक भाव भरे होते हैं। इस मांस को खाने पर मांसाहारी व्यक्ति में भी वे भाव आते हैं। इसके विपरीत दूध इससे सर्वथा भिन्न होता है क्योंकि पशु प्रेम-भाव से उमग कर ही दूध देता है।

–विनोद वर्मा

अनुक्रम

1

आयुर्वेदिक भोजन संस्कृति

'खाद्य पदार्थ और अन्य वस्तु को जो स्वास्थ्यकर न हो अथवा जिसके ग्रहण करने से अप्रिय परिणाम निकलते हों, अज्ञानवश अथवा लापरवाही के कारण नहीं खाना चाहिए। व्यक्ति को गरम, बलवर्द्धक और प्रिय लगनेवाला भोजन पर्याप्त मात्रा में तभी खाना चाहिए जब पूर्ववर्ती खाद्य पच गया हो। भोजन मनोनुकूल स्थान पर तथा सभी सहायक वस्तुओं का प्रयोग करके करना चाहिए। भोजन बहुत अधिक शीघ्रता से और मन्दता से नहीं करना चाहिए, हँसते हुए अथवा बातचीत करते हुए भी नहीं खाना चाहिए। भोजन करते समय पूरा ध्यान खाने पर हो। भोजन अपनी आयु तथा प्रकृति के अनुरूप होना चाहिए।

—चरक संहिता

विमान स्थानम्-1, 23-24

ई.पू. छठी शताब्दी

अध्याय-1

आयुर्वेदिक भोजन संस्कृति का परिचय

आयुर्वेदिक भोजन क्या है ?

आयुर्वेदिक भोजन की अवधारणा समस्त विद्यमान पदार्थों एवं तत्त्वों के आधारभूत ऐक्य के सिद्धान्त पर आधारित है। ब्रह्मांड में प्रत्येक वस्तु दूसरी वस्तु से अन्तसः सम्बन्धित है, परस्पर सम्बद्ध है और एक-दूसरे पर अवलम्बित है।

सभी विद्यमान पदार्थ या द्रव्य पंच महाभूत–आकाश, वायु, अग्नि, जल और पृथ्वी–से बने हैं। प्रत्येक वस्तु इन पंच महाभूतों से बनी है, हमारा शरीर और भोजन भी इन पंच महाभूतों की रचना है।

पंच महाभूतों में प्रथम तत्त्व आकाश है। आकाश के बिना कुछ भी विद्यमान नहीं हो सकता। आकाश में ही वायु रहती है अतः यह दूसरा महाभूत है। तीसरा तत्त्व अग्नि है जो आकाश और वायु दोनों पर आधारित है। चौथा तत्त्व जल है जो आकाश, वायु और अग्नि पर आधारित है। पृथ्वी अन्तिम महाभूत है जो सबसे भारी है और इसमें पूर्ववर्ती चारों महाभूत समाहित हैं।

व्यक्ति की प्रकृति

शरीर के शारीरिक एवं मानसिक क्रिया-कलाप सम्भव हों, इसके लिए उसमें पंचमहाभूत तीन प्रमुख ऊर्जाओं–त्रिदोषों–वात्-पित्त-कफ–के रूप में विद्यमान हैं।

वात् आकाश एवं वायु के संयोग से, पित्त अग्नि से और कफ जल एवं पृथ्वी तत्त्वों से बनता है :

आकाश और वायु	–	वात्
अग्नि	–	पित्त
जल और पृथ्वी	–	कफ

इन तीनों ऊर्जाओं–दोषों अथवा पाँचों महाभूतों में सन्तुलन रहने से उत्तम स्वास्थ्य प्राप्त होता है और असन्तुलन होने से शक्ति का क्षय, रुग्णता एवं बीमारियाँ होती हैं। आयुर्वेद की दृष्टि से, स्वास्थ्य विभिन्न दृष्टिकोणों से परखा जाता है जैसे–शारीरिक,

मानसिक, सामाजिक या ब्रह्मांडीय। ये विभिन्न स्तर अलग-अलग नहीं किए जा सकते क्योंकि ये परस्परावलम्बी होते हैं। अच्छे स्वास्थ्य के लिए आवश्यक है कि वात्, पित्त, कफ में सन्तुलन बनाए रखने के लिए सतत् प्रयास किए जाते रहें। इस सन्तुलन को सतत् प्रभावित करनेवाले तत्त्व हैं—भोजन, मौसम, जलवायु, स्थान, आयु और मानसिक अवस्था। वर्तमान सन्दर्भ में हम प्रमुख सन्तुलनकर्त्ता तत्त्व—भोजन—पर ही दृष्टि डालेंगे क्योंकि हमारी शारीरिक तथा मानसिक शक्तियों से इसका सीधा सम्बन्ध होता है। विविध क्रिया-कलापों में हम लगातार ऊर्जा खर्च करते रहते हैं। इसकी पूर्ति हम भोजन तथा श्वसन-क्रिया द्वारा करते हैं। यह क्रम आजीवन चलता रहता है। नीचे त्रिदोषों (मुख्य ऊर्जाओं) तथा उनका हमारी शरीर-व्यवस्था और मानसिक अवस्थाओं पर पड़ने वाले प्रभावों तथा हमारी आधारभूत मानवीय संरचना अथवा प्रकृति का वर्णन किया गया है।

शरीर की (त्रिदोषों की) तीन ऊर्जाएँ

समस्त जड़-चेतन पदार्थों का निर्माण पंच महाभूतों से हुआ है। यही ब्रह्मांडीय सिद्धान्त हमारे शरीर पर भी लागू होता है। किन्तु हमारे शरीर में आत्मा भी होती है जो चेतना का कारण होती है। समस्त महत्त्वपूर्ण क्रिया-कलाप का सम्पादन तीन प्रधान ऊर्जाओं के रूप में परिवर्तित पंच महाभूत करते हैं। संस्कृत में इन ऊर्जाओं को त्रिदोष—वात्, पित्त और कफ कहते हैं। वात्-आकाश एवं वायु, पित्त-अग्नि और कफ-जल एवं पृथ्वी तत्त्वों से बने हैं। ये ऊर्जाएँ शरीर के विभिन्न कार्यों का सम्पादन करती हैं और इनके कार्य सम्बद्ध ऊर्जा के अनुरूप होते हैं।

वात्—समस्त अंग-संचालन, रक्त-संचार, श्वसन क्रिया, मल-मूत्र विसर्जन, वाणी संवेगों, स्पर्श, श्रवण, भावनाओं (यथा—भय, चिन्ता, दुख, उत्साह आदि) प्रकृत कामनाओं, भ्रूण के निर्माण, सम्भोग-क्रिया के लिए उत्तरदायी है।

पित्त—दृष्टि, क्षुधा, प्यास, ऊष्मा-नियमन, मृदुलता तथा कान्ति, मुदता, ज्ञानार्जन और यौन-क्षमता बढ़ानेवाली ऊर्जा है।

कफ—शरीर की ठोस संरचना कफ के कारण ही सम्भव होती है। कफ जोड़नेवाला, सुदृढ़ता लानेवाला, भारीपन लानेवाला, काम-रस (शुक्रधातु) शक्ति, सहनशक्ति और स्थैर्य के लिए भी उत्तरदायी होता है।

प्रत्येक व्यक्ति अपनी आधारभूत प्रकृति के कारण एक-दूसरे से भिन्न होता है। प्रकृति का यह भेद त्रिदोषों की मामूली अनुपात विविधता के कारण सम्भव होता है।

किसी ऊर्जा-विशेष की प्रधानता तथा दो ऊर्जाओं के योग से भी प्रकृति में अन्तर आताहै। प्रत्येक व्यक्ति की प्रकृति दूसरे प्राणी से भिन्न होती है और सभी व्यक्ति एक-सी मशीनी समानतावाले नहीं होते जैसाकि आधुनिक चिकित्सा व्यवस्था हमें बनाए

दे रही है। प्रकृति से व्यक्तियों की केवल शारीरिक भिन्नताएँ ही प्रकट नहीं होतीं, वरन् उनके व्यक्तित्वभी विभिन्न हो जाते हैं।

अच्छे स्वास्थ्य और दीर्घ आयुष के लिए प्रत्येक व्यक्ति को त्रिदोष में सन्तुलन बनाए रखना चाहिए। यदि किसी दोष में गुणवत्ता, परिमाण या स्थान के कारण सन्तुलन नहीं रह पाता तो इससे विकृतियाँ जन्म लेती हैं जिनके कारण लोगों को भाँति-भाँति के रोग हो जाते हैं। यदि व्यक्ति विकृतियों की तरफ अधिक समय तक ध्यान नहीं देता तो स्वास्थ्य गम्भीर रूप से बिगड़ जाता है।

देश, काल, स्थिति, पोषक खाद्य पदार्थ, विचार, भावनाएँ आदि त्रिदोषों को प्रभावित करती हैं। अपने शरीर की प्रकृति के अनुसार इन तत्त्वों के प्रभाव को समझ लेने से आपको इनके सन्तुलन को बनाए रखने का पता चल जाता है। इन तीनों प्रधान ऊर्जाओं का सम्बन्ध विचार-प्रक्रिया से भी होता है। अतः ये मन के तीनों गुणों से सम्बन्धित होती हैं। मन के रजस गुण से मनन-चिन्तन, योजना-निर्माण करने और निर्णय करने के कार्यों का निष्पादन होता है। तमस गुण के कारण गतिशीलता बाधित होती है—तन में आलस छाया रहता है और मन में लोभ, क्रोध, द्वेष, आलस्य आदि के भाव छाए रहते हैं। मन के सत्त्व गुणों में चित्त का सन्तुलन, नेकी, सत्य, दया, स्थिर चित्तता और शान्त स्वभाव बना रहता है। सत्त्व, रजस और तमस गुणों के सन्तुलन से त्रिदोषों में भी सन्तुलन आता है और असन्तुलन से मानसिक रोग बढ़ते हैं। अतएव अच्छा स्वास्थ्य बने रहने और दीर्घायुष के लिए दोनों प्रकार के सन्तुलनों का छहआयामी सन्तुलन होना ज़रूरी होता है क्योंकि दोनों प्रकार के सन्तुलन एक-दूसरे को प्रभावित करते हैं। मन के तीन गुणों का असन्तुलन त्रिदोषीय सन्तुलन को प्रभावित करता है और त्रिदोषी असन्तुलन त्रिगुणात्मक सन्तुलन को अछूता नहीं छोड़ता।

छह आयामी मानव-सन्तुलन

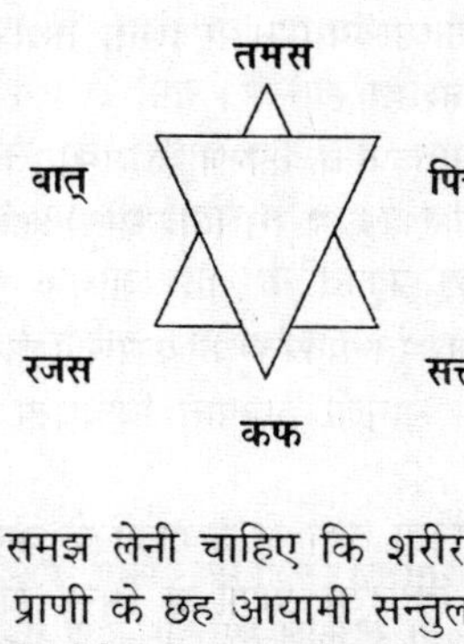

यहाँ यह बात भलीभाँति समझ लेनी चाहिए कि शरीर की तीन ऊर्जाओं और मन के तीनों गुणों के, जो मानव प्राणी के छह आयामी सन्तुलन के अंग होते हैं, मानव काया में अलग-अलग विभाग नहीं होते। ये सचल विभाग होते हैं और इनका अनुपात सदैव

बदलता रहता है। यह अनुपात व्यक्ति की जीवनशैली और चिन्तन-धारा के अनुरूप बदलता है। इसके अतिरिक्त तीनों ऊर्जाएँ और मन के तीनों गुण भी एक-दूसरे को प्रभावित करते हैं। उदाहरण के लिए, यदि आप जबर्दस्त भागदौड़ वाला जीवन जीते हैं जिससे आपकी मानसिक अवस्था 'बहुत काम करना शेष है' की बन जाती है—तो आपमें अत्यधिक रजस गुण होगा जिससे आपके जीवन में वात् विकार आ जाएगा। इसी प्रकार यदि आप में वात् विकार तेज हवा में रहने, खुश्क और ठंडा भोजन करने या किसी अन्य कारण से आता है तो आपमें अत्यधिक मानसिक गतिविधि रहेगी अथवा रजस का असन्तुलन होगा। अत्यधिक सोने अथवा न्यूनतम आवागमन के कारण आपमें तमस का असन्तुलन होगा जिससे कफ विकार उत्पन्न हो जाएगा। पित्त और सत्त्व एक-दूसरे से सम्बद्ध होते हैं क्योंकि पित्त शरीर की ऊर्जा होती है और सत्त्व आन्तरिक प्रकाश। चित्त की स्थिर अवस्था में ये स्थितियाँ उदित होती हैं।

(अधिक विस्तारपूर्वक जानकारी पाने के लिए कृपया सैम्युल वाइजर से प्रकाशित मेरी आयुर्वेद विषयक पूर्व लिखित तीन पुस्तकें देखी जा सकती हैं।)*

वैयक्तिक प्रकृति

माँ अपने दो बच्चों की व्यक्तिगत विशेषताओं का निरीक्षण बचपन से ही करती आ रही होती है। दोनों सहोदर बच्चों में भी खाने-पीने की वस्तुओं में पसन्द-नापसन्द अलग होती है, मौसम तथा जलवायु के बारे में प्रतिक्रियाएँ, दवाओं के सेवन के प्रभाव तथा विभिन्न स्थितियों के प्रति उनकी अनुकूलता-प्रतिकूलता तथा अन्य व्यक्तिगत रुचि-अरुचि भी अलग-अलग होती है। आयुर्वेद के मतानुसार हर व्यक्ति की व्यक्तिगत स्वभाव-रचना अपनी ही होती है। यही हमारी मनोवैज्ञानिक एवं शारीरिक प्रतिक्रियाओं की बुनियाद है। अच्छा स्वास्थ्य बनाए रखने और सन्तुलन स्थापित करने की दृष्टि से व्यक्तिगत प्रकृति-संरचना का बहुत महत्त्व होता है।

एक या एकाधिक दोषों की प्रधानता और व्यक्ति के चरित्र में उन त्रिदोषों का प्रभाव परिलक्षित होता रहता है। उदाहरण के लिए, पित्तप्रधान व्यक्ति ऊष्मा और मिठाइयों के प्रति अधिक संवेदनशील होते हैं। गर्मी से उन्हें अधिक परेशानी होती है और अधिक मात्रा में खाते-पीते हैं। कफ-प्रकृति के लोग मन्दगामी और स्थिर भाववाले होते हैं। वे वात् एवं पित्त प्रकृति के लोगों की अपेक्षा कम वाचाल होते हैं और अधिक सहनशील होते हैं। वात् प्रकृति के लोग अधिक वाचाल तथा तेज गति से चलनेवाले होते हैं। मिश्रित प्रकृति के लोगों की विभिन्न स्थितियों में अलग-अलग अवस्था होती है।

---

* आयुर्वेद, ए वे ऑफ लाइफ, 1995

* आयुर्वेद फॉर लाइफ, न्यूट्रीशन, सैक्सुअल एनर्जी एंड हीलिंग, 1997

* सिक्सटीन मिनट्स टू ए बेटर 9—51 स्ट्रेस-फ्री वर्क वीद योगा एंड आयुर्वेदा, 1999

सात प्रकार की प्रकृतियाँ

(i) वात्, (ii) वात्-पित्त, (iii) वात्-कफ, (iv) पित्त, (v) पित्त-कफ, (vi) कफ, (vii) समदोष (त्रिदोषों का सन्तुलन)।

दोषों के अनुपात की न्यूनाधिक्यता ही उनकी प्रकृति-मिश्रता का कारण होती है। दोष का परिमाप एक अन्य पक्ष होता है। उदाहरण के लिए, एक व्यक्ति में वात् की तनिक प्रधानता तनिक अधिक परिमाण में हो सकती है। संयुक्त प्रकृति के व्यक्ति में दो दोषों की मात्रा भिन्न-भिन्न हो सकती है। इन तीनों दोषों की मात्रात्मक भिन्नता व्यक्ति-प्रकृति की भिन्नता का अन्य कारण हो सकती है। उदाहरण के लिए, कुछ लोगों में बहुत सारी ऊर्जा, देर तक कार्य करने की क्षमता और पुष्टता भरपूर हो, उनकी रोग-निरोधक शक्ति ढेर सारी हो तथा बुद्धि चातुर्य भी बहुत हो तो इसका अर्थ होगा कि इन लोगों में तीनों दोष/ऊर्जाएँ हैं और पर्याप्त मात्रा में हैं।

यदि हम भिन्न-भिन्न लोगों की कल्पना करें जिनमें 10 के मानदंड पर तीनों ऊर्जाएँ हैं और उनको सात प्रकृतियों से गुणा करें तो बहुत बड़ी संख्या के प्राणी उसमें आ जाएँगे। यदि हम हर व्यक्ति में ऊर्जा का अनुपात लें और मिश्रित प्रकृति के लोगों को भी गिनें तो उनकी काफी बड़ी संख्या बन जाएगी। इतनी भिन्न-भिन्न प्रकृति के लोगों को समझना आसान नहीं होता।

प्रकृति का महत्त्व

समस्त ब्रह्मांड और स्वयं हमारा शरीर पंच महाभूतों से निर्मित है और सभी कुछ अन्तः सम्बन्धित और परस्परावलम्बी होता है; इसीलिए पंच महाभूतों का हम पर सतत् प्रभाव पड़ता रहता है। शरीर के पंच महाभूतों के बीच सन्तुलन बनाए रखने के लिए जो तीन विशिष्ट दोष ऊर्जाओं के रूप में हमारे शरीर में विद्यमान होता है, उनका सन्तुलन बाहर के वातावरण से प्रभावित होकर बदलता रहता है। अतएव यह आवश्यक है कि आयुर्वेद के ज्ञान का लाभ उठाने के लिए आप अपनी प्रकृति को पहचानें। देश (भौगोलिक परिस्थितियाँ) तथा काल (आयु, दिन का समय, वर्ष का समय इत्यादि) का अनुसरण करते हुए अपनी प्रकृति के अनुसार दिनचर्या तथा ऋतुचर्या बनाकर रहने से स्वास्थ्य लाभ होता है।

व्यक्ति की बुनियादी प्रकृति में परिवर्तन नहीं होता, जीवन की स्थितियों के अनुसार उनमें कुछ परिवर्तन भले ही हो जाएँ। कल्पना कीजिए कि पित्तप्रधान प्रकृति का व्यक्ति अधीर और जल्दी ही क्रोधित हो उठता हो। उसका जीवन साथी भी अगर पित्तप्रधान प्रकृति हो तो इस स्थिति में इस युगल में लड़ाई-झगड़े और संघर्ष होते रहेंगे। एक जैसी प्रकृतिवाले होने से दोनों एक-दूसरे के क्रोध को भड़काते रहेंगे। अगर उनमें से एक को कफप्रधान प्रकृति के व्यक्ति के साथ रहना पड़े जिसमें धैर्य एवं सहनशीलता की भावना हो तो पित्तप्रधान व्यक्ति का क्रोध स्वयं ही धीरे-धीरे कम होता जाएगा। दूसरे व्यक्ति

का धैर्य और सहनशीलता उसे रुककर सोचने तथा तुरंत प्रतिक्रिया न करने का समय देगी।

स्वास्थ्य-लाभ तथा रोगोपचार के अतिरिक्त व्यक्ति की प्रकृति का ज्ञान होने से हमें परिवार में, काम के स्थान पर तथा सामाजिक व्यवहार के अन्य पहलुओं में स्थितियों की बेहतर समझबूझ से लाभ प्राप्त हो सकता है।

भोज्य पदार्थ

शरीर की भाँति भोज्य पदार्थ भी पंचतत्त्वों से बने होते हैं और हमारे शरीर को ये पाँचों तत्त्व प्रदान करते हैं। हमारे भोज्य पदार्थों में पंच तत्त्वों के सन्तुलन से हमारी तीनों प्रमुख दोष/ऊर्जाओं–वात्, पित्त और कफ में सन्तुलन आता है जिससे हमारा स्वास्थ्य अच्छा बनता है और दीर्घायुष प्राप्त होती है। इन त्रिदोष/ऊर्जाओं में आए साधारण से असन्तुलन को अपनी भोजन-व्यवस्था में परिवर्तन द्वारा सुधारा जा सकता है यदि हमें आयुर्वेदिक भोजन संस्कृति का सही ज्ञान हो।

हम जो भी भोजन करते हैं, उनमें विद्यमान पाँचों तत्त्वों के अनुपात का अनुमान लगाना सम्भव नहीं होता। इसके लिए हमें आयुर्वेदिक विधियों का ज्ञान होना आवश्यक है जिनसे इन ब्रह्मांडीय रहस्यों का विश्लेषण करना सम्भव हो। ये पाँचों तत्त्व भोज्य पदार्थों में विभिन्न प्रकार के स्वादों के रूप में पहचाने जा सकते हैं। कुल मिलाकर छह स्वाद या रस (षड्रस) हैं। प्रत्येक रस दो तत्त्वों से बना होता है। आइए, समझें कि रस क्या होता है और विविध रूपों में इन रसों का हमारी शारीरिक ऊर्जाओं और उनका हमारे स्वास्थ्य पर क्या-कैसे प्रभाव पड़ता है।

षड्रस और पंच महाभूत

रस का शाब्दिक अर्थ है स्वाद, किन्तु वर्तमान सन्दर्भ में इसका अर्थ है कि किसी स्वाद विशेष का हमारे शरीर पर क्या प्रभाव पड़ता है। स्वाद-भेद करना हमारी जिह्वा का कार्य होता है और जिह्वा ही द्वारपाल का कार्य करती है। मीठा, खट्टा या कटु स्वाद का हमारे शरीर पर प्रभाव पड़ता है, अतः इन्हें रस कहा जाता है। जिस प्रकार हमारी नेत्रेन्द्रिय रंगों का विभेद करती है और घटनाओं की दृष्टा होती है जो अन्ततः हममें मनोवैज्ञानिक या भावनात्मक प्रतिक्रिया उत्पन्न करती है, उसी प्रकार जिह्वा या रसना विशिष्ट स्वाद की हमें सूचना देती है। किन्तु वह स्वाद-विशेष (ग्रहण किए जाने पर) हमारी शारीरिक व्यवस्था को प्रभावित करता है।

आयुर्वेद में छह रसों का वर्णन

(i) मीठा, (ii) खट्टा, (iii) नमकीन, (iv) कड़ुवा, (v) तिक्त (तीखा) और (vi) कषाय

आधुनिक जीव विज्ञान में केवल चार रसों को मान्यता दी जाती है क्योंकि जिह्वा में चार रसों की पहचान करने की क्षमतावाली कोशिकाएँ (taste buds) पायी जाती हैं। वास्तव में तिक्त और कषाय स्वादों का अनुभव शरीर के अन्य भाग भी कर सकते हैं और वह मात्र रसना का कार्य नहीं होता।

आयुर्वेद के सिद्धान्तों के अनुसार प्रत्येक रस दो मौलिक तत्त्वों से मिलकर बनता है। यह हमारे शरीर की ऊर्जा को दोष के अनुरूप प्रभावित करता है। उदाहरण के तौर पर मीठा रस जल और पृथ्वी तत्त्वों से निर्मित होता है। स्पष्टतः यह कफवर्द्धक होता है। यह वात और पित्त का शमन करता है। खट्टा रस अग्नि और जल के संयोग से बनता है और पित्त एवं कफ की वृद्धि करता है तथा वात् का शमन करता है। नमकीन या लवण रस पृथ्वी और अग्नि तत्त्वों से बनता है और खटासवाले गुणों से युक्त होता है। इस प्रकार प्रथम तीनों रस—मीठा, खट्टा तथा नमकीन—कफवर्द्धक और वात्शामक होते हैं।

चौथा रस—कडुवा—वायु और अग्नि से निर्मित होता है। स्पष्टतः यह वात्वर्द्धक होता है किन्तु पित्त और कफ का शमन करता है। इस प्रकार खट्टा, नमकीन और कडुवा रस पित्तवर्द्धक होते हैं।

पाँचवाँ 'तिक्त' रस आकाश तथा वायु तत्त्वों से निर्मित होता है जो वात्वर्द्धक किन्तु पित्त एवं कफशामक होता है। कषाय रस वायु एवं पृथ्वी तत्त्वों से निर्मित होता है। यह वात्वर्द्धक होता है और पित्त एवं कफ का शमन करता है। इस प्रकार अन्तिम तीन रस—कटु, तिक्त और छठा कषाय वात् को बढ़ाते किन्तु कफ को शान्त करते हैं। इन षड्रसों और त्रिदोष/ऊर्जाओं का पारस्परिक सम्बन्ध नीचे तालिका रूप में प्रस्तुत किया गया है—

तालिका-1

षड्रसों तथा त्रिदोष ऊर्जाओं का सम्बन्ध

दोष/ऊर्जा	**रस का वर्द्धन**	**रस का शमन**
वात्	कटु, तिक्त, कषाय	मीठा, खट्टा, नमकीन (लवण)
पित्त	खट्टा, नमकीन, कटु	मीठा, तिक्त / कषाय
कफ	मीठा, खट्टा, नमकीन	कटु, तिक्त / कषाय

विभिन्न रसों के उदाहरण

मीठा (मधुर)—गेहूँ, चावल, मूँग, मसूर, शहद, चीनी, दूध, मक्खन, घी, वन्य पशुओं का मांस।

खट्टा (अम्ल)—सन्तरा, नारंगी, नीबू, गलगला, बेर, आडू, टमाटर, रूबार्व आदि।

नमकीन—विविध प्रकार के लवण।

कटु—अदरक, लहसुन, काली मिर्च तथा अन्य अनेक मसाले।

तिक्त–कड़वी लौकी, सलाद बनाने की कासनी, करेला आदि।

कषाय–पालक, खजूर, कच्चे फल, अंजीर आदि।

रस-प्रभावों के अपवाद

1. शहद, मिश्री, जंगली जानवरों का मांस, पुराना चावल, जौ, गेहूँ तथा मूँग कफवर्द्धक नहीं है। हालाँकि ये सभी मधुर रसवाली वस्तुएँ हैं।
2. आँवला और अनार में खटास होती है, फिर भी ये त्रिदोष ऊर्जाओं में सन्तुलन स्थापित करते हैं।
3. नमकीन रस के बाद भी पहाड़ी नमक (सेंधा) कफवर्द्धक नहीं होता।

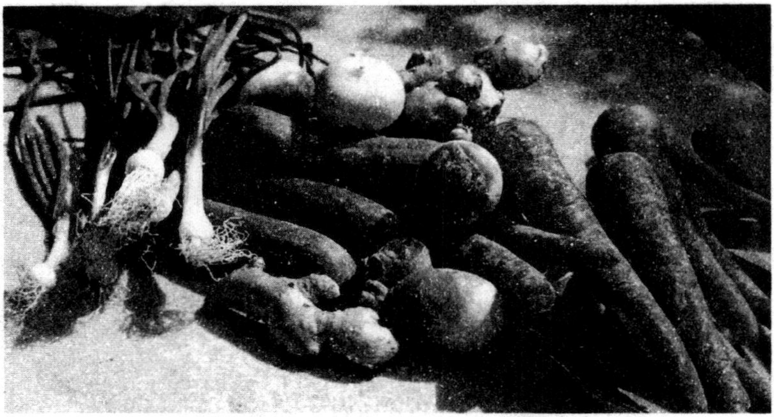

वात्, कफ, पित्त और षड्रसों में सन्तुलन

सन्तुलित आयुर्वेदिक पोषण की सारभूत बात यह है कि हम जो आहार ग्रहण करते हैं, उनके पंचतत्त्वों का हमारे शरीर के पंच तत्त्वों से सन्तुलन होना चाहिए। भोज्य पदार्थों के तत्त्व उनके रसों में तथा शरीर की त्रिदोष ऊर्जाओं–वात्, पित्त और कफ में सन्निहित रहते हैं। स्वास्थ्यकर एवं बलवर्द्धक भोजन तैयार करने की मूलभूत कला इस बात पर निर्भर करती है कि भोजन में सभी रसों का अनुपातपूर्ण समावेश हो जिससे आपके शरीर के पाँचों तत्त्वों का सन्तुलन सम्भव हो सके। इसके फलस्वरूप शरीर में त्रिदोष ऊर्जाओं का सन्तुलन सम्भव होगा। मौसम, जलवायु, यात्रा अथवा किसी अन्य विशिष्ट स्थिति में इन त्रिदोष ऊर्जाओं में सन्तुलन बनाए रखने के लिए पोषक पदार्थों को ग्रहण करने की विधि का प्रयोग किया जा सकता है। अतः सन्तुलन की अवधारणा अत्यधिक सुनिश्चित हो जाती है और देश-काल एवं स्थिति के अनुरूप ढाली जाती है। इस बात

को आगे विस्तारपूर्वक समझाया जाएगा। इससे पहले यह बताया जाएगा कि भले-चंगे रहने या सबल रहने के लिए भोज्य पदार्थों के क्या-क्या गुण होने चाहिए, जिनसे यह सन्तुलन बनाए रखा जा सके।

आयुर्वेदिक भोजन संस्कृति की विशेषताएँ

अपना भोजन बनाते तथा भोजन करते समय आपको जिन बातों की ओर ध्यान देने की आवश्यकता है, उनमें से प्रमुख एवं कुछ सरल बातें नीचे गिनाई जा रही हैं। इनसे आपको आयुर्वेदिक भोजन तथा उनकी पाक-कला विधि की जिसका वर्णन आगे किया जाएगा, तर्कसंगतता ज्ञात हो सकेगी।

1. भोजन तैयार करते समय सभी रसों का सम्मिलन होना चाहिए और किसी स्वाद-विशेष की प्रधानता नहीं होनी चाहिए। यह करने के लिए थोड़ा-सा ध्यान देना भर काफी है। उदाहरण के लिए, सिरके का प्रयोग करके जो खट्टा सलाद तैयार किया जाए उसमें कुछ गुड़ अथवा एक चम्मच शहद डालने से काम चल जाएगा। सिरके के रस की प्रधानता समाप्त करने के लिए प्याज का प्रयोग किया जा सकता है। प्रायः खाने में तिक्त रस का अभाव रहता है इसलिए खाने में सब्जी या सलाद के रूप में यह रस रहना चाहिए या फिर मसाले के प्रयोग से भोजन को तीक्ष्ण बना लें।
2. प्रत्येक भोजन में कई सब्जियाँ, फल, अन्न, जड़ी-बूटियाँ, मसाले तथा अन्य खाद्यों को सम्मिलित कीजिए। एक ही वस्तुओं को बारम्बार इसलिए मत खाइए क्योंकि वे 'स्वास्थ्यकर' होती हैं। अपनी प्रिय खाद्य वस्तु को इसलिए मत त्याग दीजिए क्योंकि वह आपको अस्वास्थ्यकर बताई गई है। याद रखिए कि आयुर्वेदिक कौशल से उन 'तथाकथित' अस्वास्थ्यकर वस्तुओं को भी स्वास्थ्यकर बनाया जा सकता है।
3. प्रकृति ने ऋतु विशेष में जो फल एवं सब्जियाँ दी हैं, उनका प्रयोग करने का प्रयास कीजिए। यदि आप यायावर हैं और एक स्थान से दूसरे स्थान पर जाते रहते हैं तो जहाँ जाएँ, वहाँ पैदा होनेवाली वस्तुएँ खाइए और स्थानीय भोजन व्यवस्था अपनाइए।
4. आगे एक तालिका में बताया गया है कौन-कौन सी वस्तुएँ प्राकृतिक रूप से एक-दूसरे की विरोधी हैं। इन वस्तुओं को तथा आपकी व्यक्तिगत प्रकृति के विपरीत वस्तुओं को ग्रहण नहीं करना चाहिए क्योंकि ये स्वास्थ्य को हानि पहुँचाती हैं। स्वास्थ्य पर इनका विपरीत प्रभाव कई बार तुरन्त नहीं दिखेगा किन्तु कालान्तर में यह प्रभाव सामने आएगा। सावधानी से यह देखें-परखें कि किसी भोजन विशेष का या दो खाद्य पदार्थों को साथ खाने से आपको अहित प्रभाव तो नहीं हो रहा। यदि हाँ, तो इनको इस रूप से मत खाइए।

5. आयुर्वेदिक सिद्धान्त के अनुसार हमारे भोजन में आवश्यक पोषक तत्त्व तो हों ही, वह हमें तरोताजा करनेवाला, हमारी रोग-प्रतिरोधक शक्ति बढ़ानेवाला तथा सबल बनानेवाला भी होना चाहिए। वह भोजन हमारे शरीर की तीनों दोष/ऊर्जाओं के असन्तुलन से उत्पन्न गड़बड़ियों को ठीक करनेवाला भी होना चाहिए। आप ऐसी जड़ी-बूटियों का ज्ञान भी प्राप्त कर सकेंगे जिनसे आपके भोजन के गुण बढ़ें और शरीर में आए छोटे-मोटे असन्तुलन भी दूर हो सकें। यदि आपने आयुर्वेदिक सिद्धान्तों को समझ लिया है तो यह ज्ञात करना सरल हो जाएगा कि शरीर के आन्तरिक एवं बाह्य वातावरण के अनुकूल/प्रतिकूल क्या है और उसका आपके भोजन से क्या सम्बन्ध है। अतः भोजन तैयार करते समय आपको थोड़ी-सी सावधानी बरतनी होगी कि भोजन स्वास्थ्यकर हो और शक्तिवर्द्धक भी हो।

आयुर्वेदिक भोजन संस्कृति के सिद्धान्त की समझ

आयुर्वेदिक भोजन संस्कृति को समझने के लिए यह जानना आवश्यक होगा कि कौन, क्या, कहाँ, कब खाता है और कैसे एवं कितनी मात्रा में खाता है। यह समझ लेने पर आपके सामने आयुर्वेदिक पोषण का व्यापक फलक स्पष्ट हो जाएगा और आप स्वास्थ्यकर एवं पुष्टिदायक भोजन की दिशा में अग्रसर हो सकेंगे।

पोषण सम्बन्धी विषय के प्रमुख पहलुओं पर हम क्रमशः एक-एक करके विचार करेंगे। इस दिशा में जैसे-जैसे हम आगे बढ़ेंगे, वैसे-वैसे अन्तःसम्बन्धित विषय सामने आते जाएँगे। नए विषय की चर्चा आरम्भ करके बताया जाएगा कि उसका पोषण से क्या सम्बन्ध है और तब पूर्व विषय के परिप्रेक्ष्य में नए विषय का समाहार किया जाएगा। सबसे पहले इस विषय पर चर्चा होगी कि आयुर्वेद में आधारभूत प्रकृति क्या है, उसका हमारे भोजन या भोजन-विषयक आदतों से क्या सम्बन्ध है। इसके बाद आपकी आयु, वर्ष की ऋतु तथा खाने के समय के विषय में विचार किया जाएगा। इसके उपरान्त पोषकता को समय-तत्त्व और आपके शरीर की प्रकृति के हिसाब से देखा जाएगा। तीसरा प्रमुख तत्त्व है कि आप किस स्थान पर हैं। तदनन्तर आपके स्थान की भौगोलिक स्थिति का आपकी त्रिदोष ऊर्जाओं पर पड़नेवाले प्रभावों का मापन किया जाएगा और अन्त में स्थान, समय तथा व्यक्तिगत प्रकृति के साथ पोषक तत्त्वों का निर्वचन (चर्चा) किया जाएगा।

आप कौन हैं ?

इस भाग में आपके शरीर की आधारभूत संरचना पर विचार किया जाएगा। आप अपनी प्रकृति, अपने व्यवहार, प्रतिक्रिया अथवा शारीरिक संरचना के आधार पर निर्धारण करने का प्रयत्न करें।

आप सावधानी के साथ अपना सर्वेक्षण करके निम्नलिखित प्रवृत्तियों को निरखें-परखें। क्या आप त्वरित गति से क्रिया करते हैं, आपकी प्रतिक्रिया और निर्णय शीघ्रतापूर्वक होते हैं, जब टेलीफोन या दरवाजे की घंटी बजती है तो उछलते से उठते हैं, तेज हवाओं तथा तूफानी मौसम में अस्वस्थ-सा अनुभव करते हैं, आसानी से झुँझला उठते हैं, क्या आप भावुक हैं, जल्दी ही चिन्तित हो उठते हैं और आपकी त्वचा शुष्क सी रहती है ? इन बातों से प्रकट होता है कि आपमें आकाश एवं वायु तत्त्वों की प्रधानता है और आपकी प्रकृति वात्प्रधान है।

जो लोग गर्मी सहन नहीं कर सकते, पसीना जल्दी आता है, भूखे-प्यासे नहीं रह सकते, सामान्यतः चेहरा गर्म रहता है, असहनशील होते हैं, बहुत जल्दी, खासकर भूख की स्थिति में क्रोधित हो उठते हैं; उनमें निश्चय ही अग्नि तत्त्व की प्रधानता होती है और उनकी पित्तप्रधान प्रकृति होती है।

यदि आपकी प्रतिक्रिया मन्द होती है, निर्णय करने में देर लगाते हैं, सहनशील हैं और कार्यों को कल पर टालते रहते हैं तो आपमें जल एवं पृथ्वी तत्त्वों की प्रधानता है और आप कफप्रधान प्रकृति के व्यक्ति हैं।

यह सम्भव है कि उक्त विवरण पढ़कर आपको कभी लगे कि आपकी प्रकृति कभी वात्प्रधान है, तो कभी कफप्रधान तो इसका अर्थ है कि आप मिश्रित प्रकृति के व्यक्ति हैं। इस प्रकार उपर्युक्त तीन प्रकृतियों के अतिरिक्त, तीन अन्य प्रकृतियाँ भी होती हैं—वात्-पित्त, वात्-कफ और पित्त-कफ। सातवीं प्रकार की प्रकृति 'समदोष' प्रकृति है। इस अवस्था में तीन में से कोई दोष प्रधान नहीं होता और त्रिदोष ऊर्जाओं में सन्तुलन होता है। इस प्रकार व्यक्ति की प्रकृतियाँ सात प्रकार की होती हैं।

आपकी प्रकृति और भोजन में सम्बन्ध

भोज्य पदार्थों के रसों के विषय में समझ लेने पर यह अनुमान लगाना सरल होता है कि भोजन के रसों का सन्तुलन शरीर की त्रिदोष ऊर्जाओं में सन्तुलन स्थापित करने में सहायक होता है। भोज्य पदार्थ और शरीर की संरचना पाँच तत्त्वों से हुई है। शरीर में सभी शारीरिक एवं मानसिक क्रिया-कलापों का संचालन तीन प्रमुख ऊर्जाओं—वात्, पित्त और कफ—के माध्यम से होता है। शरीर में इन ऊर्जाओं का सतत् उपयोग होता है और भोजन, जल एवं वायु को ग्रहण करने से इन ऊर्जाओं की रिक्ति की पूर्ति भी सतत् रूप से होती रहती है। अच्छे स्वास्थ्य के लिए इन तीनों ऊर्जाओं में सन्तुलन रहना बुनियादी जरूरत है। अतः इस सन्तुलन को पोषक तत्त्वों से बनाए रखना आवश्यक होता है। इस सन्तुलन को बनाए रखने के लिए भोजन में सभी रसों का रहना जरूरी है।

भोज्य पदार्थों में इस बुनियादी सन्तुलन के अलावा हमें अपनी प्रमुख दोष-ऊर्जा के विषय में सावधान रहना चाहिए। भोज्य पदार्थ तथा मौसम एवं आयु जैसी अन्य

बातें दोष ऊर्जा को सहज ही प्रभावित कर सकती हैं, असन्तुलन उत्पन्न कर सकती हैं और इससे अस्वास्थ्य या विकृति की अवस्था बन सकती है। उदाहरण के लिए, आपकी प्रकृति वात्प्रधान है और आप शुष्क, ठंडे और रखे हुए भोज्य पदार्थ खाते हैं जिनमें कटु, तिक्त और कषाय रसों की प्रधानता हो तो आपकी वात् प्रकृति दूषित हो सकती है।

इससे आपको इनमें से अनेक या सभी स्थितियों का सामना करना पड़ सकता है—शरीर में अकड़न, अपच की स्थिति, शुष्क त्वचा, निद्रा गहरी न आना या अनिद्रा की अवस्था, बेचैनी, गला सूखना या ठिठुरन का अनुभव आदि। अतएव, वात्प्रधान प्रकृति हो तो आपको वात्प्रधान भोज्य पदार्थ नहीं लेने चाहिए। आपको भोज्य पदार्थों को विशेष जड़ी-बूटियों या मसाले से युक्त करके लेना चाहिए। अन्य दोनों ऊर्जाओं—पित्त एवं कफ—के विषय में भी यही बातें लागू होती हैं। जड़ी-बूटियों तथा मसालों विषयक जानकारी आगामी अध्याय में दी गई है।

आप कब और क्या खाएँ

इसका काल तत्त्व से सम्बन्ध है। इसमें आपकी आयु, दिन का समय और वर्ष का समय देखा-समझा जाना चाहिए।

आयु : बालपन में कफ की अधिकता रहती है। जल एवं पृथ्वी तत्त्वों की प्रधानता रहती है। बालपन बढ़वार का समय होता है। कफ ऊर्जा से ही शरीर का ठोस ढाँचा वृद्धिमान होता है। जैसे-जैसे बच्चा बड़ा होता है, उसकी कफ ऊर्जा धीरे-धीरे घटती जाती है और पित्त ऊर्जा बढ़ती जाती है।

आयुर्वेद के अनुसार बालपन सत्रह वर्षों की आयु तक रहता है। युवा अवस्था में पित्त ऊर्जा की प्रमुखता रहती और अग्नि तत्त्व बढ़ा हुआ होता है। आयु बढ़ने के साथ-साथ पित्त ऊर्जा घटती जाती है और वात् ऊर्जा प्रमुख होती जाती है। वृद्धावस्था में वात्प्रधान होती जाती है।

दिन का समय : सवेरे के समय के कुछ घंटों तथा सन्ध्याकाल में कफ की प्रधानता होती है, अर्थात् प्रातः छह बजे से दस तक तथा शाम के छह से दस बजे तक कफ ऊर्जा की प्रमुखता रहती है। इसके बाद यानी प्रातः दस बजे से दोपहर दो बजे और रात के दस बजे से मध्य रात्रि दो बजे तक शरीर में पित्त ऊर्जा बढ़ी रहती है। इसके बाद अपराह्न में दो बजे से छह तक तथा रात्रि में दो बजे से प्रातः छह बजे तक वात् ऊर्जा की प्रधानता होती है। यह समय सूची ग्रीष्म एवं शीतऋतु में थोड़ी आगे-पीछे हो सकती है।

वर्ष का समय : संसार के विभिन्न भागों में ऋतुएँ वर्ष के अलग-अलग महीनों में होती हैं, अतः दोष ऊर्जाओं का जलवायु के अनुसार वर्णन किया जा रहा है। शुष्क, ठंडी और तेज हवा वाले दिनों में वात् की प्रधानता होती है तो सर्दी और वर्षा के दिनों

में कफ की प्रधानता रहती है। गर्म तथा शुष्क मौसम में पित्त की प्रधानता और गर्मी तथा उमस के दिनों में कफ-पित्तप्रधान रहते हैं।

शरीर-प्रकृति और समय के साथ आपके भोजन का सम्बन्ध

बालपन में कफप्रधान प्रकृति के बच्चे विकृति तथा कफ सम्बन्धी गड़बड़ियों के अधिक शिकार हुआ करते हैं। बचपन में बच्चे अधिक दूध पीते हैं जो कफप्रधान होता है। हम सभी जानते हैं कि उन दिनों में बच्चे दूध पीकर उल्टी कर देते हैं और उनमें छाती के रोग हो जाया करते हैं। बच्चों में कफ की विकृति से पित्त दब जाता है—ठीक वैसे ही जैसे जल और मिट्टी से आग दब जाती है। इस प्रकार अपने भोजन के माध्यम से कुछ अग्नि तत्त्व ग्रहण करके हम इस समस्या से उबर सकते हैं। इसके लिए बच्चे की माँ के भोजन में लहसुन, अदरक, काली मिर्च, मेथी और तुलसी होनी चाहिए। बच्चे को गाय के दूध में थोड़ी-सी काली मिर्च तथा तुलसी डाल देने से इस समस्या का समाधान सम्भव होता है।

पित्तप्रधान प्रकृति के युवकों में पित्त ऊर्जा की विकृति आने की सम्भावना के कारण इस दिशा में सावधानी बरतने की जरूरत होती है। इससे उनकी त्वचा पर दाने, खाल की तिड़कन, मुहांसे, क्रोध की अधिकता, असन्तोष आदि भरा रहता है। ऐसी अवस्था में अग्नि तत्त्व की प्रधानता वाली चीज़ें खाने से समस्या गम्भीर बन जाती है। अतः ठंडी चीज़ों जैसे चावल, दूध, सौंफ और कटु रसवाली वस्तुएँ पित्त विकृति का शमन करने में सहायक होती हैं।

वृद्धावस्था में व्यक्ति वात्प्रधान हो जाता है। यदि व्यक्ति वात् प्रकृतिवाला है। तो वह अपने खान-पान तथा जीवनशैली में की गई त्रुटियों के परिणाम अपने जीवन में ही भोगता है। यही कारण है कि बहुत से लोग पचास वर्ष की उम्र पार करते-करते उच्च रक्तचाप, अनिद्रा, बवासीर, भाँति-भाँति के दर्दों, पीड़ाओं, गठिया आदि रोगों से ग्रस्त हो जाते हैं। ये सभी रोग दीर्घकाल तक वात्-विकृति रहने के कारण शरीर में घुस जाते हैं। यदि हम वात्-विकृति के प्रति सावधान रहें तो इन रोगों से बच सकते हैं क्योंकि ये रोग स्वयं हमारे अपने ही द्वारा लाए गए असन्तुलन के कारण पनपते हैं।

आयु-वार्धक्य के साथ-साथ व्यक्ति को अपनी भोजन व्यवस्था में परिवर्तन लाना चाहिए जिसमें शरीर की प्रकृति की ओर विशेष ध्यान रखना होगा।

समय के सन्दर्भ में हमने दो और पहलुओं पर विचार किया है—दिन का समय और वर्ष का समय। रसों की प्रमुखता की दृष्टि से, सरल तरीके से पोषक पदार्थों को 'ठंडे', 'गर्म' और 'सन्तुलित' वर्गों में विभाजित किया जा सकता है (अधिक विवरण के लिए आगे तालिका देखें)। इसका तर्क यह है कि यदि सर्दियों की रात में हम ठंडी प्रकृति का भोजन करेंगे तो उसका हम पर कुप्रभाव पड़ेगा। यदि हमारी शरीर-प्रकृति कफ अथवा वात्प्रधान होगी तो यह प्रभाव और भी गम्भीर होगा विशेषतः बाल्यावस्था एवं

वृद्धावस्था में। इसी प्रकार यदि हम ग्रीष्म ऋतु की दोपहरी में आयुर्वेदिक दृष्टि से गर्म प्रकृति की वस्तुएँ खाएँगे तो इस पित्त-प्रकृति में विकृति आएगी जो युवावस्था तथा पित्तप्रधान प्रकृति होने पर और अधिक होगी।

कहाँ क्या खाएँ ?

पर्वतीय क्षेत्रों में जलवायु वात्-कफप्रधान होती है और समुद्रतटीय क्षेत्रों में कफ-पित्तप्रधान। वनों की जलवायु वात्प्रधान एवं रेगिस्तानी इलाकों की वात्-पित्तप्रधान। समतल मैदानी क्षेत्र में जलवायु सम होती है। इसी कारण हमारा खान-पान देशानुसार होना चाहिए।

शरीर-प्रकृति, समय और स्थान का हमारे भोजन से सम्बन्ध

हमारे शरीर की मूल प्रकृति और समय तत्त्वों के साथ हमें एक अन्य पक्ष की ओर भी ध्यान देना होगा कि हम क्या खाते हैं। उदाहरण के लिए, यदि आप पर्वतीय क्षेत्र में रहते हैं तो आपके भोजन में ऐसी वस्तुएँ होनी चाहिए जो आपको वात्-कफ विकृति से बचाएँ। यदि आपकी प्रकृति वात्प्रधान हो और आप युवा न हों तो आपको इस सन्दर्भ में और अधिक सावधानी बरतनी होगी। बच्चों की कफ-वेग से रक्षा करनी होगी। इसके अतिरिक्त यदि पहाड़ों पर सर्दियों में ठंडी हवा भी चल रही हो तो खान-पान में और अधिक सावधानी बरतनी होगी।

यदि आप एक भौगोलिक क्षेत्र से दूसरे भौगोलिक क्षेत्र में जाते हैं तो आपको अपनी भोजन की आदतें बदलना बहुत जरूरी है अन्यथा आपको आयु तथा प्रकृति एवं समय का ख्याल रखने पर भी आप स्थान विशेष की जलवायु के कुप्रभाव से असन्तुलन पैदा कर लेंगे। उदाहरणार्थ, यदि हम मैदानी इलाके से पर्वतीय क्षेत्र में जाएँ, जहाँ जंगल भी हो, तो स्थान-परिवर्तन हम पर तुरन्त प्रभाव डालेगा। अतः हमें अपने भोज्य पोषण में परिवर्तन करना ही होगा। इसका अर्थ यह नहीं है कि हम अपना खान-पान पूरा का पूरा बदल दें बल्कि हम कुछ विशेष जड़ी-बूटियाँ और मसाले प्रयोग करें, जिससे परिवर्तित स्थिति सँभाली जा सके। उदाहरण स्वरूप हम अदरक, लहसुन, मेथी तथा जीरे इत्यादि का प्रयोग बढ़ा लें। इसी प्रकार समुद्रतटीय क्षेत्रों की कफ-पित्त प्रधानता और रेगिस्तानी इलाकों की वात्-पित्त प्रधानता के तत्त्वों में बदलाव करके स्थिति सँभाल सकते हैं।

निम्न तालिका-2 में मैंने विभिन्न समय सम्बन्धी कारकों और उनके दोषों से सम्बन्ध बतलाए हैं।

तालिका-2

दिन के समय, आयु और जलवायु का शरीर की प्रकृति से सम्बन्ध

त्रिदोष ऊर्जा	समय	आयु	जलवायु
कफ	प्रातः एवं सायं	बचपन	आर्द्र-शीत
पित्त	मध्याह्न मध्यरात्रि	युवा	शुष्क ऊष्मा
वात्	अपराह्न रात्रि	प्रौढ़	शुष्क शीत तेज़ हवा

नोट : गरम तथा आर्द्र जलवायु पित्त-कफ बढ़ानेवाली होती है।

विशेष परिस्थितियों में क्या-कुछ खाएँ

शारीरिक दुर्बलता, थकावट की हालत, बहुत भाग-दौड़वाली जिन्दगी की हालत में व्यक्ति को क्या-क्या खाना चाहिए अथवा एक स्थान पर बैठकर काम करनेवाले को क्या भोजन करना चाहिए, यह समझना जरूरी है। विशिष्ट स्थितियाँ तब उपस्थित होती हैं, जब मौसम अचानक बदल जाए, यात्रा-काल हो अथवा आप विशिष्ट प्रकार के कार्य में संलग्न हों। शरीर के आन्तरिक असन्तुलन (वात्-पित्त-कफ का असन्तुलन) अथवा दुर्घटना में लगी चोट या मानसिक धक्के के दौरान बाहरी बैक्टीरिया, वायरस या कीटाणुओं के कारण उत्पन्न गड़बड़ी भी ऐसी ही विशिष्ट स्थिति बना सकती है। यह बहुत व्यापक विषय है, अतः इसके सभी पक्षों की चर्चा यहाँ सम्भव नहीं। इन विषयों मे सबसे महत्त्वपूर्ण विषय है थकान का। अधिकांश लोग एक या दूसरी प्रकार की थकान से ग्रस्त रहते हैं। आयुर्वेद के अनुसार थकान से जूझने के लिए शरीर में अधिक ओजस रहना चाहिए। ओजस शरीर शक्ति तथा प्रतिरोधात्मक शक्ति का दूसरा नाम है। ओजस होने पर हम स्फूर्तिवान तथा ऊर्जावान अनुभव करते हैं। अपने भोजन में रसायनों को लेने से ओजस बढ़ता है। रसों का प्रगाढ़ रूप ही रसायन कहलाता है। हमारे भोजन में सर्वाधिक प्रयुक्त रसायन लहसुन है जो सशक्त है। जीरा, धनिया, हल्दी, अदरक, तुलसी, इलायची और केसर भी रसायन ही हैं। विशिष्ट रसायनों के अलावा, सन्तुलित भोजन लेने से ओजस बढ़ता है। मेरी अन्य पुस्तकों में रसायनों का प्रयोग बताया गया है जो आयुर्वेदिक मसालों तथा रसोई में सुलभ चीज़ों से तैयार किए जा सकते हैं। प्रस्तुत पुस्तक में ऐसे व्यंजनों की पाक-विधि की चर्चा की गई है, जिनसे ओजस की वृद्धि सम्भव हो और शरीर को स्फूर्तिदायक बनाए।

कैसे और कितना खाएँ

अनुपयुक्त ढंग से अर्थात् खड़े-खड़े, चलते हुए खाने या बहुत जल्दी खाने या अत्यधिक मन्थर गति से खाने या क्रोध की अवस्था में खाने आदि से अनेक रोग शरीर में हो जाते हैं। बार-बार खाने या बहुत मात्रा में भोजन करने से भी गड़बड़ियाँ पैदा होती हैं। इन कारणों से होनेवाले रोग वस्तुतः धनी वर्ग के लोगों में पाए जाते हैं। भले ही आप सन्तुलित आयुर्वेदिक भोजन बनाते हैं, किन्तु बार-बार भोजन करने, अधिक मात्रा में भोजन करने, क्रोध अथवा असन्तुष्ट अवस्था में भोजन करने से उसके हानिकर प्रभाव तो सामने आएँगे ही। अतः यहाँ इस पर चर्चा करना आयुर्वेदिक भोजन संस्कृति का अनिवार्य अंग है।

आयुर्वेदिक भोजन संस्कृति के प्रमुख सिद्धान्त

1. भोजन सुन्दर तरीके एवं सलीके से परोसा जाए जिससे भोजन करने का सौहार्दपूर्ण एवं सुखद वातावरण बने।
2. मानसिक तनाव या भावनात्मक अवरोध की अवस्था में कभी भोजन ग्रहण न करें। यदि भोजन के समय से कुछ पहले ऐसी स्थिति उत्पन्न हो गई हो तो भोजन ग्रहण करने से पूर्व कुछ प्रतीक्षा करें। उस बीच में कुछ श्वसन क्रियाएँ (प्राणायाम) करें, ठंडे पानी से मुँह धो डालें और इसके बाद ही आरामदायक स्थिति में भोजन करने बैठें।
3. भोजन आरम्भ करने से पूर्व अपना चित्त भोजन की ओर लगाएँ। भोजन में दत्तचित्तता ही शरीर ऊर्जा-ग्रहण का रहस्य है। पहले भोजन की ओर देखें और यह आकांक्षा करें कि भोजन के पंचतत्त्व आपको सन्तुलन, शक्ति और अच्छा स्वास्थ्य प्रदान करें।
4. भोजन न तो जल्दबाजी से करें, न मन्द गति से। जब निवाला मुँह में हो, उस समय बातचीत न करें।
5. आयुर्वेद में बताया जाता है कि भोजन के एक घंटे बाद पेय पीना चाहिए। आयुर्वेद में कहा गया है कि खाने के साथ उत्तम प्रकार का पेय ही थोड़ी मात्रा में लेना चाहिए। भोजन के साथ जूस या दूध नहीं लेना चाहिए। सामान्य रूप से भोजन तरीवाला होना चाहिए जिसमें तरीवाली सब्जियाँ, दाल या वैसा कोई पेय पदार्थ होना चाहिए।
6. पहले खाया भोजन पच जाने के पहले कुछ भी नहीं खाना चाहिए। आयुर्वेद में कहा गया है कि जब पहले का खाया हुआ भोजन पाचन-प्रक्रिया में हो तो ऊपर से और खा लेना .वेषाक्त भोजन लेने जैसा होता है। कुछ खा लेने के चार घंटे बाद ही अन्य भोज्य पदार्थ खाना चाहिए। पेट के लिए थोड़ी-सी मिठाई या फल सभी खाद्य है, जिसे उसको पचाना होता है। अतः भोजनों के

मध्यवर्ती समय में कुछ नहीं खाना चाहिए।

7. संसार में बहुत से लोग अधिक खाकर स्वयं को रोगी बना लेते हैं। आयुर्वेद के अनुसार उतना ही भोजन करना चाहिए जिससे पेट दो-तिहाई भरे—पेट कभी भी पूरा न भरें। इसका अर्थ है कि उतना ही खाएँ, जिसे खाकर आप सन्तुष्ट हो सकें—इतना नहीं कि एक कौर भी अधिक खाने की क्षमता न रहे। इसके पीछे तर्क यह है कि पेट को इतना खाली रखें कि वात्, पित्त, कफ को भोजन पचाने की जगह बनी रहे। अगर खाते समय ठूँस-ठूँसकर भोजन कर लिया जाएगा तो पाचन-क्रिया के समय दोष-ऊर्जा बाहर निकल जाएगी जिससे विकृतियाँ बढ़ेंगी और पाचन-क्रिया गड़बड़ा जाएगी। इससे अमा दोष भी होगा जिसमें अधपचा भोजन आँतों में फँसा रहता है और शरीर में विषाणुओं की वृद्धि होती है। अतः समूचे शरीर की भलाई और पाचन-क्रिया विषयक गड़बड़ियाँ रोकने के लिए यह अति आवश्यक है कि आप अत्यन्त अनुशासित ढंग से खाना खाएँ।
8. खाना खाने के तुरन्त बाद स्नान न करें। खाने के दो-तीन घंटे के बाद ही स्नान की सोचें। खाना खाने के पूर्व ही स्नान कर लें। खाना खाने के बाद बहुत परिश्रमवाला व्यायाम न करें। इन सबसे वात् विकृत होती है। सायंकालीन भोजन के बाद थोड़ा टहलना बहुत लाभकारी होता है।

आयुर्वेदिक पाक-कला समझने की सरल विधि

जब लोग एक संस्कृति विशेष में बढ़ते-पलते हैं तो वे उस जीवन के ज्ञान को हृदयंगम करते रहते हैं जिसमें क्यों-कैसे के प्रश्न जाने-समझे नहीं जाते। वे सहज बुद्धि से समझदारी का रास्ता अपनाते हैं क्योंकि वे वैसा ही करते चले जाते हैं, जैसा होता देखते आए होते हैं। मानवता के लिए लाभदायी जीवनचर्या के सुबुद्धिपूर्ण मार्ग खोजने का कार्य, उनकी तर्कसम्मतता देखना तथा विश्लेषण करना बुद्धिजीवियों और ऋषि जनों का काम रहा है। भोजन बनाने की आयुर्वेदिक पद्धति भारतीय जीवन में हजारों वर्षों से प्रयोग की जाती रही है और हर औसत घर में इस व्यावहारिक ज्ञान का सरल सहज ढंग से उपयोग होता आ रहा है। इस सरल विचार बुद्धि के अनुसार खाद्य पदार्थ सर्द प्रकृति के होते हैं या गर्म प्रकृति के। गर्म प्रकृति के पदार्थों से पित्त की वृद्धि होती है और सर्द प्रकृति के पदार्थों से वात् या कफ की या दोनों की ही वृद्धि होती है। इसके विपरीत कुछ भोज्य पदार्थ ऐसे होते हैं जिनसे त्रिदोष ऊर्जाओं में सन्तुलन स्थापित होता है। इन्हें खाने से स्वास्थ्य ठीक रहता है। इसके विपरीत कुछ भोज्य पदार्थ ऐसे होते हैं जो पाचन में भारी होते हैं। बीमारी के दौरान तथा बीमारी के बाद सन्तुलित भोजन करना प्रायः जरूरी होता है क्योंकि व्यक्ति कमजोरी और थकान से पीड़ित होते हैं। भारी भोज्य पदार्थों को विशेष मसालों तथा अन्य साधनों से सन्तुलित बनाए बिना ग्रहण नहीं

करना चाहिए। ऐसे पदार्थों को अधिक मात्रा में भी नहीं खाना चाहिए।

व्यक्तियों की भी सर्द-गर्म प्रकृति होती है। सर्द प्रकृति वात् या कफप्रधान होती है तथा गर्म प्रकृति पित्तप्रधान। वात् की स्थिति शुष्क सर्दी की तथा कफ की तरल सर्दी की होती है। प्रमुख रूप से यही प्रयास रहना चाहिए कि सन्तुलित भोजन ही पकाया जाए। सन्तुलित भोजन सभी प्रकृति के लोगों के लिए ठीक रहता है और शरीर के साधारण से असन्तुलन को भी ठीक कर लेता है। यदि असन्तुलन अधिक हो तो उसे अपने भोजन पकाने में परिवर्तन लाकर ठीक किया जा सकता है। उदाहरण के लिए, यदि आपको मासिक धर्म-विषयक कष्ट हो तो दाल में आधी चम्मच कलौंजी मिला लेनी चाहिए और इसे करीब एक सप्ताह तक प्रतिदिन लेना चाहिए। स्तन-पान करानेवाली माताओं को कलौंजी, सोंठ, जीरा और अजवाइन मिलाकर लेने से दूध अच्छी मात्रा में उतरेगा और लाभप्रद होगा। जिन लोगों के शरीर अधिक गर्म रहते हैं और पित्त की प्रधानता एवं विकृति दिखती है, उन्हें अपने भोजन में सौंफ, मुलहटी तथा धनिया का प्रयोग बढ़ाना चाहिए। कफ की प्रधानता तथा विकृति की अवस्था में गर्म तथा मसालेदार भोजन करना चाहिए एवं तले हुए या मीठे पदार्थ को नहीं खाना चाहिए।

मुझसे अक्सर पूछा जाता है कि उस परिवार में भोजन बनाने की समस्या कैसे सँभाली जाए, जहाँ लोगों की शरीर-प्रकृति भिन्न-भिन्न हो। मैं संयुक्त परिवार में पली-बढ़ी हूँ जहाँ परिवार की सदस्य संख्या एकल परिवार के लोगों की अपेक्षा छह गुनी थी। आयुर्वेद की दृष्टि से वहाँ सन्तुलित भोजन बनाया जाता था जिन लोगों को गरमागरम तथा विशेष दालें चाहिए होती थीं, वे चाहते थे कि उनके खाने में अधिक घी रहना चाहिए। मेरी बचपन की एक स्मृति यह है कि मेरी दादी सदा ही अपनी दाल में हींग और लहसुन डलवाना पसन्द करतीं थीं लेकिन इनकी गन्ध को सहन नहीं कर पाती थीं। दादी पित्तप्रधान प्राणी थीं और उन्हें मिष्ठान्न तथा कम तीखी चीज़ें चाहिए होती थीं। दादाजी अपने वात् ऊर्जा को ठीक रखते हुए पुष्ट रहना चाहते थे। छोटे परिवारों में ऐसी समस्याएँ कम होती हैं और मसालों के उपयोग से उनको हल करना सरल भी होता है। मसालों की चर्चा के दौरान कुछ सुझाव भी दिए जाएँगे किन्तु व्यंजनों का वर्णन करते समय इनका सन्तुलन रखा जाएगा जिससे भोजन पौष्टिक बने।

आयुर्वेद के अनुसार आपके प्रिय भोजन को सन्तुलित किया जा सकता है। कल्पना कीजिए कि आपकी बेटी प्रायः आलू खाने का आग्रह करती है जबकि उसकी पित्तप्रधान प्रकृति है। ऐसी अवस्था में आलू बनाते समय पहले तो आप उसमें सौंफ-धनियाँ जैसे मसाले डालें। दूसरे, भोजन में ऐसी चीज़ें बनाएँ जो आयुर्वेद के अनुसार ठंडी प्रकृति की होती हैं जैसे मीठे फल, कद्दू, गाजर या ऐसी ही चीज़ों को सब्जी बनाएँ जिससे सन्तुलन रखा जा सके।

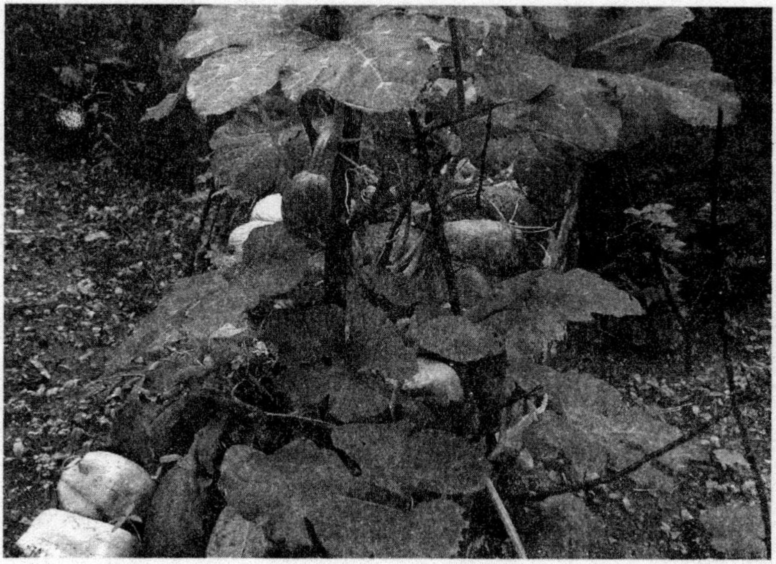

रसों का व्यावहारिक पक्ष

व्यक्ति को स्वाद की दृष्टि से उसके समग्र प्रभाव का अनुभव करने की क्षमता पैदा करनी चाहिए। प्रकृति हमें ऐसे फल और सब्जियाँ देती हैं जो ऋतु के अनुसार भोज्य पदार्थों में सन्तुलन लाती हैं। जैसे गर्मियों में बहुत से रसदार मीठे फल और कड़वी सब्जियाँ एवं सलाद की चीज़ें शरीर को ठंडक पहुँचाती हैं। सर्दियों में खट्टे स्वादवाले फल होते हैं जो हमें अग्नि तत्त्व प्रदान करते हैं। आयुर्वेदिक भोजन संस्कृति अपनाने की दृष्टि से पहले तो यह याद रखने की आवश्यकता है कि क्या-क्या चीज़ें, ठंडी, गर्म या समशीतोष्ण तासीरवाली या असन्तुलन वाली हैं। इन चारों श्रेणियों की वस्तुओं की एक सूची नीचे दी जा रही है। गर्म तासीरवाली चीज़ों के साथ ठंडी तासीरवाले और ठंडी तासीर की चीज़ों के साथ गर्म तासीरवाले मसाले प्रयोग किए जाएँ। यह करते समय व्यक्ति की प्रकृति, समय, स्थान और विशेष स्थितियों का भी ध्यान रखना चाहिए।

तीसरी तालिका में मैंने प्रमुख खाद्य वस्तुओं को गर्म, ठंडी या सन्तुलित तासीर की श्रेणियों में विभाजित किया है। ठंडी तासीरवाली वस्तुओं की, जिनसे वात् विकार बढ़ता है, उन्हें अदरक, लहसुन और मेथी के साथ सावधानी से बनाएँ जो गर्म तासीरवाले होते हैं। जब आपको वात् असन्तुलन हो या यात्रा काल में, रात्रि जागरण अथवा अति व्यस्ततापूर्ण जीवनचर्या में इनसे बचना चाहिए। तेज हवा या तूफानी मौसम हो, जो वात्वर्द्धक होता है, तब भी इन चीज़ों से बचना चाहिए या फिर उपयुक्त मसालों के

साथ भोजन तैयार करना चाहिए। ठंडी तासीरवाली चीज़ों को अधिक मात्रा में नहीं खाना चाहिए। यदि विशेष हालत में खाना ही पड़े तो उसके साथ आधी चम्मच अजवाइन, नमक और नीबू का थोड़ा-सा रस मिलाकर लेना चाहिए। इस मिश्रण को खाने के बाद थोड़े से गर्म पानी से लेना चाहिए। इससे असन्तुलित भोजन करने तथा त्रिदोष ऊर्जा के विकार से बचा जा सकता है। यदि वात् विकार हो जाए तो पेट दर्द होगा या गैस की समस्या पैदा होगी। इस स्थिति में ऊपर बताई विधि से अजवाइन लेनी चाहिए।

चौथी तालिका में मैंने उन खाद्य पदार्थों का संकलन किया है जो पचने में भारी होते हैं; अतः इन्हें कम मात्रा में खाना ठीक रहता है। इस तालिका में परस्परविरोधी प्रकृतिवाली चीज़ें भी गिनाई गईं है। इन्हें कभी साथ-साथ नहीं खाना चाहिए क्योंकि ये स्वास्थ्य के लिए हानिकर तथा विषात्मक हैं।

तालिका-3

खाद्य पदार्थ

ठंडी तासीरवाले खाद्य पदार्थ

अन्न : गेहूँ, चावल, मक्का (वात् कारक), जौ (वातवर्द्धक) बाजरा (वातवर्द्धक), मसूर, कच्ची हरी मटर, पकी हरी मटर (बहुत वात्वर्द्धक) राजमा (वातवर्द्धक)।

सब्जियाँ : पालक, बन्दगोभी, फलियाँ, लौकी, कद्दू, विलायती कासनी, सोया, भिंडी, बैंगन, करेला, प्याज, खीरा, ककड़ी, चुकन्दर, लाल (बीज रहित) मिर्च, डैंडेलियन, ऐस्पैरेगस।

फल : सेब, केला, नाशपाती, खूमानी, अमरूद, तरबूज।

दूध के पदार्थ : दूध, घी, मक्खन।

मांस : मेढ़क, समुद्री मछली तथा अन्य खाए जानेवाले समुद्री प्राणी, मांस।

जड़ी-बूटी एवं मसाले : लौंग, धनिया, सौंफ, मीठा नीम (कढ़ी पत्ता) मुलहठी।

अन्य : (चीनी), शक्कर, मिश्री।

गर्म तासीरवाले खाद्य पदार्थ

अन्न : उड़द, सोयाबीन।

सब्जियाँ : आलू, फूलगोभी, टमाटर, मिर्च, सरसों का साग, राई का साग।

फल : सन्तरे, काले अंगूर, खट्टे अंगूर, नीबू, नाशपाती, बेर, कीवी फल, बादाम, मूँगफली, अखरोट और खट्टे सेब।

दूध के पदार्थ : मट्ठा, पनीर।

मांस : सूअर का मांस, घोड़े का मांस, गाय का मांस, मीठे पानी की मछली।

जड़ी-बूटी एवं मसाले : बड़ी इलायची, जीरा, दालचीनी, काली मिर्च, मेथी, कलौंजी, लहसुन, तुलसी, अजवाइन, सरसों के बीज, पोदीना, जायफल, जावित्री।

अन्य : शहद, गुड़, वनस्पति तेल, अंडे (मुर्गी व मछली के)।

प्राकृतिक सन्तुलन वाले खाद्य पदार्थ

अन्न : ज्वार, मूँग, मढुआ, मटर की फलियाँ (छोटी अधपकी)।

सब्जियाँ : गाजर, कट्टी छोटी मूली, कद्दू (पीले रंग का), बथुआ, शलजम और तोरई।

फल : मीठे आम, पपीता, अंगूर (मीठे), अनार।

मांस : हिरन, बकरा, चिकन।

मसाले : छोटी इलायची, अदरक, हल्दी।

तालिका-4 : मुश्किल से पचनेवाले और परस्पर विरोधी खाद्य पदार्थ

मुश्किल से पचनेवाले भारी खाद्य

शाकाहारी खाद्य : उड़द की दाल, ज्यादा पकी मटर, चरबी, मूँगफली, बादाम आदि या इनसे बनी चीज़ें, अत्यधिक खट्टी-मीठी, तिक्त, कटु, कषाय, नमकीन चीज़ें अधिक मात्रा में खाना, कच्चे या अधिक पकी सब्जियाँ और फल, दही दिन में कई बार तथा रात में खाने पर।

मांसाहारी खाद्य : सूअर, गाय का मांस कष्टप्रद स्थिति में रखे पशुओं का मांस, पशु चर्बी या अधिक परिमाण में पशु चर्बीवाले खाद्य पदार्थ।

परस्परविरोधी खाद्य पदार्थ

1. खट्टे खाद्यों, मूली, तरबूज और मछली का दूध के साथ प्रयोग।
2. गर्म किया शहद या शहद खाने के तुरन्त बाद गरमागरम वस्तु खाना।
3. शीतल पेयों या ठंडे पानी के साथ चर्बीयुक्त वस्तु खाना।
4. व्यक्ति की भोजन-आदतों के विपरीत खाना।
5. अत्यधिक गर्म तथा अत्यधिक ठंडी चीज़ें साथ-साथ खाना।
6. स्थान, समय तथा शरीर प्रकृति के विपरीत भोजन।
7. किसी एक रसवाले पदार्थ अधिक क़ा मात्रा में खाना।

नोट : इस विषय को गहराई से समझने के लिए नीचे की तालिका-5 में विभिन्न श्रेणियों के खाद्यों का वर्गीकरण किया गया है।

तालिका-5 : विभिन्न श्रेणियों के खाद्यों का वर्गीकरण

	ठंडा	**सन्तुलित**	**गरम**
अनाज	गेहूँ	मूँग	सोयाबीन
	चावल	हरा चना	उड़द
	मक्का	—	—
	लाल मसूर	—	—
	पास्ता	—	—
	ब्रेड	—	—
सब्जियाँ	पालक	गाजर	चान्सूर, हलीम
	पत्ता गोभी	तोरई	आलू
	ब्रुसैल अंकुरित	कद्दू	फूल गोभी
	चिकोरी पत्ता	शलजम	टमाटर

	पीली पत्ती	—	—
	घीया कद्दू	—	—
	प्याज	—	—
	सैलेरी	—	—
	ककड़ी	—	—
	चुकन्दर	—	—
	लोबिया की फली	—	—
	सफेद फली	—	—
	लाल (मिठी) मिर्च	—	—
	भिंडी	—	—
	रयूकोला	—	—
	घीया	—	—
	मटर	—	—
	लीक	—	—
फल	सेब	आम	सन्तरा
	केला	पपीता	चकोतरा
	नाशपाती	अनार	नीबू
	खूबानी	अंगूर	नाक
	अंजीर	चेरी	आलू बुखारा
	—	—	कीवी
	—	—	अखरोट
	—	—	खट्टे फल
डेयरी उत्पाद	दूध	—	छाछ/मट्ठा
	मक्खन	—	पनीर
मांस/मछली	समुद्री जीव	बकरी	सूअर का मांस
	मेमना	मुर्गा	गाय, भैंस का मांस
	—	—	
	—	हिरन	ताजा पानी की मछली
	—	—	

गरम-ठंडी तासीरवाले सन्तुलित और दूसरे पचने में भारी खाद्य-पदार्थों के अलावा आपको पता होना चाहिए कि उन्हें कैसे बनाया जाए क्योंकि बनाने का ढंग उनका प्रभाव बदल देता है। उदाहरण के लिए तेल, मक्खन, घी तथा कुछ चीनी से आप बिस्कुट बना सकते हैं। आयुर्वेद के अनुसार वह शुष्क तथा ठंडा भोजन होता है। इन्हें लम्बे

समय तक रखा जाता है अतः ये बासी पदार्थ है। इन्हें खाने से वात् विकार और कफ बढ़ सकता है विशेषतः यदि पदार्थ अधिक मात्रा में खाया जाए। इन्हीं चीज़ों से आप हलवा बना सकते हैं जो आसानी से पचता है और वात् को शान्त करता है।

खाद्य-पदार्थों की तासीर समझ लेने के बाद अब हमें भोजन के अन्य पहलुओं की ओर भी ध्यान देना चाहिए। मई-जून के महीने में हमें गर्म तासीरवाले पदार्थों की अपेक्षा ठंडी तासीरवाले पदार्थ खाने चाहिए। हमें वे पदार्थ नहीं खाने चाहिए जो आयुर्वेद की दृष्टि से गर्म तासीरवाले हैं जैसे मेथी, अजवाइन, कलौंजी, लहसुन आदि। यदि ये पदार्थ खाए भी जाएँ तो इनके साथ ठंडी तासीरवाले मसाले जैसे सौंफ, धनिया, लौंग आदि भी खाने चाहिए। सर्दियों में इसके विपरीत काम करना चाहिए। सदा याद रखिए कि खाद्य-पदार्थ अच्छे या बुरे नहीं होते। वही खाना एक स्थिति में लाभकारी हो सकता है तो दूसरी स्थिति में अति हानिकर। उदाहरण के लिए, ठंडा-मीठा दूध गर्मियों में तथा पेट में जलन होने की अवस्था में बहुत अच्छा रहता है, पित्त की अधिकता के समय तो यह उपचारक पेय है किन्तु वही ठंडा-मीठा दूध सर्दियों में रात में लिया जाए तो इससे कफ में वृद्धि होगी। यदि सर्दियों की रात में ठंडा दूध लगातार लिया जाए तो कफ सम्बन्धी अनेक विकृतियाँ घेर सकती हैं। सर्दियों में रात में गर्म मीठा दूध थोड़ी केसर डालकर पीना लाभकर रहता है। इससे शरीर तरोताजा होता है और जुकाम भी नहीं होता।

संक्षेप में कहें तो यह भूल जाएँ कि यह चीज़ अच्छी है या बुरी है और यह याद रखें कि जिस चीज़ का खाना-पीना अच्छा लगे और शरीर-सन्तुलन बना रहे, वह अच्छी है। जिस चीज़ के खाने-पीने से सन्तुलन गड़बड़ाए या तबीयत खराब हो, वह बुरी है। खाना क्या-कैसा है और आपकी शरीर प्रकृति क्या है, यह दो बातें महत्त्वपूर्ण हैं। इनके साथ स्थान और समय का भी ध्यान रखना जरूरी है। किन्हीं विशेष परिस्थितियों के कारण आपमें अस्थायी असन्तुलन आ सकता है जिसे विशिष्ट प्रकार की चीज़ें खाकर सुधारा जा सकता है।

ब्रह्मांड के रसों को समझें

आयुर्वेदिक चिकित्सा-पद्धति रस-सिद्धान्त पर आधारित है। इन सिद्धान्तों को दवाइओं पर ही नहीं, पोषक भोजन पर भी लागू करना चाहिए। वनस्पतियों तथा खनिजों से बनी औषधियों को उनके अवान्तर प्रभावों को बचाने के लिए विशिष्ट रसों से सन्तुलित किया जाता है। पचने में भारी चीज़ों तथा शरीर पर कठोर प्रभाव डालनेवाली वस्तुओं को अन्य वस्तुओं के रसों के साथ मिलाकर भोजन सन्तुलित किया जाता है। उपरोक्त तालिका में गिनाई वस्तुओं के अलावा हजारों चीज़ें हैं, जिनकी आयुर्वेदिक गुणवत्ता को कैसे जाना जा सकता है, यह प्रश्न सहज ही मन में उठ सकता है। इस बात को रस-सिद्धान्त तथा उनके विषय में जीवन्त अनुभव से इसका ज्ञान प्राप्त करना सहज होता है। किसी भी

नए क्षेत्र के समान इस क्षेत्र में भी अभ्यास और अनुभव से आप सहजता से जान सकेंगे कि अमुक वस्तु की तासीर गर्म है या ठंडी है जैसाकि अनुभवी भारतीयों को ज्ञात रहता है।

किसी खाद्य-पदार्थ विशेष की गुणवत्ता जानने के लिए ये क्रियाएँ करके बहुत कुछ जाना जा सकता है :

1. खाद्य-पदार्थ का कुछ अंश अपनी जीभ पर रखें और ध्यान लगाएँ कि कौन-सा रस प्रधान है तथा कौन से सूक्ष्म रस हैं, जिनकी पहचान् कुछ देर में होती है। किन्तु आपको ध्यान जिह्वा पर आनेवाले स्वाद पर ही रखना है।
2. जब खाद्य-पदार्थ छोटे-छोटे बीजों के रूप में हो जिन्हें प्रायः खाया जाता है, तब यह रस-परीक्षण तीन चरणों में करने की आवश्यकता होती है : (क) इन छोटे बीजों के कुचलकर उस पर ध्यान देना। (ख) बीजों के पिसे मिश्रण पर तथा (ग) कुचले बीजों की ही ध्यान से पहचान करके।
3. भोजन कभी अधिक मात्रा में खाकर आजमाएँ कि उसका आप पर क्या प्रभाव पड़ता है।

सारा विवरण एक कागज पर लिखें। जब आपको एक से अधिक रस की अनुभूति हो तो रस की प्रधानता के क्रम से नाम लिखें। सम्भव है कि भोजन में वे तत्त्व प्रमुख हों जिनकी प्रधानता रस के रूप में सामने आ रही हो।

इसके बाद उस भोजन-विशेष को खासी मात्रा में खाएँ और देखें कि क्या उसका आपके शरीर पर कोई विशेष प्रभाव हुआ। उदाहरण के लिए, यदि भोजन गर्म तासीरवाला है तो क्या आपके शरीर में गर्मी बढ़ी, क्या आपके मूत्र में पीलापन बढ़ा अथवा आपको अधिक भूख सरीखा अन्य प्रभाव पड़ा। सम्भव है कि उस भोजन से आपको कब्ज़ हो जाए अथवा शुष्कता बढ़े। तब स्पष्टतः भोजन वात् गुणवाला है। भोजन के बाद भूख मर जाने अथवा अफारा-सा लगने का अर्थ है कि भोजन की कफ प्रवृत्ति प्रधान है।

ऊपर वर्णित पहचान प्राकृतिक वस्तुओं के लिए है। किन्तु हम जो चीज़ें खाते हैं, उनमें से बहुत-सी ऐसी होती हैं, जिनका व्यापारिक स्तर पर उत्पादन होता है। फलों तथा सब्जी के व्यंजन बनाएँ तो फल एवं सब्जियाँ ताजी से ताजी हों और उन्हें भोज्य पदार्थ बनाकर बाद में खाने के लिए नहीं रख छोड़ना चाहिए। आयुर्वेद के अनुसार वह भोजन बासा हो जाता है जिससे वात्-विकृति बढ़ती है। खाद्य पदार्थों को बाद में खाने योग्य रखने की अनेक विधियाँ विद्यमान हैं। सब्जियाँ सुखाना बहुत आसान है। सूखी सब्जियों को पीसकर चूर्ण भी बनाया जा सकता है, जिससे उनका सूप बनाया जा सके। आयुर्वेद में ताजे रसों से सीरप बनाए जा सकते हैं। इन्हें बनाने की विधियाँ इस पुस्तक में आगे दी गई हैं।

इन सबके अतिरिक्त, प्रत्येक देश में मीठे और नमकीन भोज्य पदार्थ भी बनाने का प्रचलन है जिन्हें कभी-कभार बनाया जा सकता है, जो शराब आदि के साथ खाए

जा सकते हैं। हम सभी जानते हैं कि ये चीज़ें या मीठे भोज्य पदार्थ मैदा तथा सफेद चीनी से बनाए जाते हैं जो स्वास्थ्यकर भोजन नहीं है। सूखे नमकीन पदार्थ आमतौर पर वात् बढ़ानेवाले होते हैं। जब इन्हें अधिक मात्रा में खाया जाता है तो वात् विकार बढ़ता है। अधिक परिमाण में नमकीन तथा मीठे पदार्थ नहीं खाने चाहिए।

शराब और तम्बाकू

आयुर्वेद में वर्णन है कि शराब और बीयर बहुत ही उत्तम कोटि की लेनी चाहिए। प्राचीन भारत में बलवर्द्धक जड़ी-बूटियों से बढ़िया किस्म की अनेक प्रकार की शराबें तैयार की जाती थीं। अन्तर्राष्ट्रीय स्तर पर मिलनेवाली मदिरा के विषय में कुछ सुझाव एवं टिप्पणियाँ नीचे दी जाती हैं :

1. उत्तम कोटि का मद्य पेय आप नियमित रूप से ले सकते हैं किन्तु अत्यन्त अल्प मात्रा में। अधिक से अधिक दो प्याले ही एक बार में लें। कभी भी घटिया मदिरा या मद्यपेय न लें। इन्हें प्रायः पीने से शरीर की हानि, विशेषतः पेट एवं स्नायुओं की होती है। ऐसी शराब की बजाय साफ पानी पी लें।

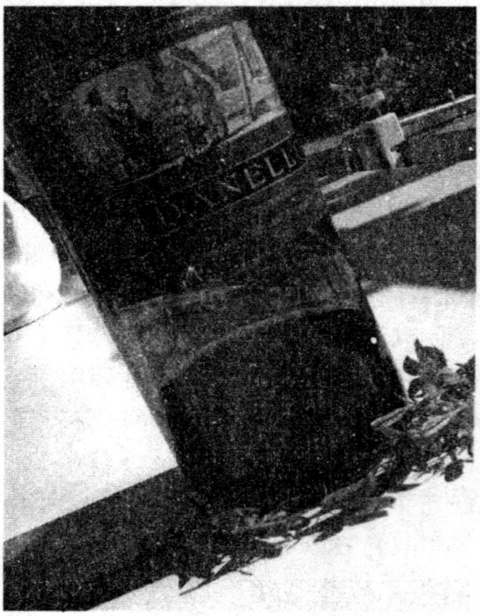

2. किसी पेय विशेष के लगातार पीने का आप पर क्या प्रभाव पड़ता है, इसे जाँचते-परखते रहें। कभी-कभी इन पेय पदार्थों में नकली रंगों और गन्धों का प्रयोग किया जाता है, जिनके कारण आपके शरीर पर एलर्जी या किसी अन्य रूप में अवान्तर हानि हो सकती है। इन्हें अगर आप अक्सर पीते हैं तो इससे आपको क्षति हो सकती है। कुछ पेय पदार्थों को अल्प मात्रा में ही पीने पर भी सिरदर्द शुरू हो सकता है।

3. कभी खाली पेट मद्यपान न करें। आयुर्वेद में सिफारिश की गई है कि भोजन के साथ ही मद्यपान करें। यदि आप भोजन से पहले कुछ पीना ही चाहते हैं तो पीने से पूर्व कुछ खा अवश्य लें। फ्रांसिसी लोग खाने के साथ मद्यपान करके अच्छा ही करते हैं। खाली पेट मद्यपान करने से पेट के भूख लगानेवाले जीवाणुओं को क्षति पहुँचती है जिससे अन्ततः आँतों में फोड़े या अन्य कष्ट हो सकते हैं।

4. मद्यपेय पित्तवर्द्धक होते हैं, अतः पित्तप्रधान लोगों को मद्यपान करने से पूर्व पूरी

सावधानी बरतनी चाहिए।

5. चिरायता सरीखी कड़वी चीज़ या सन्तरे के छिलकों के चूर्ण डालने से शराब की काट होती है और वह शराब और दूसरी चीजों से बेहतर रहती है।

6. जो शराबें खट्टे स्वादवाली हों, उन्हें पीने से बचना चाहिए क्योंकि किसी रस को अधिकता में ग्रहण करना हानिकर होता है।

7. भोजन के उपरान्त भी शराब पीते नहीं रहना चाहिए। कुछ देशों में लोग भोजन पचाने के नाम पर भोजनोपरान्त शराब पीते रहते हैं। निम्न रक्तचाप वाले लोगों के लिए अथवा पहाड़ पर चढ़ते समय अथवा अधिक सर्दी के दिनों में ब्रांडी पीना ठीक रह सकता है। सामान्य स्थितियों में फलों की सलाद आदि में आप फलों की शराब का प्रयोग कर सकते हैं।

कुछ लोग तम्बाकू को खाद्य पदार्थ नहीं समझते किन्तु आयुर्वेद के अनुसार इसे किसी भी रूप में शरीर में ग्रहण किया जाए, वह पदार्थ शरीर को पुष्ट करता है।

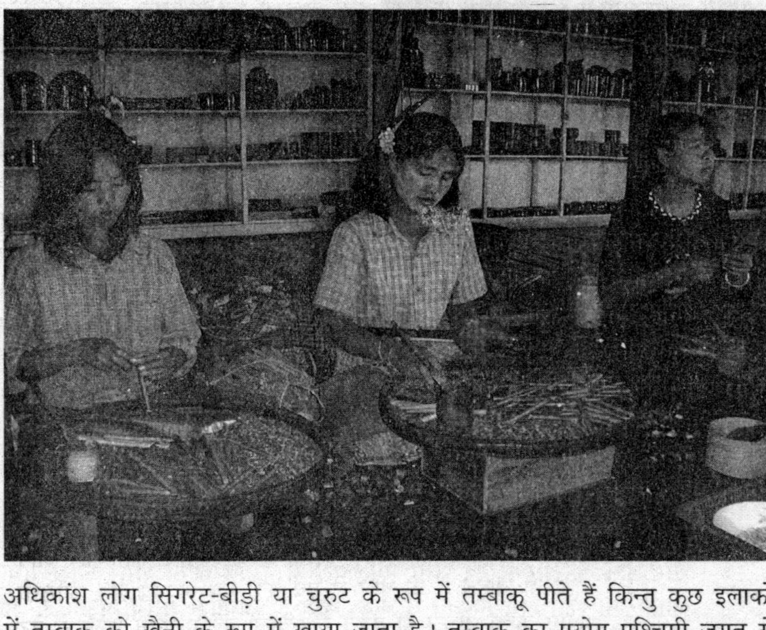

अधिकांश लोग सिगरेट-बीड़ी या चुरुट के रूप में तम्बाकू पीते हैं किन्तु कुछ इलाकों में तम्बाकू को खैनी के रूप में खाया जाता है। तम्बाकू का प्रयोग पश्चिमी जगत से आया है किन्तु आयुर्वेद में कई अन्य पौधों के पदार्थों को धूम्रपान के रूप में स्वीकार किया गया है। इन्हें शरीर की थकान मिटाने के लिए सावधानी से प्रयोग किया जाना चाहिए। इन्हें अल्प मात्रा में ही लिया जाना चाहिए। तम्बाकू का दवा के रूप में प्रयोग किया जाता है। अपच अथवा बीमारी में कभी-कभी धूम्रपान करना सहायक रहता है।

संक्षेप में, आप जो कुछ भी खाएँ-पीएँ, उसके प्रभाव को समझने के प्रति जागरूक रहें। जब भी तबीयत ढीली हो तो याद करें कि मैंने खाया क्या था और भोज्य पदार्थों का संयोजन क्या था। यदि कुछ खाद्य पदार्थ आपके अनुकूल न पड़ते हों या आपके लिए कष्टकर हों अथवा अस्वास्थ्यकर हों तो उन्हें खाने से बचें या फिर उनको इस प्रकार पकाएँ कि उनका आप पर कुप्रभाव न हो। हमेशा याद रखें कि कोई भी भोजन अधिक मात्रा में न करें और एक ही भोजन बारम्बार न खाएँ। भोजन स्वास्थ्यकर है या नहीं, इस बात को भूल जाएँ। किन्तु जो भी खाएँ देश-काल और अपनी प्रकृति के अनुसार खाएँ। इनके विपरीत भोजन ग्रहण न करें।

भोजन अमृत अथवा विष

ऊपर मैंने स्पष्ट किया है किस प्रकार अच्छे स्वास्थ्य एवं सौमनस्य के लिए भोजन का सम-सन्तुलन होना चाहिए, और असन्तुलित भोजन का प्रभाव भी बतलाया है, जिससे विकृति उत्पन्न होती है। मैं कुछ केसों के द्वारा आपको यह बतलाना, चेताना चाहती हूँ कि किस प्रकार मात्र अज्ञानतावश कुछ लोग धीरे-धीरे अपनी हानि कर लेते हैं और अपनी शक्ति और सौन्दर्य खो बैठते हैं।

1. एक नवयुवक मेरे यहाँ कुछ सामान आदि लाकर देता था। एक दिन उसने मुझसे कहा कि उसके बाल गिर रहे हैं, मैं कुछ उपाय बतलाऊँ। उसने मुझे बतलाया कि अभी उसका विवाह भी नहीं हुआ है फिर भी वह अब गंजा हो गया है, अब कोई स्त्री उससे विवाह नहीं करेगी। वह काफी परेशान था, और उसने मुझसे इलाज के लिए एक तेल खरीदना शुरू कर दिया। किन्तु मैंने उसे कह दिया कि केवल बाहरी इलाज से काम नहीं चलेगा, उसे एक दिन समय निकालकर मेरे पास आना पड़ेगा। मुझे उसके भोजन और जीवनशैली के विषय में और अधिक जानकारी चाहिए। किन्तु उसने मुझसे कोई समय नियुक्त नहीं किया, बस केवल तेल का प्रयोग करता रहा जिससे उसके बालों का गिरना बन्द हो गया।

   एक दिन मैंने उससे यूँ ही पूछा कि वह नाश्ते में क्या खाता है। उसने मुझे बतलाया कि वह 4 या 5 अंडे लेता है, ब्रेड लेता है, कभी-कभी कुछ और चीज़ भी ले लेता है। उसके बाल गिरने का कारण मेरे समक्ष स्पष्ट हो गया। अंडे गर्म होते हैं, और दिल्ली जैसी गर्म जगह में, उसने अपने शरीर में अत्यधिक गर्मी बना ली। पित्त विकृति से बाल गिरते हैं, त्वचा में झुर्रियाँ पड़ती हैं, और दूसरे फोड़े-फुंसी निकलते हैं। आपको इनमें से कोई एक या एक समस्याएँ हो सकती हैं।
2. जर्मनी में एक युवती, जो दिखने में आकर्षक किन्तु बुझी-बुझी और निर्जीव-सी लगती थी, मेरे पास परामर्श के लिए आई। उसकी समस्या सूखी त्वचा,

घबराहट और नींद में परेशानी थी, जो पिछले कई महीनों से चल रही थी। ये सब वात् दूषण के लक्षण हैं। पता लगा कि वह वजन घटाने के लिए एक अमेरिकी भोजन प्रकृति के अनुसार खाना-पीना कर रही थी, जिसमें पशु-वसा को छोड़कर सबकुछ खाने की छूट थी। आयुर्वेद एवं आधुनिक जीव-विज्ञान में सभी लोग यह जानते हैं कि हमारे शरीर को दोनों ही वसाओं की आवश्यकता है, पशु-वसा एवं वानस्पतिक वसा। पशु-वसा ली जाती हैं मांस, मक्खन, घी, दूध, पनीर, दही, छाछ और दूसरे दुग्ध-उत्पादों के रूप में। शरीर में पशु-वसा की कमी से वात् दूषण बनता है और आपको वात् दूषण के अनेक लक्षण दिखने लगते हैं।

3. बहुत सारे ऐसे मामले, उदाहरण भी हैं जो उपर्युक्त के बिल्कुल विपरीत हैं। लोग अत्यधिक वसा या हानिकर पोषण लेते हैं या खराब किस्म की मदिराएँ और मादक-पदर्थ लेते हैं। इन सबका असर उनके यकृत एवं वजन पर पड़ता है। यकृत के गलत ढंग से काम करने के कारण शरीर में त्वचा पर सफेद या ब्राउन धब्बे बन सकते हैं।
4. पेट की समस्या लेकर आनेवाले केस बहुत हैं। कई अमा दोष से पीड़ित हैं। अमा का अर्थ है कि पेट में आंशिक रूप से पचाया हुआ भोजन बना रहता है। अमा पेट को अपने पूरे काम करने में बाधा पहुँचाता है, जिससे रक्त में अशुद्धताएँ पैदा होती हैं। बाद में इससे त्वचा सम्बन्धी समस्याएँ बन सकती हैं। अत्यधिक भोजन करने, बार-बार भोजन करने या विपरीत भोज्य-पदार्थों के सेवन से पेट में अमा बन जाता है। यदि ऐसा होता है तो कुछ दिनों के लिए आपको हल्का घी लगाकर केवल उबला हुआ भोजन करना चाहिए और उपर्युक्त सभी सावधानियाँ बरतनी चाहिए। यदि आप लम्बे समय से अमा-दोष से पीड़ित हैं तो आपको विशिष्ट उपचार की आवश्यकता है। तब केवल पोषण-उपचार या आहार की देखभाल ही पर्याप्त नहीं होगी।

विकृति हो जाने पर आपके भोजन में क्या हो ?

किसी भी प्रकृति के लोग किसी भी विकृति के शिकार हो सकते हैं, किन्तु सामान्यतः होता यह है कि व्यक्ति के प्रधान दोष में दूषण होता है। उदाहरण के लिए, यदि आप वात् प्रकृति के व्यक्ति हैं तो आपके इस दोष में मौसम, ठंड लगने या सूखा, ठंडा और परिरक्षित भोजन करने से, या किसी ऐसे अन्य कारण से जिससे वात् बढ़ता है, (इस दोष में) दूषण हो जाता है। आपके मुँह का स्वाद मीठा-मीठा सा हो सकता है, आप उनींदें से अनुभव करने लग सकते हैं या कफ विकृति के अन्य लक्षण दिख सकते हैं। इसी प्रकार, अधिक मसालोंवाले भोजन, या अधिक लहसुन या अत्यधिक खट्टे भोजन को लेने से आपमें पित्त विकृति बन सकती हैं। ये महत्त्वपूर्ण है कि आप स्वयं

अपना अवलोकन करना सीखें और फिर वापस अपनी प्रकृति पर जाने के लिए अपने पोषक तत्त्वों को बदल सकें। नीचे मैं कुछ सुझाव दे रही हूँ जिनका प्रयोग आप प्रत्येक विकृति होने की अवस्था में कर सकते हैं।

वात् विकृति होने पर आपको जम्हाई आएगी, आपका गला सूख सकता है, शरीर में दर्द या कब्ज हो सकती है, या मात्र थकन बनी रहे। ठीक करने का पहला उपाय है कि आप इलायचीवाला गर्म पानी या कोई अन्य गर्म पेय पिएँ। हर ठंडी चीज से बचें। मेरी विशेष संस्तुति है कि आप गर्म और तरल भोजन जैसे गाजर का सूप लें, और सबेरे नाश्ते के लिए सूजी का गर्म हलवा लें। वात् दूषण को ठीक करने के लिए नितान्त सरल और स्निग्ध भोजन आवश्यक है। घी से वात् दूषण समाप्त होता है। मसूर की दाल आदि से बचें और गेहूँ के अतिरिक्त कोई अन्य खाद्यान्न न लें। भोजन पकाते समय दूसरे, चौथे और छठे मसाले मिश्रण (इन मसालों के मिश्रण ब्यौरे के लिए तीसरा अध्याय देखें)

पित्त दूषण को ठीक करने के लिए ठंडा पानी, और शर्बतों के बने ठंडे पेय प्रयोग किए जाते हैं। ब्राह्मी, बादाम और खस के शर्बतों की संस्तुति की जाती है। पपीते, मीठे अंगूर, केले, नाशपाती, मीठे सेब और खूबानी जैसे फल खाने चाहिए। ठंडा दूध लेना चाहिए। अपने भोजन में इन मसालों से बचें जैसे काली मिर्च, लहसुन और सोया बीज, अपितु सौंफ, धनिये, इलायची, ताजा अदरक और लौंग का मसाले के रूप में प्रयोग करें। शरीर से अतिरिक्त गर्मी को कम करने के लिए तीसरे मसाला-मिश्रण का प्रयोग करें।

कफ प्रकृतिवाले लोगों को अधिक चिकनाई वाले और मीठे भोजन को लेने से परेशानी होती है और विकृति बनती है। इस प्रकार का भोजन उन्हें वात् एवं पित्त प्रधान व्यक्तियों की तुलना में अधिक प्रभावित करता तथा कष्ट पहुँचाता है। उन्हें शरीर में भारीपन का अनुभव हो सकता है और उनकी पहल करने की आदत छूट जाती है। अदरक, लहसुन और मसाले के चौथे मिश्रण के प्रयोग से उनका सन्तुलन बन जाता है। ऐसे लोगों को सब्जियों में करेला, पालक और आलू खाने चाहिए और फलों में नाशपाती, आलूबुखारे, सन्तरे और अंगूर लेना चाहिए। दूध और इससे बने अत्य उत्पादों से बचना चाहिए। भोजन पकाने के लिए तेल का प्रयोग करें।

खंड-2 के 'पेय' सम्भाग में दोषों के दूषण के इलाज के रूप में विभिन्न प्रकार की चायों की प्रयोग विधि बतलाई गई है।

यदि अभी भी आप भ्रमित अथवा अस्पष्ट हैं और यह निर्णय नहीं कर पा रहे हैं कि आपको भोजन में क्या लेना चाहिए, और आप यह भी अनुभव कर रहे हैं कि आपकी तबीयत ठीक नहीं हैं, तो आप बिल्कुल सादा खाना खाएँ, जिसमें सब सामग्री सन्तुलित हो (तालिका-5 देखें, पृ. 40) मसाले हल्के एवं भोजन की मात्रा भी हल्की हो। अपने शरीर को ठीक होने के लिए समय दें।

अध्याय-2

आपके भोजन का प्राण तत्त्व

प्राण का अर्थ है स्वयं जीवन या आत्म चेतना। चेतना का कारण तो शरीर में आत्मा है किन्तु शरीर और आत्मा को एक साथ रखनेवाला एवं जीवन्त बनाए रखनेवाला तत्त्व है—प्राण तत्त्व का सातत्य! श्वसन क्रिया से अर्थात् ब्रह्मांडीय ऊर्जा को—जिसे हम प्राण कहते हैं—सतत् ग्रहण करने से गतिमान ब्रह्मांड से हमारा सम्पर्क सूत्र बना रहता है। जब प्राण का सम्पर्क टूट जाता है तो शरीर और आत्मा पृथक्-पृथक् हो जाते हैं, तभी प्राणी की मृत्यु हो जाती है। जो लोग जीवित प्राणी को मशीन समझते हैं, उसकी सोच के अनुसार हम यान्त्रिक रूप से जो श्वास-प्रश्वास लेते हैं, उससे ईंधन के रूप में ऑक्सीजन हमारे शरीर में जाती है। जैसाकि पहले बताया जा चुका है, हम जो श्वास भीतर ले जाते हैं, वह अकेला वायु तत्त्व नहीं होता, वरन् उसमें इस ब्रह्मांड के सर्जक पाँचों तत्त्व विद्यमान होते हैं।

हमारी अस्तित्व सत्ता को बनाए रखनेवाला वायु के बाद दूसरा आयाम है, हमारा खाना-पीना ! हमारे शरीर को सतत् दिए जानेवाले भोजन में पाँचों तत्त्व विद्यमान होते हैं जिनके माध्यम से तीन प्रमुख ऊर्जाएँ (वात्, पित्त और कफ) शरीर को प्राप्त होती हैं जिनके माध्यम से हमारे शरीर के भौतिक एवं मानसिक कार्यों का सम्पादन होता है। जैसा श्वसन क्रिया के सन्दर्भ में ऊपर कहा गया है, हमारे भोजन से हमारे शरीर की ऊर्जा सम्बन्धी जरूरतें ही पूरी नहीं होतीं, वरन् भोजन से रस, रंग, स्वाद एवं स्वरूप के द्वारा प्राण ऊर्जा भी शरीर को प्राप्त होती है। भोजन के द्वारा हम कैलोरी की संख्या ही ग्रहण नहीं करते, अपितु हम प्राण तत्त्व के रूप में सूक्ष्म ऊर्जा भी ग्रहण करते हैं। अतः हम अपने भोज्य पदार्थों के अतीत तथा वर्तमान को भी समझें, जिनमें अब भी प्राण ऊर्जा शेष रहती है। इस पक्ष को थोड़े विस्तार से समझना उपयुक्त होगा। भोज्य पदार्थों का अतीत यह है कि काटे जाने से पूर्व ये पदार्थ भी जीवन्त थे। कटने के बाद ही इन्हें हमारे उपभोग के लिए पकाया गया है। जब वह पदार्थ जीवन्त था, तो उसकी अपनी स्वतन्त्र जीवन प्रणाली चालू थी। पौधे, बूटे या पशु के रूप में उसका अपना अस्तित्व था, स्वरूप था, रंग था, गन्ध आदि थी। बहुत से बीजों को हम खाद्यों के रूप में प्रयोग करते हैं। समस्त अन्न आदि, नए अंकुरण के द्वारा नए पौधे, बूटे आदि बनने

की क्षमता रखते हैं। अगर वे पुराने हो गए हैं तो उनकी अंकुरण, बढ़ने, पनपने की शक्ति समाप्त हो जाती है।

जिस बीज का हम सर्वाधिक मात्रा में प्रयोग करते हैं, वह है गेहूँ। आपकी मेज पर जो भोज्य पदार्थ रोटी के रूप में आता है वह पहले आटे के रूप में था। उसके पहले वह बीज रूप में था और उसके भी पहले सुनहरे पौधे की बाली के रूप में था। कल्पना कीजिए कि बीज बोने से लेकर गेहूँ पकने तक उसकी कितनी देखभाल की जाती है, तब कहीं फसल काटने को मिलती है। हर ताजी रोटी कैलोरीज के रूप में शरीर को शक्ति देती है और प्राण ऊर्जा के रूप में चेतनता प्रदान करती है। किसी अन्न की जीवनी शक्ति एवं प्राण ऊर्जा इस बात पर निर्भर करती है कि वह किन अवस्थाओं और परिस्थितियों में उगाया जाता है। यदि उस वातावरण में विकार होते हैं या

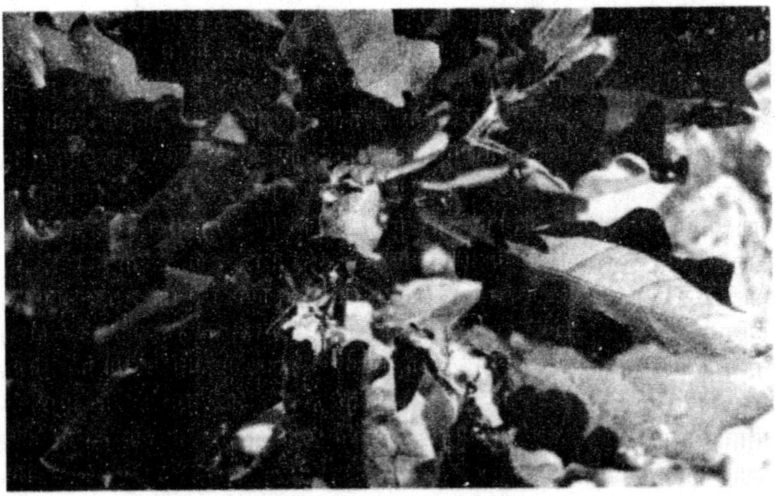

रासायनिक अवशेषों आदि से प्रदूषण फैला होता है तो प्राण शक्ति भी प्रदूषित होती है। उस क्षेत्र में उगे अन्न भी प्रदूषित होंगे। पृथ्वी तक सूर्य की किरणें नहीं पहुँचेंगी और वहाँ की मिट्टी भी प्रदूषित होगी। प्रदूषण मानव-निर्मित ही नहीं होता प्राकृतिक भी होता है जो अति वर्षा, अनावृष्टि, तेज हवा या धूप से अथवा असाधारण गर्मी या सर्दी से भी सम्भव है।

जिस युग में आयुर्वेद का विकास हुआ, उसकी मान्यता थी कि जिस विधि से अन्न उगाया जाता है अथवा पशुओं को रखा जाता है, उसका प्रभाव उस भोज्य पदार्थ को खानेवालों के शारीरिक और मानसिक अवस्था पर भी पड़ता है। इसी प्रकार भोजन बनानेवाले की मानसिक अवस्था और भावनाओं का भोजन के स्वाद पर तथा उसे

खानेवाले की मानसिक अवस्था पर भी प्रभाव पड़ता है। इसीलिए यह कहा जाता है कि भोजन शान्तचित्त और प्रेम भाव के साथ तैयार किया जाना चाहिए।

इस प्रकार हम देखते हैं कि आयुर्वेदिक भोजन संस्कृति के कुछ सूक्ष्म पक्ष भी हैं, जिनकी भोजन तैयार करने के सन्दर्भ में अत्यन्त सार्थकता है। इन्हें समझे बिना भोजन की पावन प्रकृति को आप नहीं जान सकते। यदि आयुर्वेद के ब्रह्मांडीय सिद्धान्तों को बहुत स्थूल दृष्टि से अथवा आज के युग की यान्त्रिकता की दृष्टि से देखें तो इन सूक्ष्मताओं का नजरअन्दाज होना सर्वथा स्वाभाविक है। आज की अनेक आयुर्वेदिक पोषण और पाक-कला की पुस्तकें इस भ्रामक विचार से त्रस्त है।

भोजन के छह आयाम

आयुर्वेद में भोजन का वर्गीकरण वात्, पित्त, कफ के रूप में ही नहीं किया गया है वरन् प्रकृति—सत्व, रजस और तमस के रूप में भी किया गया है। अत्यधिक पकाया हुआ और अधिक मसालोवाला भोजन तामसिक कहलाता है। मन की तामसिक वृत्तियों के साथ, एवं क्रोध और झुँझलाकर बनाया गया भोजन खानेवाले में तामसिकता उत्पन्न करता है। सादा तथा सम-अनुपातवाला स्वास्थ्यवर्द्धक भोजन ही सात्त्विक गुणवाला होता है। जो पोषक भोजन गतिशीलता और ऊर्जा दे किन्तु विषय वासना जगाए, उसे रजस गुण प्रधान अथवा राजसिक कहते हैं। राजसिक भोजन में मसाले और जड़ी-बूटियाँ डालने से वह सुस्वादु तथा अधिक पौष्टिक हो जाता है। इन तीनों गुणोंवाले भोजन की कोई सुनिश्चित विभाजक रेखा नहीं होती। ऐसे भोजन के मिश्रित गुण हो सकते हैं या विभिन्न अनुपातों में हो सकते हैं जो उसे तैयार करने की विधि एवं प्रक्रिया पर निर्भर करते हैं। उदाहरण के लिए, अधिक पकाया या अधिक मसालेवाला भोजन बनने के बहुत समय बाद खाया जाएगा तो वह तथा अधिक पका भोजन शरीर पर तामसिक प्रभाव डालेगा। खाना जैसा भी हो, यदि वह अधिक मात्रा में खाया जाएगा, तो उसका प्रभाव तामसिक ही होगा।

प्रमुख रूप से सात्त्विक भोजन हैं—दूध, दही, चावल, हरी सब्जियाँ, लौकी, तोरई, कद्दू, मीठे फल, नारियल, सौंफ, इलायची आदि। बढ़िया किस्म का मांस, शराब, अधिकांश मसाले, और फल आदि राजसिक गुणवाले होते हैं। तेज गन्धवाले तथा नींद लानेवाले खाद्य पदार्थ तामसिक गुणवाले होते हैं। प्याज, तेल या चर्बीवाले खाद्य, घटिया शराब, दवाइयाँ, कॉफी, तम्बाकू आदि ऐसे पदार्थ हैं जिन्हें तामसिक गुणवाला माना जाता है।

इस प्रकार हम पाते हैं कि प्रॉसेस्ड खाद्य पदार्थ और रासायनिक पदार्थों से तैयार रस (फलों से निकाले रस नहीं), जमाए या डिब्बाबन्द खाद्य पदार्थ तामसिक गुणवाले होते हैं। इसी प्रकार रासायनिक उर्वरकों तथा कीटनाशक दवाओं से उगाए गए खाद्य पदार्थों की प्रकृति तामसिक होती है। विकसित देशों में अधिकांश खाद्य पदार्थ तामसिक

गुण वाले बना दिए जाते हैं। इन खाद्य पदार्थों के उपयोग से व्यक्ति आलसी बनता है। ऐसे भोजन में प्राण ऊर्जा नहीं होती। इससे वह शक्ति और ऊर्जा नहीं आती जिसे आयुर्वेद में ओजस कहा जाता है। इसीलिए वहाँ के लोग सदा थके-थके से रहते हैं और युवकों के चेहरे चमचमाते नहीं, वरन् पीलापन लिये रहते हैं। सौभाग्य से अब लोगों में नई चेतना आ रही है और वे खाद्य टैक्नालॉजी की हानियों से परिचित होते जा रहे हैं। संसार-भर में औद्योगिक रूप से प्रॉसेस्ड तथा तुरंत खाने के लिए तैयार भोजनों की दुकानें चल रही हैं जहाँ अस्वास्थ्यकर भोजन परोसा जाता है। दुर्भाग्य से इस प्रकार की भोज्य वस्तुओं का उपयोग बढ़ रहा है क्योंकि जबर्दस्त विज्ञापनबाजी से साधारण जनों तथा गरीबों को ऐसा अस्वास्थ्यकर भोजन करने के लिए लुभा लिया जाता है।

आयुर्वेदिक भोजन संस्कृति के अनुसार हमें अपने भोजन की जीवन्तता अथवा प्राण ऊर्जा को पहचानना चाहिए और उसी स्तर पर भोजन से सम्बन्ध स्थापित करना चाहिए। खाने की मेज पर भोजन आए, उससे पहले ही हमें उसकी प्रकृति का ज्ञान

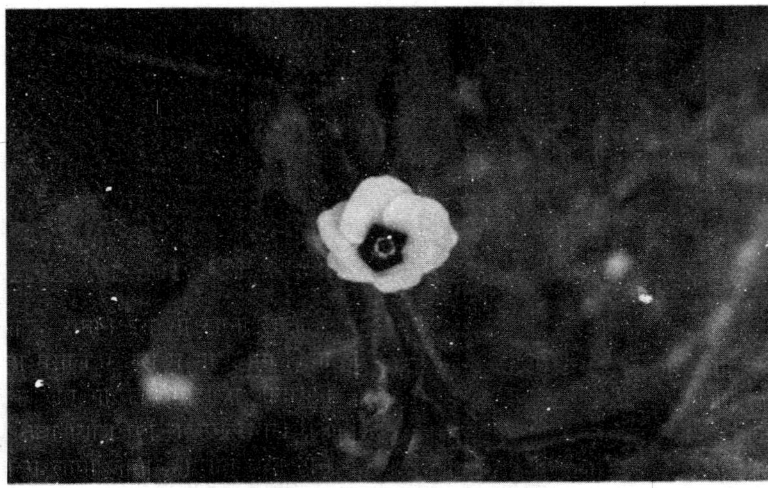

प्राप्त कर लेना चाहिए। हमें ज्ञात होना चाहिए कि किन वनस्पतियों तथा पशुओं का आहार करना हमें पौष्टिकता प्रदान करेगा। यदि ये जीवन्त वस्तुएँ उपयुक्त अवस्था में नहीं रखी गईं तो उनसे हमें शक्ति कैसे प्राप्त हो सकेगी। लोग यह अधिकाधिक जानने लगे हैं कि दबाव में रहे एवं तनावग्रस्त पशुओं का मांस खाने का व्यक्ति पर क्या-कुछ कुप्रभाव पड़ता है। वनस्पतियों के विषय में भी यही बात सत्य है। भले ही वनस्पतियों को उपयुक्त खाद दी गई हो और वनस्पतियाँ देखने में ठीक-ठाक लगती हों किन्तु यदि

वे कृत्रिम स्थितियों तथा शोरशराबे या प्रदूषित पर्यावरण में उगाई गई हों तो उनमें आई प्राण-विकृति खानेवालों में भी प्रवेश कर जाएगी। इस विकृति का हमारे शरीर पर भले ही तत्काल प्रभाव न पड़े किन्तु कालक्रम में उनका संचित प्रभाव हम पर पड़े बिना नहीं रहेगा। इसी प्रकार भोज्य पदार्थों को स्वस्थ वातावरण में उगाने से हममें प्राणशक्ति बढ़ेगी और शरीर ओजस से दमकेगा। हमारी चमकती काया रोगों से लड़ने में समर्थ होगी जिससे हमारी कार्य-कुशलता बढ़ेगी। हमें यह नहीं भूलना चाहिए कि भोजन और वायु हमारा जीवन है और हमारे जीवन की गुणवत्ता उन पर निर्भर है। मुझे इसका जीवन्त अनुभव है। जब मैं अपने हिमालय केन्द्र पर जाती हूँ तो खरपतवार की खाद से उगा अन्न खाती हूँ और सूर्य किरणों से पका भोजन करती हूँ। वहाँ दो-तीन दिन रहकर ही मेरी शारीरिक कान्ति, ऊर्जा और चिन्तन-धारा में परिवर्तन आ जाता है। मुझे प्रतीत होता है, जैसे मुझमें अधिक धैर्य एवं सहनशीलता आ गई है और मैं अधिक मेहनत से काम कर पाती हूँ।

भोजन के छह आयाम हमारी अस्तित्व-सत्ता के छह आयामों से सीधे सम्बोधित होते हैं। हमारी रोग-प्रतिरोधक शक्ति शक्तिवत्ता ही नहीं बढ़ाती, वरन् हमारी विचार-प्रक्रिया में बदलाव एवं रूप-सौन्दर्य में वृद्धि भी करती है। यदि आप अशान्त चित्त हों और एकाग्रता का अभाव हो तो आप मीठी वस्तुएँ खाएँ। बेचैनी का अनुभव और मन का उड़ा-उड़ा रहना वात्-विकृति का सूचक है। वात् का निर्माण आकाश तथा वायु तत्त्व से होता है जो गतिशीलता तथा विराटता की सूचक होती है। विचार-प्रक्रिया तेज होती है और आकाश ही उसकी सीमा होती है। उसका सन्तुलन जल तथा पृथ्वी तत्त्व से किया जा सकता है। जब आप इन तत्त्वों से प्रधान भोजन करेंगे तो आपके मन में स्थिरता आएगी। दूसरे रूप में हम कह सकते हैं कि रजस गुणवाली चित्तवृत्ति को सात्त्विक भोजन से स्थिर किया जा सकता है।

प्याज तमस खाद्य है। मन की तामस वृत्ति में नींद भी आती है। अनिद्रा का प्याज के रस से उपचार किया जा सकता है। आज के युग में रजस और तमस गुणवाली बहुत सी गतिविधियाँ होती हैं। टेलीविजन देखना इन दोनों प्रकार की गतिविधियों का सम्मिश्रण है। उस समय आप एक जगह ही जमे बैठे होते हैं और अत्यधिक क्रियापूर्ण गतिविधियाँ एवं चित्र देखते होते हैं।

बच्चों में बहुत क्रियाशीलता होती है जिससे वे अत्यधिक गतिशील हो जाते हैं और किसी एक बात पर ध्यान नहीं दे पाते जिससे उन्हें बहुत से रोग होने की सम्भावना हो जाती है। इसके अलावा यदि उन्हें बासी भोजन और शीतलपेय पदार्थ भी मिलें तो स्थिति और अधिक बिगड़ जाती है। यदि उन्हें दूध, चावल, केला, बादाम तथा गाजर आदि सात्विक भोजन दिया जाए तो उनका चित्त कुछ सीमा तक शान्त किया जा सकता है। पोषक पदार्थों के खिलाने में सफलता मिलना समस्या की गम्भीरता पर निर्भर होता है। यदि उनकी समस्या गम्भीर हो गई है और न बदले जा सकनेवाले परिवर्तन आ गए हैं तो खाद्य-पदार्थों से उनका उपचार करना कम प्रभावी होगा। किन्तु आयुर्वेदिक

खाद्य-पदार्थों से गम्भीर रूप से रुग्ण व्यक्ति को भी कुछ राहत मिलेगी। यदि सामान्य गड़बड़ियाँ ही हुई हैं तो आयुर्वेदिक भोजन से उनका सफलतापूर्वक उपचार करना सम्भव होगा।

भोजन की उत्कृष्टता

हम सभी जानते हैं कि यदि हम ताजा फलों एवं सब्जियों के खुले बाजार में जाते हैं तो दृश्य सुपर मार्केट के फलों-सब्जियोंवाले कोने से सर्वथा भिन्न होता है जहाँ प्लास्टिक में पैक किए हुए तथा नकली साधनों से पकाये फल तथा सब्जियाँ मुर्झाई सी लगेंगी, ताजे फल सब्जियों की आकृति सजीव लगेगी क्योंकि उनमें प्राण ऊर्जा विद्यमान होती है। जब फल एवं सब्जियाँ बढ़ रही होती हैं तो उनका वास्ता भाँति-भाँति के कीटों, तितलियों, मेढ़कों, केंचुओं, चिड़ियों, हवा, ओस, सूर्य, दिन तथा रात से पड़ता है। इस प्रकार पकी ककड़ी, आम, अमरूद, सन्तरा, केला आदि में समस्त ब्रह्मांड का जीवन तत्त्व सम्मिलित होता है। यदि हम कीटनाशक दवाइयों से सभी कीटों तथा मेढ़कों को सभाप्त कर दें और नियन्त्रित जलवायुवाले ग्रीन हाउसों में फल-सब्जियाँ उगाएँ तो ब्रह्मांडीय ऊर्जा हमारे खाद्य पदार्थों में नहीं आ सकेगी।

हमें हमेशा ताजे फल एवं सब्जियाँ सुलभ नहीं हो पातीं। अतएव हमें जड़ी-बूटियों एवं मसालों से अपने भोज्य पदार्थों को जीवन्त बनाना चाहिए। कुछ बूटियों को हम अपने घर में गमलों में उगा सकते हैं जिससे हम ब्रह्मांडीय ऊर्जा से अपने भोज्य पदार्थों को प्राणवान बना सकें। तुलसी, धनिया, मेथी, मीठा नीम सरीखी चीज़ें गमलों में लगाई जा सकती हैं।

व्यंजनवाले अध्याय में आप देखेंगे कि हर व्यंजन बनाने की अलग-अलग चीज़ें होती हैं। यदि इन चीज़ों को आप आधुनिक विज्ञान की दृष्टि से देखें तो उन चीज़ों में विभिन्न प्रकार के विटामिन, खनिज तथा अन्य तत्त्व होते हैं जो हमारे शरीर के लिए बहुत ही आवश्यक होते हैं। आयुर्वेदिक दृष्टि से इन वस्तुओं में ब्रह्मांड के पाँचों तत्त्वों के अतिरिक्त प्राण ऊर्जा भी होती है जो ब्रह्मांड को सक्रिय बनाती है। सदैव यह सुनिश्चित करें कि आप जो भी भोज्य पदार्थ ग्रहण करें, वह मृत न हो, वरन् उसमें प्राण हों। ब्रह्मांडीय ऊर्जा की अन्तःक्रिया के साथ-साथ भोजन बनानेवाले व्यक्ति की ऊर्जा और भावनाओं का भी बहुत महत्त्व होता है। कैंटीनों तथा रेस्तराँओं में बने भोजन में कम प्राणतत्त्व होता है क्योंकि वहाँ भोजन बनानेवाले यान्त्रिक ढंग से कार्य करते हैं जिससे भोजन प्राणहीन बनता है। यही कारण है कि बचपन में प्रेमपूर्वक माँ अथवा दादी की बनाई वस्तुओं का स्वाद आजीवन याद रहता है। अतएव जब भी भोजन पकाएँ, दत्तचित्त होकर पकाएँ और पकाई जानेवाली वस्तु को चलाते समय कड़छी धीरे चलाएँ, प्रेमपूर्वक चलाएँ।

सूर्य की किरणों से पकाया गया भोजन अधिक स्वादिष्ट होता है। मेरा सुझाव तो

यह है कि आप जब गैस पर भी भोजन पकाएँ तो मन्द आँच पर पकाएँ। मैं प्रेशर कुकर प्रयोग करने की सिफारिश नहीं करती। धीरे-धीरे भोजन पकाना उत्तम होता है। व्यंजन खंड में अनेक पाक विधियाँ मेरी ऐसी ही हैं जिसमें मन्द आँच पर पकाने के पात्र को किसी ढक्कन से ढकने की बात कही है। संक्षेप में, सदैव अपने भोजन की प्राण ऊर्जा की रक्षा करने और उसे बढ़ाने की सोचें और उस दिशा में सप्रयास कार्य करें।

अध्याय-3

बुनियादी आयुर्वेदिक पाक-पदार्थ

यहाँ आयुर्वेदिक पाक-कला की कुछ आधारभूत बातें तथा कुछ बुनियादी चीज़ें जैसे घी बनाने तथा दही जमाने जैसी बातों का संकलन किया गया है। यहाँ कुछ जरूरी मसालों की सूची दी जा रही है। ये मसाले विदेशों में विदेशी नामों से पैकेटों में मिलते हैं। कुछ मसालों के भ्रामक नामों के कारण गड़बड़ी भी होती है। कुछ देशों में कलौंजी को काला जीरा भी कहते हैं। भारत में काला जीरा आकार में जीरे से छोटा और कालिमायुक्त रंग का होता है। कलौंजी सर्वथा भिन्न मसाला होता है जिसके दाने प्याज के बीज से मिलते-जुलते काले रंग के होते हैं। इसलिए इन मसालों का विस्तृत विवरण जानना आवश्यक है।

मसालों के अलावा अन्य चीज़ें जैसे विभिन्न प्रकार का आटा, चावल, घी, विशिष्ट सब्जियों आदि का वर्णन इस अध्याय के अन्त में किया जाएगा। इनमें से अधिकांश चीज़ें विदेशों में भारतीय पंसारी की दुकान से खरीदी जा सकती हैं। यूरोप, अमेरिका, ऑस्ट्रेलिया आदि के डिपार्टमेंटल स्टोरों में भी ये चीज़ें मिल जाती हैं। छोटे नगरों में ये चीज़ें पूर्वी देशों की दुकानों, स्वास्थ्य खाद्यों की दुकानों से तथा पहले से ऑर्डर देकर मँगाई जा सकती हैं। वहाँ इन दुकानों का पता टेलीफोन डायरेक्टरी से मिल सकता है। शुरू में खोज में कुछ मेहनत तो करनी पड़ सकती है किन्तु इस थोड़ी मेहनत के बाद आयुर्वेदिक खाद्य पदार्थ बनाने के लिए जरूरी सामान आसानी से प्राप्त करके आप स्वास्थ्यवर्द्धक एवं जायकेदार भोजन बनाने में सक्षम हो सकते हैं।

इस अध्याय के तीसरे भाग में आयुर्वेदिक भोजन बनाने के लिए कुछ जरूरी बर्तन आदि भी बताए गए हैं। चौथे भाग में मसालों के मिश्रणों, घी, दही आदि का भी वर्णन किया गया है। पाँचवें भाग में कुछ ऐसे पौधे उगाने का वर्णन किया गया है, जिन्हें ताजा तोड़कर भोजन बनाने में प्रयोग करने से भोजन में स्वाद बढ़ जाता है।

जड़ी-बूटियाँ और मसाले

शुरू में बहुत ही आम चीज़ों की चर्चा की जाएगी जिन्हें अधिकांशतः आप जानते होंगे लेकिन उनके लिए जरूरी सारे सामान की आपको जानकारी न होगी। इन उत्पादों की

आयुर्वेदिक प्रकृति और स्वास्थ्य के लिए इनकी उपयोगिता भी बताई जाएगी। साथ ही इन सामग्री के विषय में अतिरिक्त जानकारी भी दी जाएगी जो मुझसे विदेशों में पूछी जाती है। उदाहरण के लिए सफेद गोल मिर्च क्या है और क्या इलायची को फली के साथ डाला जाता है। सही मसाले आदि खरीदने के लिए आगामी पृष्ठों को सावधानी से पढ़ें।

नीचे जिन मसालों आदि का वर्णन किया गया है, उनकी उपचारात्मक उपयोग की चर्चा मैंने अपनी आयुर्वेद विषयक पूर्व पुस्तक में की है। इस पुस्तक में आपको पौधे की किस्म, वातावरण, भौगोलिक स्थिति और अन्य विशेषताएँ बताई जाएँगी जिससे उपयोगकर्त्ता के रूप में उपभोग्य वस्तु के बीच एक सम्बन्ध स्थापित हो जाए। उदाहरणार्थ, आपको पता चले कि वह मसाला किसी पेड़ से या पौधे से, उसके फूल अथवा उसकी छाल से प्राप्त होता है। इससे आपको ज्ञात हो जाएगा कि जिस वस्तु का आप उपभोग कर रहे हैं, उनकी प्राण-ऊर्जा कितनी दूर से आती है।

नमक

संसार के अधिकांश लोग जानते हैं कि नमक समुद्र से प्राप्त होता है। आयुर्वेदिक दृष्टि से नमक चार प्रकार का होता है। समुद्र से प्राप्त नमक के अलावा दो अन्य प्रकार का नमक भोजन बनाने में प्रयोग होता है।

सैंधव या पहाड़ी नमक सफेद पारदर्शी होता है। इसमें अन्य खनिजों के कारण अन्य रंग भी होते हैं। इसके अलावा काला नमक भी होता है जिसमें लौह तत्त्व और गन्धक मिला रहता है।

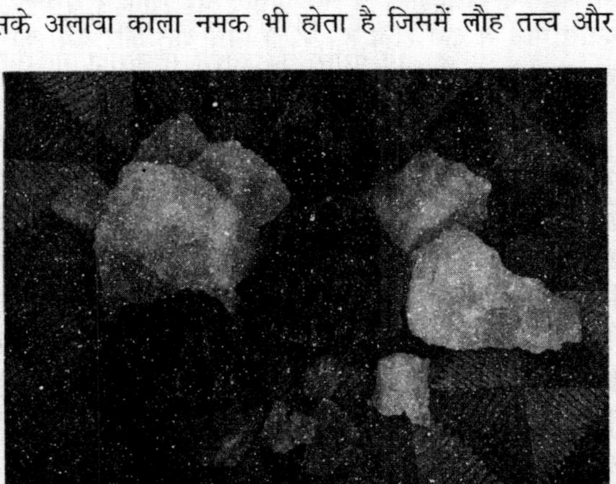

सामान्य रूप से नमक कफ और पित्तवर्द्धक तथा वात्-रोधक होता है। पहाड़ी नमक पाचन बढ़ानेवाला तथा भूख कम होने में उपचार के काम आता है किन्तु यह कफ नहीं बढ़ाता। अच्छा तो यह हो कि कभी समुद्री नमक और कभी पहाड़ी नमक को बदल-बदलकर प्रयोग किया जाए। संसार के कुछ भागों में आयोडीन की कमी होती है, वहाँ समुद्री नमक खाना चाहिए क्योंकि उसमें आयोडीन काफी मात्रा में होती है। दोनों प्रकार के पहाड़ी नमक पिसे हुए पुरी दुनिया में पाए जाते हैं। भारतीय पंसारी दुकानों

पर भी ये नमक मिलते हैं। खाने से पहले जो सूप बनाते हैं, उनमें तथा सलाद में काला नमक प्रयोग करना ठीक रहता है।

काली मिर्च

संसार-भर में काली मिर्च सामान्य मसाले के रूप में प्राप्त होती है। यह भारत, मलयेशिया, इंडोनेशिया और श्रीलंका में मिलती है। इसकी बेल होती है जिसके बड़े-बड़े

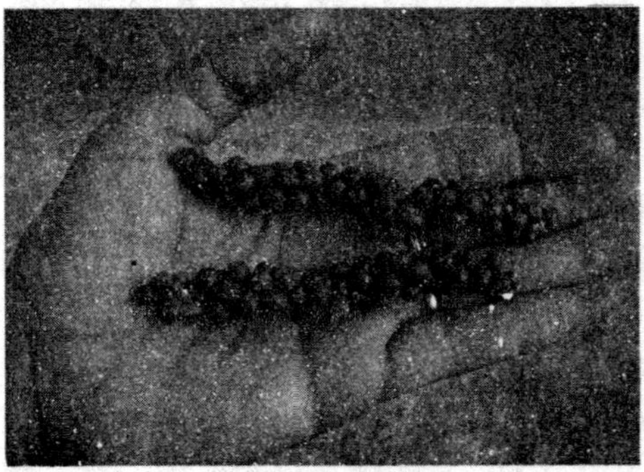

पत्ते होते हैं, इनमें छोटी-छोटी जड़ें भी रहती हैं जो पेड़ में जमकर उसे पेड़ के सहारे ऊपर की ओर ले जाती हैं। इसके फूल और फल गुच्छों के रूप में आते हैं जो कच्चे होने पर हरे रंग के और पकने पर काले रंग के हो जाते हैं। सफेद या गोल मिर्च इसी से बनती है। पानी में भिगोने के बाद ऊपरी छिलका उतर जाने पर यही मिर्च सफेद हो जाती है। छिलका उतर जाने पर इसका तीखापन कुछ कम हो जाता है। आयुर्वेद के अनुसार काली मिर्च में गर्म तासीर पाई जाती है। सफेद या गोल मिर्च की तासीर काली मिर्च से कम होती है। काली मिर्च वात् और कफ का शमन करती है और पित्त बढ़ाती है।

पीपल

हिन्दी में जिसे पीपल कहते हैं, वह संस्कृत में पिप्पली कहलाती है। यह दो प्रकार की होती है। एक लम्बी और पतली और दूसरी मोटी होती है। मोटी पीपल छोटी या पतली किस्म की पीपल से दूनी मोटी होती है। पतली पीपल ऊपर से दानेदार बनावट की होती है। इसकी भी लता होती है जिसके पत्ते हृदय के आकार के होते हैं। इसका पका फल लाल और सूखने पर भूरे रंग का होता है। पिप्पली काली मिर्च से कम तीखी होती है। यह स्नायुतन्त्र को ठीक रखने के लिए अधिक उपयोगी रहती है।

दालचीनी

इसका पेड़ 7 से 10 मीटर (22 से 33 फीट) ऊँचा होता है। इसकी छाल मसाले के लिए प्रयोग की जाती है। यह दो प्रकार की होती है—एक पतली और दूसरी मोटी। एक

का रंग ललछौंहा तथा दूसरे का गहरा भूरा। मोटी दालचीनी पतली से अधिक तीखी और स्वाद देनेवाली होती है। यह उत्तर-पश्चिमी हिमालयी पर्वत क्षेत्रों में 1200 मीटर की ऊँचाई पर तथा दक्षिण पश्चिमी भारत एवं श्रीलंका में पाई जाती है। दक्षिणी दालचीनी पतली और कम तीखी होती है। आयुर्वेदिक दृष्टि से दालचीनी की तासीर गर्म होती है।

दालचीनी के पत्तों को तेजपात कहते हैं जो चावलों को सुगन्धित बनाने के काम में लाए जाते हैं। तेजपात की पहचान इसके पत्तों से होती है। जिसमें बहुत सी शिरायें बनी होती हैं।

लवंग या लौंग

संसार के अधिकांश लोग इस मसाले को जानते हैं। जिन्होंने इस छोटी सी सूखी कली को न भी देखा हो, तो दन्त चिकित्सक के यहाँ इसकी खुशबू जरूर सूँघी होगी क्योंकि वे दाँत के दर्द में लौंग के तेल का प्रयोग करते हैं। दाँत में कीड़ा लग जाने पर खोखली दाढ़ आदि भरने के लिए जो मसाला बनाया जाता है, उसमें भी लौंग का तेल इस्तेमाल होता है।

लौंग का पेड़ बहुत बड़ा होता है जो 40 फीट तक ऊँचा होता है। यह पेड़ सौ बरस तक की आयु का होता है। 7-8 साल का होने पर इस पर पहली कली आती है। जब इस पेड़ की उम्र 30 से 60 वर्षों के बीच होती है तो इस पर लौंग की फसल सर्वाधिक आती है। इन कलियों को तब तोड़ लिया जाता है जब ये हरेपन से गुलाबी रंग की होने लगती हैं।

आयुर्वेदिक दृष्टि से लौंग ठंडी तासीरवाली होती है।

लौंग और दालचीनी दोनों कीटनाशी पदार्थ हैं और इनसे पेट की गड़बड़ी ठीक होती है। अधिकांश मसालों में रसायन पाए जाते हैं लेकिन इन दो मसालों में प्रमुख रूप से रसायन पाए जाते हैं। इन्हें दर्द तथा छोटी-मोटी तकलीफें दूर करने में भी प्रयोग किया जाता है।

छोटी और बड़ी इलायची

छोटी-बड़ी इलायची को अधिकांश लोग जानते हैं किन्तु छोटी-बड़ी इलायची के आयुर्वेदिक गुण भिन्न-भिन्न होते हैं; हालाँकि ये दोनों एक ही प्रजाति के होते हैं। इनके पौधे झाड़ीदार होते हैं और इनके पत्ते जड़ से ही निकलते हैं। ये कलियाँ नीचे के पत्तों के सिरे पर आती हैं। छोटी इलायची की पैदावार दक्षिणी भारत और श्रीलंका में होती है जबकि बड़ी इलायची हिमालय क्षेत्र के निचले भागों में पैदा होती है। यह ढलानों पर उगती है जहाँ पर्याप्त पानी बरसे किन्तु ढलान के कारण रुके नहीं।

छोटी इलायची

हलके हरे और पीले रंग की होती है जो एक सें.मी. लम्बी होती है। इलायची के भीतर 15-20 भूरे या काले दाने होते हैं। मसाले के लिए इसके दानों का ही प्रयोग किया जाता है। छोटी इलायची का बहुत से मिष्टान्नों तथा चाय बनाने में प्रयोग किया जाता है। यह त्रिदोषों में सन्तुलन लाती है और गले को साफ करती है। इससे पाचन बढ़ता है और और यह दाँतों के लिए अच्छी है। भोजन करने के बाद इलायची खाने से मुख-शुद्धि तो होती है, मुँह से सुगन्ध भी आती है। यह पाचक होती है।

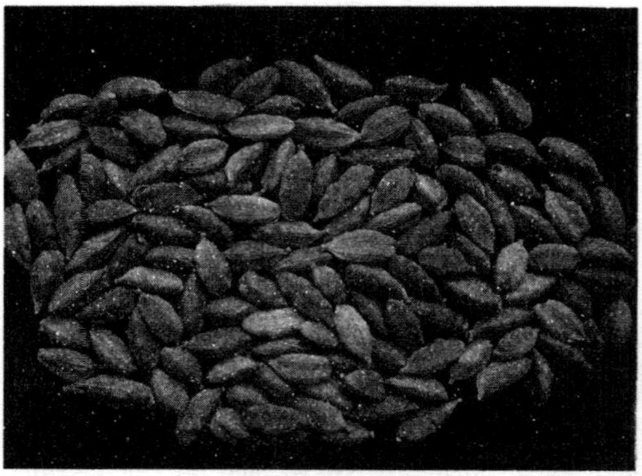

बड़ी इलायची

इसका फूल पीला या सफेद होता है तथा फल गहरे भूरे रंग का (छोटी इलायची से तिगुना बड़ा) होता है। इसके छिलके के भीतर बहुत से दाने होते हैं इसके दाने मसाले और दवा के काम आते हैं।

आयुर्वेदिक दृष्टि से बड़ी इलायची की तासीर गर्म होती है। निम्न रक्तचाप लोगों के लिए यह बढ़िया औषधि है। अतः उच्च रक्तचापवाले व्यक्ति को इसके सेवन से बचना चाहिए। खाँसी की औषधियों में इसका प्रयोग होता है। यह ज्वर तथा मुँह और गले की तकलीफों में लाभकर सिद्ध होती है।

छोटी इलायची की तुलना में बड़ी इलायची में तेज सुगन्ध होती है। इसे मसालों के मिश्रण में प्रयोग किया जाता है।

जीरा

जीरे का पौधा एक फुट ऊँचा तथा सुन्दर पत्तियोंवाला होता है। इसके छोटे-छोटे फूल सफेद या गुलाबी रंग के गुच्छों में होते हैं। फल लम्बोतरे, भूरे रंग के और आधे सें.मी. लम्बे होते हैं। इसकी पैदावार भारत-भर में होती है। आयुर्वेद की दृष्टि से इसकी तासीर गरम, स्वाद में बढ़िया और सुगन्धयुक्त होता है। यह पाचनक्रिया बढ़ाता है, इसलिए पाचन की दृष्टि से भारी चीज़ें बनाते समय इसका प्रयोग करना चाहिए।

जोरे के अनेक औषधीय गुण हैं। जैसे यह बलवर्द्धक है, थकान मिटाता है और

महिलाओं के अनेक रोगों विशेषकर सन्तानोत्पत्ति के समय के रोगों के लिए लाभप्रद है। इसके सेवन से भूख न लगने की परेशानी दूर होती है।

सौंफ

देखने में यह जीरे की आकृति की होती है किन्तु उससे कुछ बड़ी और हरे रंग की होती है। इसका पौधा तीन-चार फीट ऊँचा होता है। इसके पत्ते पतले होते हैं और फूल पीले तथा गुच्छों में होते हैं। सौंफ लम्बी-सी, हरी होती है जिसमें पाँच धारियाँ होती हैं। यदि इसकी पत्तियों को बराबर तोड़ते रहें तो इसकी जड़ लम्बी हो जाती है जिसे सब्जी के रूप में प्रयोग किया जा सकता है।

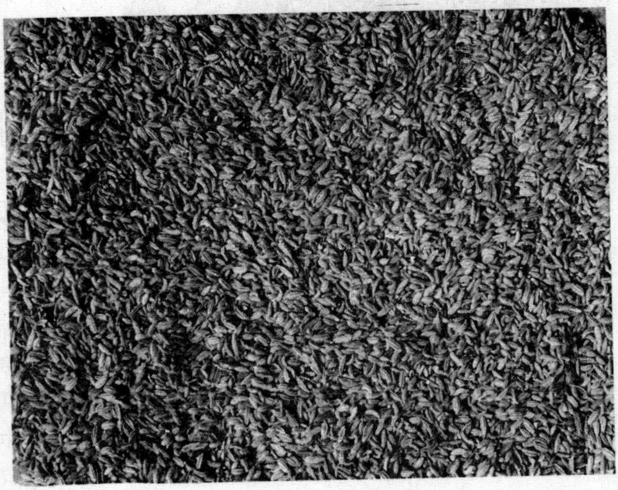

सौंफ की तासीर ठंडी, अच्छी सुगन्ध और मिठासपूर्ण होती है। इससे पाचन को बल मिलता है और मुख सुगन्धित होता है। इसी कारण छोटी इलायची के समान इसे भी खाना खाने के बाद मुख में डालने के लिए पेश किया जाता है। इसे मसाले के रूप में भी प्रयोग किया जाता है। इसे अन्य मसालों की गर्म तासीर मारने के लिए भी काम में लाया जाता है। सौंफ के दानों को विभिन्न व्यंजनों में स्वाद बढ़ाने तथा प्याज एवं लहसुन सरीखे तेज गन्धवाले मसालों की गन्ध कम करने के भी काम में लाया जाता है। वात् तथा पित्त के विकारों में भी सौंफ लाभ पहुँचाती है। अधिक सौंफ का प्रयोग अपच बढ़ाता है। टट्टियाँ होने पर सौंफ का दवा के रूप में भी प्रयोग किया जा सकता है।

धनिया

इसका पौधा दो फीट तक ऊँचा होता है। इसके पत्तों को सलादों तथा गर्म तासीरवाले व्यंजनों की तासीर कम करने के लिए प्रयोग किया जाता है। इसके पत्ते गोल कटे-कटे-से होते हैं। इसके फूल पीले, सफेद होते हैं और फल गोल-पीले रंग के गुच्छों में आते हैं।

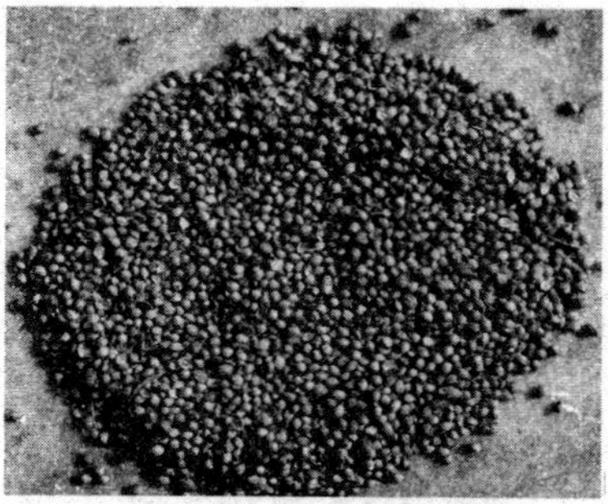

धनिया फल पीसें तो इसके दो टुकड़े हो जाते हैं अतः उगाते समय दोनों टुकड़ों को बोना चाहिए। यह भारत-भर में पैदा होता है। इसे गमलों में भी उगाया जा सकता है। आयुर्वेदिक दृष्टि से धनिया ठंडी तासीर का होता है। यह गरम तासीरवाले मसालों में सन्तुलन लाता है। इसके प्रयोग से स्नायु सबल होते हैं।

कलौंजी

धनिये के समान इसका पौधा भी छोटा होता है किन्तु पत्ते बड़े। फूल हल्के नीले रंग के और फल गोल होते हैं। हर फल में बहुत से काले रंग के हृदय के आकार के दाने होते हैं (देखिए चित्र)। भारत के बाहर इसे काला जीरा या छोटी सौंफ या प्याज के बीज भी कहते हैं। इसे खरीदते समय सावधानी बरतनी चाहिए। यह मूलतः दक्षिणी यूरोप से आया मसाला अब भारत में महत्त्वपूर्ण मसाला है जो भारत-भर में उगाया जाता है।

कलौंजी आयुर्वेदिक प्रकृति से गर्म तासीरवाली होती है। इसका स्वाद एवं गन्ध तेज होती है अतः इसे सामान्य मसालों के साथ प्रयोग नहीं करना चाहिए। जिन महिलाओं को मासिक धर्म के समय बहुत दर्द रहता है, उनके लिए यह औषधि है।

मेथी

इसका पौधा दो फीट ऊँचा होता है जिसके पत्ते गोल तथा तीन-तीन एक साथ होते हैं। इसके फूल सफेद एवं पीले और फल छोटी फली के रूप में होते हैं जिनमें से 15-20 मेथी दाने निकलते हैं। ये बीज गोल, खुरदरे और गहरे पीले रंग के होते हैं।

मेथी के दाने मसाले तथा दवाइयों के रूप में काम आते हैं और इसके पौधे के पत्ते सब्जी बनाने के काम आते हैं। आयुर्वेद की दृष्टि से इसकी तासीर गर्म है और इनका स्वाद कड़ुवा होता है। यह मसाला नजाकती स्वादों के साथ प्रयोग नहीं किया जाता। यह वात् विकार दूर करने में सहायक होता है। प्रसव के बाद स्त्री को मेथी दी जाती है, जिससे उसे नवजात शिशु के लिए अधिक दूध उतरे। यह स्नायुतन्त्र को सबल बनाती है।

सरसों

समूचे विश्व में प्रचलित सरसों का पौधा तीन फीट ऊँचा होता है जिसमें पीले फूल आते

हैं। सरसों के दाने एक पतली फली में होते हैं। सरसों के बीज छोटे-छोटे और गोलाकार तथा ललछौंहें भूरे रंग के होते हैं। रंग और आकार की दृष्टि से सरसों की कई किस्में होती हैं। इसकी एक किस्म 'राई' होती है जो मसाले के रूप में काम में आती है। इसके गोल दाने सरसों से भी छोटे होते हैं। सरसों के दानों से तेल भी निकाला जाता है। भारत के कुछ भागों में सरसों के पौधे की पत्तियों की सब्जी भी बनती है। ये स्वाद में कड़वी होती हैं और इन्हें सब्जी बनाते समय विशेष सावधानी बरतनी पड़ती है। सरसों का तेल खाना पकाने और दवा के काम भी आता है क्योंकि इससे मांसपेशियों का दर्द कम होता है और संक्रमणरोधी होता है। चमड़ी के दोषों में सरसों का तेल उपयोगी होता है।

आयुर्वेद की दृष्टि से सरसों गर्म तासीरवाली होती है। इसे अन्य मसालों के साथ मिलाकर मसाले के रूप में प्रयोग किया जाता है।

अजवाइन

इसका छोटा-सा फैला हुआ पौधा होता है जिसकी अधिकतम ऊँचाई तीन फीट होती है। इसके सफेद फूलों का गुच्छा छाते के आकार का होता है। अजवाइन अंडाकार भूरे रंग की होती है जो चार मि.मी. के आकार की होती है। इसके फल से एक ही दाना निकलता है।

अजवाइन दो प्रकार की होती है—छोटी तथा बड़ी। बड़ी अजवाइन छोटी से दोगुने आकार की होती है। भारत में बड़ी अजवाइन जानवरों को इलाज के तौर पर खिलाई जाती है। भारत में इसका प्रयोग भोजन और दवा के रूप में खूब होता है। इसे कहीं भी उगाया जा सकता है। इसकी तासीर गर्म होती है।

यह वात् और कफ विकार ठीक करती है और पित्त को बढ़ाती है। यह पाचक होती है और अपच की परेशानियों में बहुत लाभप्रद होती है। बहुत से व्यंजनों में इसके प्रयोग से स्वाद बढ़ जाता है। इसे प्रायः तली चीज़ें बनाते समय प्रयोग किया जाता है। अजवाइन से लिवर ठीक काम करने लगता है। इससे अजवाइन भारी खाना पचाने में सहायक होती है। पेट में परेशानी होने पर आधी चम्मच अजवाइन को थोड़े नमक एवं नीबू से लेने पर राहत मिलती है।

सोया

इसका पौधा दो फीट ऊँचा होता है। इसके पत्ते रेशेदार पत्तियों में विभाजित होते हैं। इसके दाने छोटे-छोटे और हल्के भूरे रंग के होते हैं। ये थोड़े से चपटे और पतली धारियों वाले होते हैं। यह सर्वत्र उग सकता है। इसे पालक-मेथी को अधिक सुगन्धित बनाने के लिए सब्जी के तौर पर भी प्रयोग किया जाता है।

सोया के पत्तों की तासीर ठंडी और बीजों की गर्म होती है। इसके बीजों को मसाले के रूप में प्रयोग किया जाता है। इसके बीज महिलाओं के मासिक धर्म को सही करने के तथा प्रसूति उपरान्त अधिक काम आते हैं।

सोया के दाने बहुत गर्म तासीरवाले होते हैं। अतः इनका अत्यधिक मात्रा में प्रयोग नहीं करना चाहिए। जब मौसम गर्मी का हो तो इनके प्रयोग से बचना चाहिए। गर्मी कम करने के लिए इसे सौंफ के साथ प्रयोग किया जा सकता है।

हल्दी

हर कोई यह जानता है कि चमकदार पीले रंग का चूर्ण-सा मसाला हल्दी होता है किन्तु पश्चिम में बहुत कम लोगों ने हल्दी को मूल रूप में देखा होगा। विदेशों में हल्दी पिसी

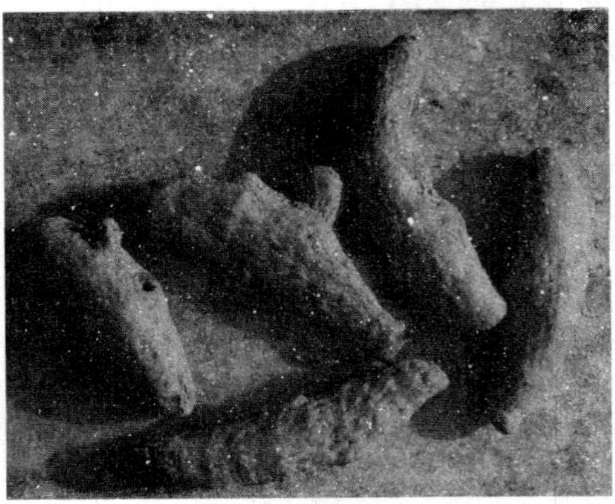

हुई बिकती है। वैसे यह मसाला एक जड़ जैसा होता है जो देखने में अदरक सा प्रतीत होता है। ऊपरी परत उतारते ही इस जड़ का पीला रंग साफ उभरकर आता है। इसका पौधा दो-तीन फीट का होता है जिसके डेढ़-दो फीट तक लम्बे और छह इंच चौड़े पत्ते होते हैं।

हल्दी डालने से भोजन रंगीन हो जाता है और उसका चिकित्सकीय महत्त्व बढ़ जाता है। हल्दी से सूजन कम होती है। यह एलर्जीरोधी है और संक्रमण रोकती है। यह एक प्रकार का रसायन है। हल्दी से त्रिदोषों में सन्तुलन आता है किन्तु इसकी तासीर कुछ गर्म होती है।

नोट : *विदेशों में बहुत से लोग हल्दी को 'करी' (Curry) ही समझते हैं। भारत या आयुर्वेद में 'करी' जैसी कोई चीज़ नहीं होती। यह शब्द औपनिवेशिक शासन की देन है। अंग्रेजों ने झंझट से बचने के लिए हल्दी तथा अन्य मसालों को मिलाकर 'करी' कहना शुरू किया। भारतीय अथवा आयुर्वेद की दृष्टि से 'करी' शुद्ध नासमझी थी क्योंकि मसालों का प्रयोग भोजन की प्रकृति, ऋतु, जलवायु आदि पर आधारित होता है। 'करी' मसाला मिश्रण एक प्रकार से समस्त फ्रांसिसी शराबों को मिलाकर एक बोतल में भर लेने और महान फ्रांसिसी शराब कहने के समान है।*

सोंठ-अदरक

अदरक ही सुखाने पर सोंठ बनती है। इसका पौधा हल्दी के पौधे जैसी बनावट और उसी के आकार का होता है। ताजी अदरक त्रिदोषों में सन्तुलन लाती है। इसी से इसे भोजन तथा चाय में मिलाने का विधान है। यह एक रसायन है। सोंठ गरम तासीरवाली होती है। अदरक लिवर को बल देती है और भूख बढ़ाती है। अन्य मसालों के योग से अदरक का शरबत बनाने की विधि 'व्यंजन-खंड' में दी गई है।

लहसुन

इसका पौधा दो फीट ऊँचा होता है। इसके पत्ते पतले और लम्बे होते हैं। इसकी जड़ में गाँठ होती है और हर गाँठ का एक पौधा। सफेद या गुलाबी गट्ठे में 12 से 18 तुरियाँ (कलियाँ) होती हैं। लहसुन के पत्तों को सलाद या गरम तासीर के भोजन में प्रयोग किया जाता है।

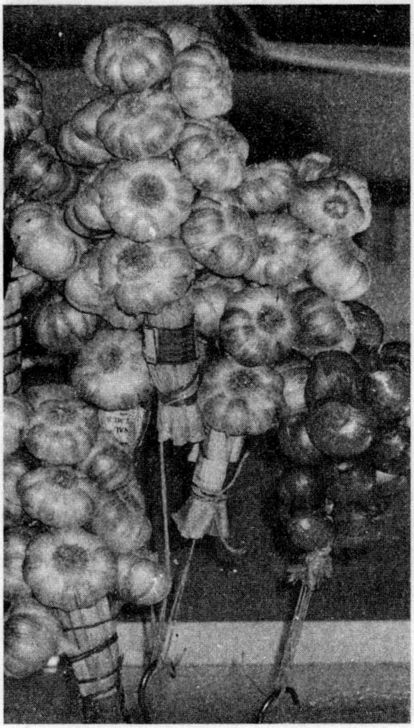

आयुर्वेद के हिसाब से लहसुन बहुत गरम होता है। सभी मसालों में यह सर्वाधिक महत्त्वपूर्ण रसायन है। इसमें छह में से पाँच रस होते हैं। इसमें खटास नहीं होती। तेज गन्धवाला लहसुन बहुत बलवर्द्धक होता है। इसमें एंटी बायोटिक गुण होते हैं। इससे नेत्र ज्योति बढ़ती है और इसमें औषधीय गुण पाए जाते हैं।

अद्भुत गुणवाले लहसुन का प्रयोग बहुत ही सावधानी से किया जाना चाहिए। यह बहुत गर्म होता है अतः शरीर की प्रकृति का ख्याल रखकर ही इसका प्रयोग करना चाहिए। भोजन में भी कुछ लोग इसे ठीक से पचा नहीं पाते। इससे गला सूखता है, प्यास अधिक लगती है; त्वचा पर दाने उभर आते हैं और बेचैनी अनुभव होती है। इन प्रभावों को शान्त करने के लिए धनिये का शर्बत लेना चाहिए। लहसुन अल्प मात्रा में प्रतिदिन खाना चाहिए। इसकी तीखी गन्ध दबाने के लिए छोटी इलायची बहुत कारगर होती है।

चन्सूर या हलीम

इसका पौधा बहुत ही छोटा करीब एक फीट ऊँचा होता है। इसके छोटे-छोटे करीब एक सें.मी. के पत्ते होते हैं। ये पत्ते तीन-तीन एक साथ होते हैं। इसके फूल छोटे-छोटे एवं सफेद होते हैं और फल गोलाकार जिसमें एक ही दाना होता है जो भूरे रंग के होते हैं। ये बीज ही मसाले के काम आते हैं। इनका प्रयोग अनेक उपचारों में, खासकर रक्त-शोधन तथा महिलाओं के रोगों में प्रयोग होता है। यह बलवर्द्धक होता है।

इसके पत्तों की सलाद बनती है। भारत में इसे जानवरों, घोड़ों तथा ऊँटों को खिलाया जाता है। इसी के जैसा एक जंगली पौधा भी होता है। यह गढ़वाल (हिमालय) में होता है जिसकी सब्जी बनती है। यह रोग उपचारक बूटी होती है जिसे सलाद में डाला जा सकता है। इसकी तासीर गर्म होती है। इसके पत्ते कम गर्म और स्वाद में कड़ुवे होते हैं किन्तु बीज गर्म तासीरवाले होते हैं।

जायफल और जावित्री

इसका पेड़ 33 फीट से अधिक ऊँचा होता है। इसके पत्ते अंडाकार में तीन इंच लम्बे होते हैं। इसके पीले फूल शाखाओं में लगते हैं और सुगन्धित होते हैं। इनके फल गोलाकार दो इंच लम्बे होते हैं। ये पीले अंडाकार तथा चिकने होते हैं। फल पक जाने पर ऊपर का छिलका फट जाता है जिसमें हल्के भूरे रंग का कड़ा बीज निकलता है। फल पक जाने पर ऊपरी छिलका निकाल देने पर जावित्री निकलती है। इसे विश्व-भर में मसाले के रूप में प्रयोग किया जाता है।

आयुर्वेद के हिसाब से जायफल और जावित्री की तासीर गर्म होती है। खाने में यह स्वादयुक्त होता है। जावित्री कम गर्म तासीरवाली होती है जिसे खाया जा सकता है। ये दोनों ही वात् और कफ विकारों के इलाज के काम आती हैं।

जायफल अधिक मात्रा में नहीं लिया जाना चाहिए। यह स्नायुतन्त्र में नशा पैदा करता है। इससे विचार-प्रक्रिया कम होती है और स्नायुतन्त्र शान्त होता है। एक व्यक्ति को एक दिन में अधिक से अधिक चौथाई हिस्सा ही जायफल ही लेना चाहिए। अत्यधिक उत्तेजनावाले व्यक्ति के लिए यह लाभप्रद होता है। यह ढीली स्नायुओं को कसता है। इसे टट्टियाँ अधिक होने पर लिया जा सकता है तथा यह भोजन को पचाने में सहायता करता है। मासिक धर्म सम्बन्धी परेशानियों में जायफल का प्रयोग उपयोगी रहता है तथा कम-सम्भोग विषयक गड़बड़ियाँ भी ठीक की जा सकती हैं।

केसर

चमकते लाल तथा पीले रंगों के रेशे केसर के फूल से निकलते हैं। इसका पौधा एक फीट का होता है जिसकी लम्बी-पतली शाखाएँ होती हैं। बैंगनी रंग के मादा फूल में

तीन लाल डोरे-सी एक इंच लम्बी केसर-कली होती है। इनको बहुत ही सावधानी से निकाला जाता है। केसर की खेती में बहुत होशियारी से काम करना होता है। इसी कारण केसर बहुत महँगी पड़ती है। खाने या दवाई के रूप में भी केसर बहुत कम मात्रा में ली जाती है। प्रारम्भ में केसर दक्षिणी यूरोप से लाई गई थी। इसकी स्पेन, इटली, यूनान और फ्रांस में पैदावार की जाती है और विश्व के अनेक देशों को निर्यात की जाती है। भारत में इसकी खेती कश्मीर में होती है और यह फ्रांस एवं स्पेन से आयात की जाती है। इसे जब कम मात्रा में नियमित रूप से लिया जाता है तो केसर त्रिदोषों को सन्तुलित करती है। आयुर्वेदिक दृष्टि से इसकी तासीर गर्म होती है और एक दिन में चौथाई मि. ग्रा. से अधिक नहीं ली जानी चाहिए। यह रोगनाशक रसायन है। इसे महिला रोगों में प्रयोग में लाया जाता है।

तुलसी

मूलतः भारत का यह पौधा बहुत पवित्र माना जाता है और घरों में तुलसी की पूजा की जाती है। इसके चिकित्सा-गुणों के कारण महर्षियों ने तुलसी की बहुत अधिक देखभाल की व्यवस्था की थी और इसे हर घर तक पहुँचाया था।

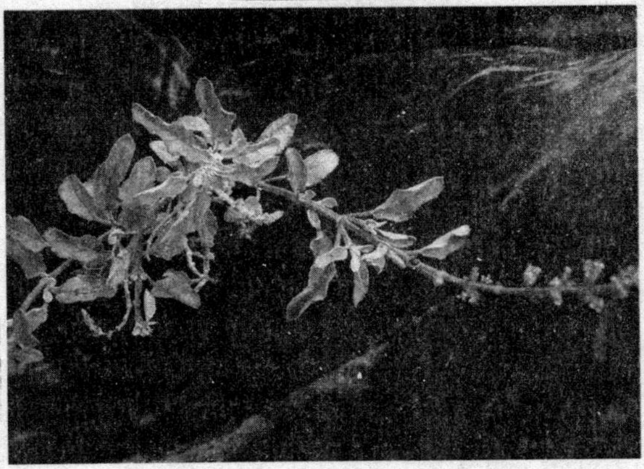

तुलसी का पौधा तीन फीट ऊँचा होता है। इसके पत्ते एक से दो इंच तक लम्बे होते हैं। इसके फूल नीले रंग के होते हैं जो मंजरी में गुँथे होते हैं जो चार-पाँच इंच लम्बी होती है। इसके बीज छोटे-छोटे तथा गोल होते हैं।

तुलसी के पत्ते स्फूर्तिदायक होते हैं। व्यक्ति को चाय या सलाद में तुलसी के पत्ते नियमित रूप से प्रयोग करने चाहिए। यह रसायन का काम करती है और शरीर की रोग-निरोधी प्रक्रिया को सबल बनाती है। आयुर्वेद के अनुसार इसकी तासीर गरम होती है; अतः इसे अधिक मात्रा में ग्रहण नहीं करना चाहिए। एक बार में तुलसी के चार-पाँच पत्ते ही खाने चाहिए। यूरोपीय तुलसी कम तेज होती है, अतः इसे दोगुनी मात्रा में लिया जा सकता है।

पुदीना

इस पौधे का अधिक वर्णन करने की आवश्यकता नहीं है क्योंकि इसके स्वाद का ज्ञान भाँति-भाँति की मिठाइयाँ, च्यूइंग गम आदि सभी के खानेवालों को पता होता है। इसका पौधा एक फीट ऊँचा होता है जिसके पत्ते लम्बोतरे गोलाई लिए होते हैं। इसके फूल छोटे-छोटे बैंगनी रंग के होते हैं। इसके नए पत्ते गहरे हरे रंग के होते हैं और इन्हीं को प्रयोग में लाया जाता है। पोदीने की कई किस्में होती हैं जिनमें से कुछ की गन्ध औरों से तेज होती है। आयुर्वेद के अनुसार पोदीना की तासीर गर्म होती है जो भूख बढ़ाता है। इसकी बड़ी स्वादिष्ट चटनी बनती है। (देखिए व्यंजन खंड)।

हींग

यह छह-सात फीट के पौधे की चिपकनी राल होती है। इसमें बहुत तेज गन्ध होती है। हिमालय के पहाड़ी क्षेत्र में यह पौधा पाया जाता है। तेजाबी नमक मिले होने से इसमें तेज गन्ध होती है। शुद्ध हींग मिलनी कठिन होती है क्योंकि मिलावटी हींग बहुतायत से बनती है। शुद्ध हींग दुर्लभ ही होती है क्योंकि गौंदवाले अनेक पदार्थों की इसमें मिलावट की जाती है जो प्रायः बाजार में बिकती है।

हींग की तासीर गर्म होती है जो वात् और कफ विकार दूर करती है और पित्त बढ़ाती है। गरिष्ठ सब्जियों में हींग का प्रयोग किया जाता है। वयोवृद्धता के रोगों में जो वात्-विकार जन्य (जैसे जोड़ों में दर्द, थकान और गठिया आदि) रोगों में इसके प्रयोग उपयोगी होते हैं। तेज गन्ध के कारण आधुनिक रसोईघरों में हींग मुश्किल से ही प्रयोग की जाती है।

मिर्च

यह मसाला पश्चिमी जगत की देन है जो अब भारत में जरूरत से ज्यादा ही प्रयोग की जाती है। मिर्च का पौधा तीन फीट ऊँचा होता है। इसके पत्ते आगे से नुकीले होते हैं। इसका फूल सफेद होता है। हरी मिर्च लम्बी होती है जिसमें बहुत से बीज होते हैं। इसकी कई किस्में होती हैं और छोटी-बड़ी, मोटी-पतली कई तरह की मिर्च होती है। हरी मिर्च ही सूखने पर लाल रंग की हो जाती है।

मिर्च की तासीर गरम होती है जो वात् तथा कफ विकारों को दूर करती है। अधिक मात्रा में खाने पर मिर्च से सीने में जलन होती है। यदि आप मिर्च खाने के अभ्यस्त नहीं हैं अथवा आपकी पित्तप्रधान प्रकृति है तो मिर्च नहीं खानी चाहिए। सभी व्यंजनों में मिर्च का उपयोग खानेवाले की पसन्द पर निर्भर करता है। बहुत से लोग समझते हैं कि तीखा और कडुवा स्वाद मिर्च के कारण होता है। अलग-अलग किस्म की मिर्चों का तीखापन अलग-अलग होता है, अतः सब्जी में मिर्च डालते समय सावधानी बरतनी चाहिए।

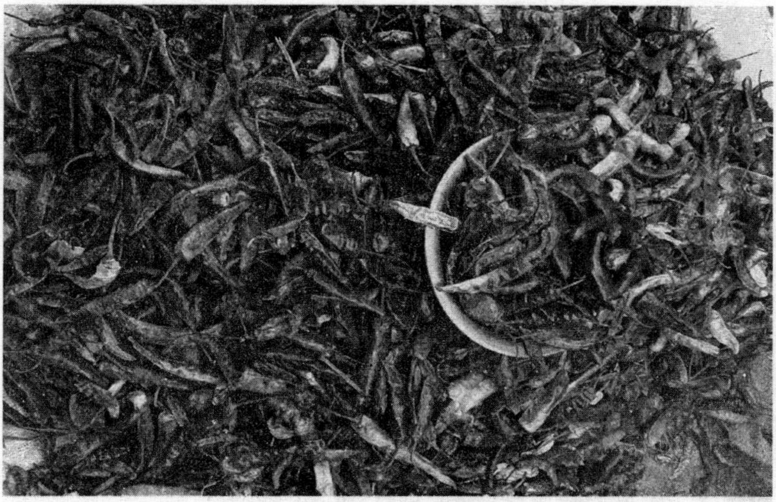

मसालों की सफाई और उनको सँभालकर रखना

मसालों को रखने से पहले उनकी ठीक से साफ-सफाई कर लेनी चाहिए। पैकेट बन्द मसाले आमतौर पर साफ होते हैं। फिर भी, उनको एक बार फिर साफ कर लेना चाहिए। साबुत मसालों को थाली में डालकर उँगलियों से उन्हें एक-एक करके मिट्टी-कंकड़ी आदि निकाल देनी चाहिए।

मसालों को रखने के लिए शीशे या प्लास्टिक के डिब्बों या शीशियों में रखना चाहिए जिनका ढक्कन कसकर बन्द किया जा सके। मसाले रखने से पहले उन्हें पूरी तरह सुखा लेना चाहिए। नमीवाले स्थानों में बर्तनों को धूप में या मशीन से सुखा लेना ठीक रहता है।

अनाज तथा आटा

अनाज और आटा–बुनियादी आयुर्वेदिक रसोई में आपको अनेक प्रकार का आटा जैसे–गेहूँ, चना, मक्का, ज्वार आदि का–रखने की आवश्यकता होती है। अनाज अच्छी किस्म का होना चाहिए। दालें और बीन्स की अनेक किस्मों का वर्णन आयुर्वेद में आता है। शाकाहारी लोगों के लिए ये चीज़ें प्रोटीन पाने का विशेष साधन हैं। नीचे कुछ वस्तुओं का विवरण दिया जा रहा है, जिन्हें आप अपने भोजन में सम्मिलित कर सकते हैं।

गेहूँ–साफ और सूखे गेहूँ से आटा पीसा या पिसवाया जा सकता है। साबुत गेहूँ

भी कुछ व्यंजनों में प्रयोग किए जाते हैं। विदेशों में भारतीय दुकानों पर गेहूँ के आटे को 'चपाती आटा' कहा जाता है।

गेहूँ की अनेक किस्में होती हैं जिनके गुण भी भिन्न होते हैं। छोटे दानों तथा गहरे रंग का गेहूँ अच्छा समझा जाता है। बड़े दानोंवाला गेहूँ छोटे दानों की अपेक्षा शरीर में कफ बढ़ाता है और खानेवाले का वजन बढ़ाता है।

मकई–अमेरिकावासी मकई को कॉर्न (Corn) कहते हैं। मैंने यहाँ ऐसे व्यंजनों का वर्णन किया है जिसमें मकई (मक्का) का आटा प्रयोग किया जाता है। मक्का के आटे को अधिक दिनों तक नहीं रखा जा सकता इसीलिए मक्के का आटा उसी मौसम में प्रयोग किया जाता है जब ताजा आटा मिलना सम्भव हो। यूरोप में मक्के का जो आटा स्टोरों पर मिलता है, वह खराब हो चुका होता है। इसलिए वहाँ मक्का का आटा खरीदते समय उसके पैकिंग की तारीख अवश्य देख लेनी चाहिए।

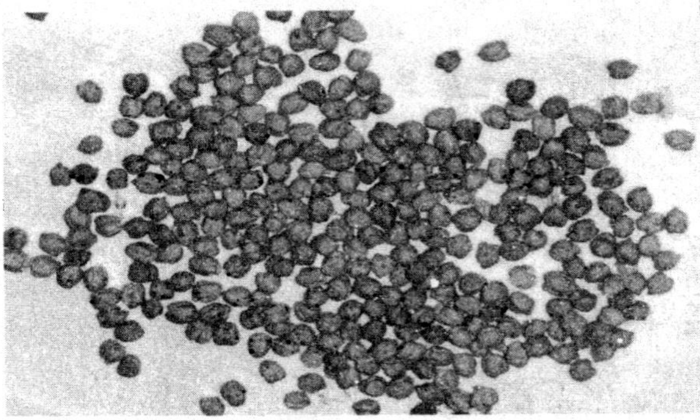

चना–आयुर्वेदिक भोजन के लिए हमें चना और उससे बने बेसन दोनों की आवश्यकता पड़ती है। भारतीय स्टोरों में बेसन सुगमता से मिल जाता है। चना दो प्रकार का होता है–सफेद रंग का बड़ा चना और काले रंग का छोटा चना।

बाजरा–बाजरे का आटा बलबर्द्धक होता है। इसके आटे का प्रयोग मैंने व्यंजन खंड में किया है।

मूँग–साबुत मूँग, मूँग की दाल (छिलका) और धुली दोनों रूप में प्रयोग की जा सकती है। दोनों ही स्वास्थ्यवर्द्धक हैं और आसानी से पचती हैं। इसे खाने की बहुत अधिक सिफारिश की जाती है।

उड़द की दाल–उड़द की दाल पचाने में बहुत भारी होती है। इसे पकाने में भी देर लगती है। इसीलिए उड़द की दाल बनाने की विधि मैंने लिखी है। साबुत उड़द मय-छिलके के बनाया जाता है।

घी और विविध प्रकार के तेल

पशुजन्य तथा वनस्पतिजन्य (वसा) घी दोनों का प्रयोग करना महत्त्वपूर्ण होता है।

आयुर्वेद में पशुजन्य वसा में मुख्य रूप से 'घी' को पसन्द किया जाता है जो मक्खन से बनाया जाता है। मक्खन में 85 प्रतिशत वसा और शेष प्रोटीन और पानी का अंश होता है। घी को फ्रिज के बिना भी लम्बे समय तक सुरक्षित रखा जा सकता है। घी बना-बनाया बाजार से खरीदा जा सकता है और बिना नमकवाले मक्खन से घर में ही बनाना सम्भव होता है। इसे बनाने की विधि आगे वर्णित की गई है।

अन्य वस्तुएँ

इमली–यदि आप दाल तथा बीन आदि खाते हैं तो अपनी रसोई में थोड़ी सीप की इमली अवश्य रखें। इमली पाचक होती है और इसे बीन के व्यंजनों में प्रयोग किया जाता है।

अमचूर–अचार के आमों से अमचूर और चटनी बनाई जाती है। इन आमों को छीलकर, काटकर सुखा लेने पर अमचूर बनता है। इसे खटास बढ़ाने के लिए प्रयोग किया जाता है। अमचूर को इमली की जगह प्रयोग किया जा सकता है। अमचूर मसाले के रूप में बाजार में बिकता है।

उपरोक्त चीज़ों के अलावा रसोईघर में सदैव ताजा दूध, अदरक, लहसुन, प्याज, नीबू, कुछ हरी मिर्च और कुछ ताजी सब्जियाँ भी रखें जिससे अकस्मात् आवश्यकता पड़ने पर बाजार की दौड़ लगानी न पड़े।

सामान : कुटने-पीसने की मशीन

आयुर्वेदिक भोजन बनाने के लिए कुछ प्रकार के खरल और कुटने-पीसने की मशीन भी रसोई में रखनी ठीक रहती है।

पोर्सलीन का खरल–वाटीक मसालों तथा बहुत थोड़ी मात्रा में पड़नेवाले मसालों को कूटने के लिए यह खरल अच्छा रहता है। उदाहरण के लिए, यदि आपको चाय के लिए आधी चम्मच भुना जीरा और तुलसी के पत्ते पीसने हों तो खरल की उपयोगिता बढ़ जाती है। पोर्सलीन का खरल नाजुक होता है, अतः उसकी छोटी सी मूसली से रगड़कर मसाले को पीसा जा सकता है– उसे कूटने की जरूरत नहीं होती।

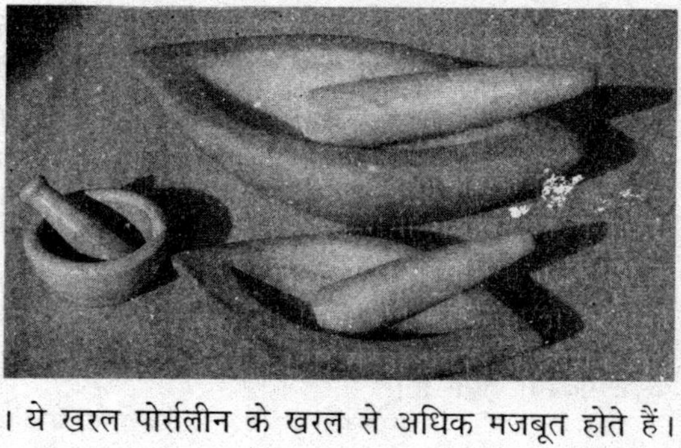

पत्थर के खरल–ये प्रायः संगमरमर अथवा अन्य प्रकार के पत्थर से बनते हैं। ये खरल पोर्सलीन के खरल से अधिक मजबूत होते हैं।

यदि आपको सख्त मसाले पीसने हों तो पहले पत्थर के खरल में कूट लें और पोर्सलीन के खरल में रगड़कर बारीक कर लें। बड़े पत्थर के खरल में मसाला आदि कूटने के लिए लकड़ी के मोटे सोटे का प्रयोग किया जाता है। इन्हें चटनी आदि बनाते समय विशेष प्रयोग किया जाता है। आधुनिक रसोईघर अथवा अपार्टमेंटों में ये चीज़ें अधिक शोर करनेवाली सिद्ध होती हैं अतः इनके स्थान पर अन्य मशीनों का प्रयोग बढ़ रहा है।

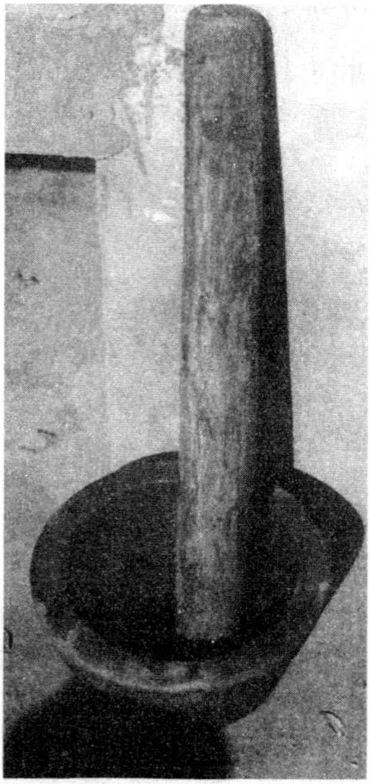

लोहे की खरल मूसली –इन्हें लोहे से ढालकर बनाया जाता है। बहुत बड़े स्थान पर छोटी खरल-मूसली अधिक कारगर रहती है। इलायची पीसते समय उनके छिलके उतार लेना ठीक रहता है।

सिलबट्टा–रसोईघर में अदरक, लहसुन, हरी मिर्च आदि रगड़कर पीसने के लिए सिलबट्टा कहीं अधिक उपयोगी रहता है। इसमें सिल और बट्टा दो भाग होते हैं और इनमें पीसने के भाग पर दाँते पड़े होते हैं।

कॉफी ग्राइंडर–अधिक मात्रा में मसाला पीसने के लिए, बिजली से चलनेवाला कॉफी ग्राइंडर अच्छा रहता है। इसे भारत में शुष्क ग्राइंडर कहते हैं। कई मसालों को मिलाकर पीसने के लिए यह बहुत काम की चीज़ होता है। इसकी मोटर अधिक गर्म नहीं होती क्योंकि मसाले थोड़ी मात्रा में ही पीसे जाते हैं। इसके कारण मसाले के स्वाद में भी कोई फर्क नहीं पड़ता।

हैंड मिक्सर–यह मशीन सूप बनाने या टमाटर तोड़ने के बखूबी काम आता है। इससे समय की भी बचत होती है और इसे चटनी बनाने या पानी मिलाकर मसाले पीसने के भी काम में लाया जा सकता है। यह अंकुरित गेहूँ के खाद्य पदार्थ बनाने के लिए ठीक रहता है। इसे बड़े उपकरण धोने के भी काम में ला सकते हैं।

पानीयुक्त ग्राइंडर–इसे पश्चिमी देशों में मांस का कीमा बनाने के भी काम में लाया जाता है। इसे चटनी या गीले मसाले पीसने के काम में भी लाया जाता है। इसे अन्य भोज्य पदार्थ बनाने के भी काम में लाया जा सकता है।

सब्जियों के चिप्स या छोटे टुकड़े करने का यन्त्र–यह उपकरण हाथ से बिजली से चलाया जानेवाला, दोनों तरह का होता है क्योंकि बहुत सी सब्जियों को छोटे-छोटे टुकड़े करके पकाया जाता है।

मसालों का मिश्रण

आयुर्वेदिक पाक कला में कुछ बुनियादी तैयारियाँ भी सीखनी होती हैं जैसे–घी बनाना, दही जमाना, ताजा पनीर बनाना और मसाले की तैयारी आदि।

पहला मिश्रण (वर्ग 'क')

धनिया	– 100 ग्राम
जीरा	– 50 ग्राम
बड़ी इलायची	– 50 ग्राम
काली मिर्च	– 25 ग्राम
लम्बी मिर्च	– 25 ग्राम
लौंग	– 50 ग्राम
दालचीनी	– 50 ग्राम
जायफल	– 25 ग्राम
जावित्री	– 10 ग्राम (दो चाय चम्मच)

मसालों के मिश्रण : कुछ मसालों को मिलाकर रख लेना भोजन बनाने में बहुत ही सुविधाजनक रहते हैं। इससे समय की बचत भी होती है और खाना पकाना सुविधापूर्ण होता है। लेकिन, सब मसालों को एक मसालेदानी के अलग-अलग डिबियों में रखना भी जरूरी होता है क्योंकि कुछ सब्जियों को छौंकने के लिए थोड़ी सी मात्रा की जरूरत होती है। भोजन बनाने के लिए कुछ मसालों को मैंने स्वयं अपना वर्गीकरण किया है।

नाप-तौल के बाद हर मसाले को अलग-अलग साफ कर लें। बड़ी इलायची के ऊपर के छिलके उतार दें। इसके लिए कुछ इकाइयाँ खरल में डाल लें और छोटी मूसली से हल्का कुचल दें। इससे छिलका ढीला हो जाएगा और इलायची को हाथ से आसानी से छीला जा सकेगा। छोटे खरल में डालकर जायफल को थोड़ा कूट लें। सब मसालों को एक थाली या ट्रे में भरकर आध घंटे तक धूप में रख दें अथवा कम गर्म ओवन में 15 मिनट तक सुखा लें। यदि अन्य सुविधाएँ न हों तो मसालों को कड़ाही में गर्म करके पूरी तरह सुखा लें और इसके बाद ही पीसें। मसाले पीसने के लिए कॉफी ग्राइंडर अलग रखें। ग्राइंडर को दो-तिहाई ही भरें और मसालों को बहुत अधिक बारीक न पीसें। पिसे मसाले बालू/रेत की तरह कुछ दरदरे ही रहें। मसालों को पीसकर छलनी में छान लें जिसके छेद बहुत बारीक न हों। छलनी में मसालों का जो मोटा भाग रह जाए, उसे पुनः पीस लें और छलनी में छान लें। छलनी में बचे मसालों को फेंक दें। पिसे हुए मसाले क़ो सूखे साफ डिब्बे या बर्तन में रख लें जिसका ढक्कन कसकर लगता हो। मसाले के बर्तन को ठंडी जगह में (फ्रिज में नहीं) रखें। उस मसाले से रोजाना के प्रयोग के लिए एक छोटी डिब्बी में मसाला अलग निकालकर रख लें।

दूसरा मिश्रण (वर्ग 'ख')

यह भारत में प्रयोग होनेवाला परम्परागत मिश्रण है जिसे बनाना बहुत आसान है। इन मसालों को पीसने की आवश्यकता नहीं होती। इसमें मसाले साबुत ही मिलाए जाते हैं। इसमें नीचे लिखे मसाले समान मात्रा में मिलाकर रखे जाते हैं।

धनिया, जीरा, सौंफ, मेथी, साबुत सरसों और कलौंजी इन सभी को समान मात्रा में (यथा 50 ग्राम) लें। हर एक मसाले को अलग-अलग साफ करें और फिर सबको मिला लें। इसे एक बड़े डिब्बे में रख लें। प्रत्येक बार प्रयोग के बाद इस डिब्बे को हिलाकर मसाले मिला लें जिससे प्रयोग के समय मसाले उपयुक्त अनुपात में पड़ें।

तीसरा मिश्रण (शरीर में शीतलता लाने के लिए) (वर्ग 'ग')

धनिया
सौंफ

ये दोनों चीज़ें बराबर मिला लें। आयुर्वेदिक प्रकृति में ये शीतल हैं इसलिए ये उन लोगों को देना चाहिए जिनका पित्त बढ़ा हुआ हो। 'क' वर्ग का मिश्रण गर्म होता है अतः पित्त प्रकृति के लोग उसके साथ 'ग' वर्ग का मिश्रण ले सकते हैं। दोनों मसालों को समान मात्रा में लेकर, साफ करके ग्राइंडर में पीस लें और ठंडी जगह में रखें।

चौथा मिश्रण (उपद्रवी वात् और कफ) (वर्ग 'घ')

यह मिश्रण उपर्युक्त मिश्रण के विपरीत प्रभाववाला है। यह विशेष रूप से सर्दियों के मौसम अथवा वात्-कफ के उपद्रववाले लोगों के लिए उपयोगी है।

सोंठ	— 50 ग्राम
अजवाइन	— 50 ग्राम
जीरा	— 50 ग्राम
काली मिर्च	— 25 ग्राम
लम्बी मिर्च	— 25 ग्राम
सौंफ	— 25 ग्राम
लौंग	— 10 ग्राम
सोयाबीज	— 15 ग्राम

इन सभी मसालों को सुखाकर पीस लें। सोंठ को धातु के खरल में कूटकर छोटे टुकड़े कर लें। इस मसाला मिश्रण को और तीखा बनाने के लिए एक चम्मच लाल मिर्च भी मिला लें। मेरी राय तो यह है कि लाल मिर्च को मसाले के मिश्रण में मिलाने के बजाय, सब्जी पकाने के दौरान ही मिलाएँ।

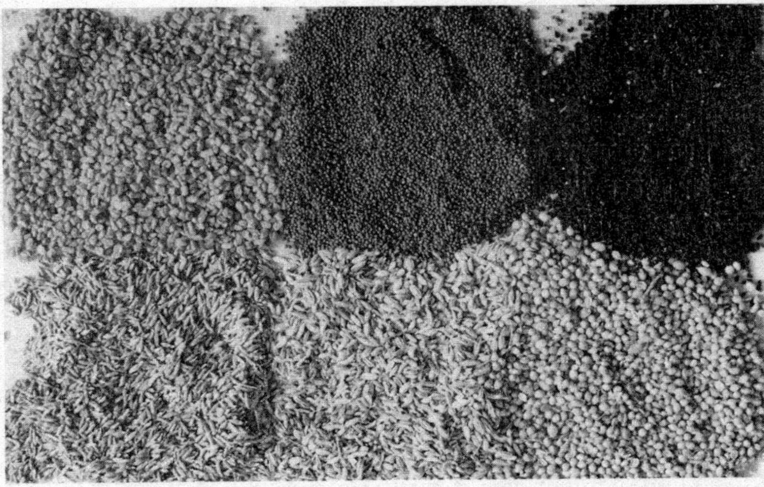

पाँचवाँ मिश्रण : (अचार बनाने या खाना बनाने हेतु) (वर्ग 'ङ')

यह मिश्रण आमतौर पर अचार बनाने के काम में लाया जाता है। मसाले का यह मिश्रण जल्दबाजी में सब्जी आदि बनाने के समय काम में लाया जा सकता है जिसमें अदरक आदि काटने का समय न हो। इस मिश्रण से व्यंजन स्वादिष्ट बन जाते हैं।

अजवाइन	– 50 ग्राम
सोंठ	– 50 ग्राम
धनिया	– 100 ग्राम
जीरा	– 50 ग्राम
काली मिर्च	– 25 ग्राम
लम्बी मिर्च	– 25 ग्राम
लौंग	– 10 ग्राम
दालचीनी	– 10 ग्राम
छोटी इलायची	– 10 ग्राम

अजवाइन को छोड़कर सब मसालों को एक साथ पीस लें। अजवाइन बाद में उसमें मिला लें। छोटी इलायची के छिलके उतार लें तथा सोंठ के छोटे टुकड़े कर लें। इसके बाद ही इन्हें बिजलीचालित ग्राइंडर में पीसें।

छठा मिश्रण : (मसाले और खट्टा मिश्रण) (वर्ग 'च')

इस मिश्रण का प्रयोग चटपटी सब्जी और फलों की सलाद के लिए किया जाता है। इस मिश्रण में पहाड़ी नमक मिलाया जाता है, अतः इसके प्रयोग के समय नमक न

मिलाएँ। इस मिश्रण में पाँचवें मिश्रण के मसालों के अलावा ये मसाले और मिला लें।

पहाड़ी नमक	— 50 ग्राम
अमचूर	— 50 ग्राम
सोये के बीज	— 25 ग्राम
पोदीना के सूखे पत्ते	— 50 ग्राम

इस मिश्रण को तैयार करने के लिए अजवाइन सहित सभी मसाले को एक साथ पीसें।

सातवाँ मिश्रण (जड़ी-बूटी मिश्रण) (वर्ग 'छ')

यह मिश्रण सूखी जड़ी-बूटियों से बनाया जाता है जिसमें अजवाइन, धनिया, पोदीना, तुलसी, सोया, मेथी आदि मसालों के पत्ते सुखाकर मिलाते हैं। यदि आपके घर के पीछे खाली जगह है तो इनके पौधे उगाकर पत्तों को मौसम में तोड़कर सुखा लें। अगर खुद उगाने की गुंजाइश न हो तो बाजार से खरीदकर, धोकर सुखा लें। इनको तेज धूप में न सुखाएँ। अन्दर गरम से कमरे में कपड़े पर फैलाकर सुखा लें। गर्मियों की ऋतु में ये पत्तियाँ जल्दी सूख जाती हैं। इन सबको समान मात्रा में लेकर सुखा लें। सूखने पर इन्हें हाथ से ही मसलकर बारीक कर लें और फिर बिजली के ग्राइंडर में पीस लें। पीसने पर इनकी मात्रा तो वही रहेगी, पर चूर्ण थोड़ा-सा लगेगा।

हरी पत्तियों के इस सूखे चूर्ण को सूपों के ऊपर डालकर उन्हें जायकेदार बना लें। एक प्याले सूप में चौथाई चम्मच पर्याप्त रहेगा।

दुग्ध पदार्थों से बने भोज्य पदार्थ

मक्खन से घी बनाना : भारतीय पंसारी स्टोरों में घी आमतौर पर विदेशों में बिकता है। कुछ देशों में घी जैसा ही पदार्थ बिकता है किन्तु उसमें घी अधिक समय तक रखने के लिए कुछ पदार्थ मिलाया जाता है। इस घी का प्रयोग न करना ही ठीक है। मक्खन से घी बनाना ब0हुत आसान है और आप एक बार में इतना घी बनाकर रख सकते हैं जो महीनों तक चल सके।

अच्छी किस्म का बिना नमक का मक्खन घी बनाने के लिए निम्न तरीके अपनाने चाहिए। एक बर्तन में डालकर उस मक्खन को धीमी आँच पर चढ़ा देना चाहिए। जब मक्खन पिघल जाए तो आग को और कम कर दें तथा उसे पन्द्रह मिनट तक पकने दें। उसे थोड़ी-थोड़ी देर बाद तब तक चलाते रहें जब तक उसका पानी न सूख जाए। मक्खन का प्रोटीन बर्तन के किनारों पर लग जाएगा। मक्खन को पिघली हालत में चलाते रहना जरूरी है, वरन् वह प्रोटीन कड़ाही की तली में जम जाएगा। जब साफ घी कड़ाही की ऊपरी सतह पर दिखने लगे तो समझें कि घी बन गया। घी में पानी जरा भी नहीं रहना चाहिए, वरना घी में फफूँदी लग सकती है। घी में पानी रह गया

या नहीं, इसके लिए कड़ाही पर ढक्कन रख दें। आधे मिनट बाद उठाने पर ही पता चल जाएगा कि उसमें नमी बची है या नहीं। घी तब तक तपाते रहें, जब तक ढक्कन पर नमी लगे। नमी समाप्त हो जाने पर कड़ाही को आग पर से उतार लें। यदि पानी सूखने पर आँच जलती रहे तो सारी वसा जल जाएगी और भूरे रंग का घी बन जाएगा।

घी बनाने की अन्तिम प्रक्रिया उस घी को पतले सूती कपड़े में डालकर छानने की है। छानने का काम तब करना चाहिए जब घी बहुत गर्म न हो। उस घी को कपड़े पर जमने देने से पहले ही दबाकर छान लेना चाहिए। छानने से पहले घी को जमने नहीं देना चाहिए। छने हुए घी को प्लास्टिक या काँच के जार में रख लेना चाहिए। ठंडा होने पर घी जमने लगता है। फ्रिज में रखने पर घी जमकर कड़ा हो जाता है। इस घी का रंग सफेद अथवा हल्का पीला होता है। घी का रंग दूध की गुणवत्ता पर निर्भर करता है।

दूध से दही जमाना–दूध से दही आसानी से जमाया जा सकता है। इसके लिए किसी विशेष सामान की आवश्यकता नहीं होती। कुनकुने दूध में दही या खट्टा मिलाकर रख देने से कुछ समय बाद दही जम जाता है।

इसके लिए ताजे दूध को उबाल लेना चाहिए। उस गर्म दूध को चीनी के बर्तन में डाल लें। इस गर्म दूध में आधा चम्मच ताजा दही मिला दें और चम्मच से ही थोड़ा हिला दें जिससे दही जमानेवाले जीवाणु सारे दूध में फैल जाएं। उस दूध पर ढक्कन रखकर छोटा सा कम्बल या पुराना स्वेटर डाल दें और सात-आठ घंटे तक उसे रखा रहने दें। सबसे अच्छा तो यह रहता है कि दही जमाने की प्रक्रिया रात को शुरू करें तो सवेरे तक दही जम जाता है। बैक्टीरिया अपना कार्य बखूबी कर सके इसके लिए दूध 37 डिग्री सैल्सियस (99 डिग्री फा.) तापमान का होना उपयोगी रहता है। बर्तन को गरम कपड़े से इसलिए ढका जाता है, जिससे कुछ समय तक उसका तापमान एक जैसा रहे। गर्मियों के दिनों में कमरे का तापमान स्वयं ही इतना होता है कि बैक्टीरिया पनप सके; अतः गर्मियों में दूध का दही जमाने के लिए गर्म कपड़े से ढकने की आवश्यकता नहीं होती। दूध जम जाने पर ताजे दही को खा लिया जाना चाहिए अथवा उसे फ्रिज में रख देना चाहिए। अगर दही जम जाने पर उसे कमरे के तापमान में ही अधिक समय तक रहने दिया तो बैक्टीरिया बढ़ जाने से दही खट्टा हो जाएगा।

ताजा दही पित्त और कफ बढ़ाता है और विकृत वात् को शान्त करता है। दही खाने से शरीर-शक्ति बढ़ती है। दही बहुत अधिक नहीं खाना चाहिए और रात को तो कतई नहीं खाना चाहिए। जिन लोगों को सूजन हो और शरीर में दर्द हो, उन्हें दही नहीं खाना चाहिए।

पश्चिम के बहुत से देशों में लोग मीठा दही खाना पसन्द करते हैं। दही को मीठा बनाने के लिए फलों का जैम मिलाते हैं और उसे गाढ़ा करने के लिए स्टॉर्च मिलाते

हैं। घर में जमाए दही में ताजे फल या शहद मिलाकर या घर में बने फलों के जैम को मिलाकर मीठा किया जा स्कता है।

क्रीमवाला दही–घर में जमाए दही से क्रीमवाला दही तैयार करना एकदम आसान होता है। ताजे जमे दही को मलमल के पतले कपड़े में बाँधकर लटका देना चाहिए। पन्द्रह मिनट तक लटकाने से दही से फालतू जल तत्त्व निकल जाएगा और आप मजे से गाढ़ा क्रीमवाला दही खा सकते हैं।

नोट : *कुछ लोगों का विश्वास होता है कि क्रीमयुक्त वस्तुएँ खाने से वजन बढ़ जाता है। वास्तव में अधिक परिमाण में भोजन करने से मोटापा बढ़ता है। यदि आप एक कप दही खाएँ या पानी छना क्रीमवाला दही कुछ कम मात्रा में खाएँ तो इससे आपके वजन में कोई अन्तर पड़नेवाला नहीं है।*

दही से पनीर बनाना–इसके लिए आपको मलमल के कपड़े में बाँधकर दही लटकाना होगा लेकिन दो-सवा दो घंटे तक। इससे दही का सारा पानी निकल जाएगा और उसका लौंदा सा बन जाएगा। उसमें भिन्न-भिन्न मसाले और बूटियाँ मिलाकर अलग-अलग व्यंजन तैयार किए जा सकते हैं जो व्यंजन भाग में दिए गए हैं।

दूध से पनीर बनाना–दूध से भी पनीर का निर्माण किया जाता है। इसके लिए उबलते दूध में कुछ खट्टा पदार्थ मिलाना होता है। पूरी मलाईवाला एक किलो दूध भगोने में गर्म करने को रख दें और जब दूध उबलने लगे तो उसमें दो चम्मच-भर नीबू

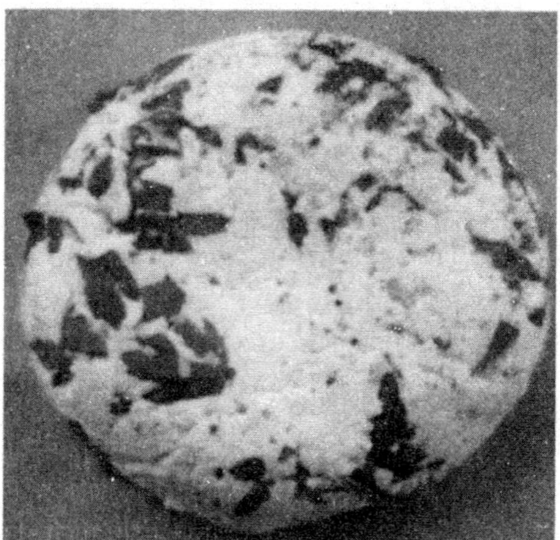

पनीर

का रस मिला दें। इससे दूध के फटके से हो जाएँगे और पानी अलग हो जाएगा। इस अवस्था में नीबू का थोड़ा रस और मिला दें। कुछ प्रतीक्षा करें। नीबू के रस सहित

उस दूध को ठहरने दें। इस फटे दूध का पानी और दूध के लिथड़े अलग-अलग दिखने लगेंगे। दूध के लिथड़ों और पानी को रखा रहने दें। अब आग बुझा दें। क्या व्यंजन बनाना है, इसके अनुसार मलमल के कपड़े में पनीर और फटे दूध का पानी अलग-अलग करना पड़ता है। इसके लिए सबको कपड़े में बाँधकर लटका दें, जिससे उसका पानी निकल जाए। पनीर के वर्गाकार टुकड़े बनाने के लिए लिथड़ों को सपाट पात्र में फैला दें, उस पर सपाट लकड़ी का पात्र रखकर उस पर वजन रख दें। इससे पनीर में से रहा-सहा पानी भी निकल जाएगा और अब ठोस पनीर को वर्गाकार टुकड़ों में काटा जा सकता है। थोड़ी देर में आपका पनीर तैयार है।*

बीजों का अंकुरण और बूटियों का उत्पादन

आयुर्वेद के अनुसार, आपके स्वास्थ्य हेतु अंकुरण खाने का सबसे लाभप्रद समय वही होता है, जब बीज से अंकुर फूटते हैं। अंकुरण के पहले चरण में बहुत छोटा अंकुर निकलता है। इस अवस्था के लिए किसी उपकरण के प्रयोग की जरूरत नहीं पड़ती। बीज को चौबीस घंटे तक पानी में रखना होता है। पानी गर्म हो तो उसे और भी कम समय तक रखना होता है। यदि आपकी रसोई का तापमान 18 डिग्री सेल्सियस हो तो बीज को अधिक समय तक पानी में रखना होता है। अंकुरण होते समय बीजों पर बराबर निगाह रखनी पड़ती है।

व्यंजन खंड में अंकुरित अन्न से अनेक भोज्य-पदार्थों की विधियाँ दी गई हैं। अंकुरित गेहूँ से बनी रोटी बहुत पौष्टिक और स्वास्थ्यवर्द्धक होती हैं। इससे थकान भी मिटती है। कुछ चीज़ों को तो आप घर में गमलों को रखकर अन्दर ही उगा सकते हैं जैसे तुलसी, पुदीना, धनिया, सोया आदि को गमलों में उगाकर ताजी पत्तियाँ प्रयोग कर सकते हैं। गमलों में ताजी मिट्टी और अच्छी खाद डालकर बीज डाल दें। प्रतिदिन इन पर ताजे पानी का हल्का छिड़काव कर दें। इन गमलों को खिड़की या खुली जगह में लगा दें। ताजे पौधों की पत्तियों के प्रयोग से आपके भोज्य पदार्थ की प्राण-शक्ति बढ़ेग़ी, स्वाद बढ़ेगा और भोज्य पदार्थ परोसते समय उनका सौन्दर्य बढ़ाया जा सकेगा।

मेथी और चन्सूर को सर्दियों में सलाद बनाने के काम में लाया जा सकता है। ये सर्दियों के पौधे हैं। ये बहुत तेजी से बढ़ते हैं। ये पौधे आयुर्वेदिक दृष्टि से गर्म और वात्-शामक होते हैं, अतः सर्दियों में इनका प्रयोग किया जाना चाहिए।

---

* सामान्यतः एक लीटर दूध का पनीर तैयार करने के लिए एक चम्मच नीबू का रस ही काफी होता है किन्तु अनेक देशों में पाश्चुरीकरण तथा दूध को गाढ़ा करने के कारण नीबू का अधिक रस मिलाना पड़ता है।

2

आयुर्वेदिक भोज्य पदार्थ (पाक-विधि)

खाए, पिए, चाटे या उदरस्थ किए भोजन से शरीर बनता है। स्वास्थ्यकर एवं अस्वास्थ्यकर भोजन का शरीर पर अच्छा या बुरा प्रभाव पड़ता है।

प्रसन्नता अनुभव करने के इच्छुक जनों को निर्धारित नियमों का पालन करना चाहिए और ज्ञात एवं अज्ञात अव्यवस्थाओं से बचने के उपाय करने चाहिए। समस्त प्राणी सहज रूप से प्रसन्नता प्राप्ति के इच्छुक होते हैं किन्तु उनके कार्यों के सुपरिणाम अथवा कुपरिणाम उनके ज्ञान और अज्ञान के आधार पर सामने आते हैं।

—चरक संहिता

सूत्र स्थान, 28; 5. 34-35

छठी सदी, ई.पू.

अध्याय-4

व्यंजन कैसे बनाएँ ?

आयुर्वेद की मान्यता है कि ठीक से बनाया हुआ तथा ठीक से पकाया हुआ गर्म खाना ही खाना चाहिए। भोजन के साथ सलाद, चटनी, रायता और मट्ठा सरीखी ठंडी चीज़ें लेनी चाहिए। गर्म तथा ठीक से पकाया भोजन शरीर के लिए सुपाच्य होता है और शरीर में वात्-सन्तुलन बनाए रखता है। इसी से आप पाएँगे कि नाश्ते सहित सभी व्यंजन सदैव ताजे पकाए हुए होने चाहिए। पहले से पकाकर रखे गए, कई घंटे पहले या एक दिन पहले पकाए हुए भोजन को 'बासा' कहते हैं और यह वातकारक होता है।

इसीलिए 'पाक-विधि' में मैंने इस बात की विशेष सावधानी रखी है कि व्यंजन बनाना सरल हो और शीघ्र बननेवाला हो। यहाँ मैंने अन्तर्राष्ट्रीय व्यंजनों की चर्चा की है जिनके लिए मैंने अनेक देशों से प्रेरणा प्राप्त की है। जब मैं आयुर्वेदिक व्यंजनों की चर्चा करती हूँ तो उसका अर्थ शरीर की त्रिदोष ऊर्जाओं में जड़ी-बूटियों और मसालों से विशेष गुणवत्ता में सन्तुलन स्थापित करना है। इस प्रकार किसी भी व्यंजन को आयुर्वेदिक व्यंजन में बदलना सम्भव होता है। आगे बताए व्यंजन आपको आयुर्वेदिक व्यंजनों में बदलने की प्रेरणा प्रदान करेंगे जिससे आप सुपाच्य, सुस्वादु और स्वास्थ्यकर भोजन सहज रूप से बना सकेंगे।

पश्चिमी देशों में अधिकांश खाद्य पदार्थ आंशिक रूप से पकाए हुए होते हैं और आपको पता भी नहीं होता कि जो कुछ खा रहे हैं, वह क्या है। अनेक अवसरों पर मेरा साबका ऐसे लोगों से पड़ा है, जो यह दावा करते हैं कि मैं नमक या मीठा नहीं खाता क्योंकि ये दोनों स्वास्थ्य के लिए ठीक नहीं होते। वे अपनी रसोइयों में दोनों वस्तुएँ रखते ही नहीं हैं। किन्तु उनको पता ही नहीं होता कि वे जो ब्रेड अथवा चीज़ रखते हैं, उनमें खासा नमक होता है और अधिकांश चॉकलेटों में पचास प्रतिशत से अधिक चीनी होती है और बहुत सी केकों और मट्ठे में पच्चीस प्रतिशत से अधिक चीनी रहती है। बहुत समय पहले मैंने अमेरिका के एक राष्ट्रीय स्वास्थ्य संस्थान में फलयुक्त दही लिया जिसमें चीनी नहीं मिली होती। जब मैंने उसे चखा तो पाया कि उसमें फल की अपेक्षा अधिक मिठास है। मैंने उसके पात्र को उठाकर पढ़ा तो उस पर लिखा था 'पूरी-मलाई युक्त दही जिसमें ब्लू बेरी जैम मिला था।' इसी प्रकार लोगों को खाद्य पदार्थों के विषय में भ्रम में डाला जाता है। लोगों को शायद ही यह पता चल

पाता है कि इस प्रकार वे कितना नमक या चीनी खा लेते हैं। परिरक्षण तथा रंगीन बनानेवाले रासायनिक पदार्थों का ज्ञान तो और भी कम लोगों को होता है। यही कारण है कि विदेशों में जो विद्यार्थी मेरी पाक-कला की कक्षाओं में आते हैं, या जब वे हमारे केन्द्रों में (भारत में) आते हैं तो हमारे व्यंजनों में प्रयुक्त नमक, चीनी, मसालों तथा अन्य चीज़ों का प्रयोग देखकर आश्चर्यचकित रह जाते हैं। जब हम अपने भोज्य पदार्थ तैयार करते हैं तो हमें यह तो पता होता है कि हम क्या खा रहे हैं और इस तरह अपने प्रयोग किए जानेवाले पदार्थों पर नियन्त्रण रख पाते हैं।

इसीलिए यह महत्त्वपूर्ण है कि हम घर का बना खाना खाएँ जिससे जीवन की गुणवत्ता बढ़े और खाना स्वास्थ्यवर्द्धक हो। इतनी ही महत्त्व की बात यह है कि विभिन्न भोज्य पदार्थों का हमारे शरीर पर क्या प्रभाव पड़ता है, जिससे हम उसमें बदलाव ला सकें। गर्म और सात्विक प्रकृति के जिस भोजन में उपयुक्त मात्रा में बलवर्द्धक मसाले एवं जड़ी-बूटियाँ डाली जाती हैं, वे छोटे-मोटे शरीर-कष्टों को दूर कर देती हैं और प्राण-शक्ति को बढ़ाती है।

अपनी भूमिका में, मैंने बताया है कि समस्त भारतीय भोज्य पदार्थ आयुर्वेदिक नहीं होते और प्रत्येक आयुर्वेदिक भोजन भारतीय ही हो, यह आवश्यक नहीं है। मैं कुछ उदाहरण दूँगी, जिससे आयुर्वेदिक पाक-कला की अवधारणा को ठीक से समझा जा सके। कुछ भारतीय घरों में और अधिकांशतः रेस्तराँओं में निरामिष अथवा सामिष पदार्थ बनाते समय प्याज, अदरक और लहसुन आदि का मसाला बनाया जाता है तो उसमें थोड़ा-सा दही मिला देते हैं। यह खाना बहुत सुस्वादु तो होता है किन्तु पचाने की दृष्टि से बहुत भारी होता है, अतएव आयुर्वेद इसके प्रयोग की सलाह नहीं देता। आयुर्वेदिक सिद्धान्तों के अनुसार यह बहुत खटासवाला होता है। दही को जब आँच पर चढ़ाते हैं तो उसकी खटास बहुत बढ़ जाती है। कुछ स्थानों में इस मसाले में क्रीम मिला दी जाती है। दूध और क्रीम टमाटर की खटास से विपरीत प्रभाववाले होते हैं, अतः इन्हें एक साथ नहीं लेना चाहिए। यूरोप में टमाटर के सूप में क्रीम डाली जाती है जो स्वादु तो बहुत होती है किन्तु स्वास्थ्यकर नहीं होती। अतः टमाटर के सूप में क्रीम न डालकर उसे मीठा करने या स्वादिष्ट बनाने के लिए और मसाले आदि डालना ठीक रहता है। इस सूप में आलू या मक्की के आटे का सत मिलाने की बात सोची जा सकती है।

लहसुन रसायन है अतः इसका प्रतिदिन अल्प मात्रा में सेवन किया जाना चाहिए। इसमें अनेक प्रकार के तेल होते हैं जो बहुत पकाने पर व्यर्थ चले जाते हैं। इसलिए इसे व्यंजन पक जाने पर अन्त में डालना चाहिए। अधिक भारतीय घरों या रेस्तराँओं में इसे प्याज और अदरक के साथ शुरू में ही डाल दिया जाता है जिससे इसके अधिकांश स्वास्थ्यकर गुण नष्ट हो जाते हैं।

कुछ व्यंजन बनाने की विशिष्ट विधियों के कारण भी मैंने बताए हैं जिनका व्यंजन बनाते समय प्रयोग किया जा सकता है। यदि आप पित्त-प्रकृति के व्यक्ति हैं और मेरे बताए व्यंजन से पेट में जलन पड़ती है तो उसमें से लहसुन को निकाल दें। आपको

कम गर्मीवाला मिश्रण (तीसरा) प्रयोग करना चाहिए। इसी प्रकार अधिक गर्मी के मौसम में भी आपको ऐसा ही करना चाहिए। गर्मियों में कड़ुए सलाद तथा सब्जियों का प्रयोग बढ़ा देना चाहिए। सर्दियों में आप सोया, मेथी, कलौंजी, केसर आदि का प्रयोग बढ़ा सकते हैं।

आगे के पृष्ठों में व्यंजन बनाने की जो विधियाँ दी गई हैं, वे इस बात के महत्त्वपूर्ण उदाहरण हैं कि स्वास्थ्यकर एवं सन्तुलित भोजन कैसे तैयार किया जाए। साथ ही आयुर्वेदिक पाक-कला की बुनियादी और परमावश्यक बातों को भी सीखा जा सकता है।

नाश्ते की सामग्री एवं पाक-विधि

आयुर्वेदिक परम्परा में नाश्ते में कुछ पेय पदार्थ लेना और दोपहर तथा सन्ध्याकालीन भोजन शीघ्र करने का ही प्रावधान था। सवेरे सोकर उठने पर कुनकुना पानी पीना चाहिए। रात में सोते हुए शक्ति के स्रोत बन्द रहते हैं। जागने पर वे स्रोत धीरे-धीरे खुलते हैं। इसलिए व्यक्ति को शरीर की स्वाभाविक लय के अनुसार कार्य करना चाहिए। अतः आयुर्वेदिक भोजन-संस्कारों में, उठने के साथ ही नाश्ता नहीं खाना चाहिए। पश्चिमी देशों में जागने के शीघ्र बाद ही नाश्ता खाया जाता है। इसके अतिरिक्त सूखे अन्न-पदार्थों को ठंडे दूध के साथ लेने पर वात्-विकार बढ़ता है। इसके अलावा सवेरे ठंडी चीज़ें खाने से शरीर की पाचन-प्रक्रिया बोझिल होती है क्योंकि उस समय शरीर के ऊर्जा स्रोत धीरे-धीरे खुल रहे होते हैं।

सवेरे गर्म पानी पीने के उपरान्त टहलने जाने अथवा योगासन आदि करना उपयुक्त रहता है। मंजन-कुल्ला करने, शौच आदि जाने तथा स्नान करने के उपरान्त उत्तर भारत में दूध या दही (मट्ठा) पीना ठीक रहता है और दक्षिण भारतीय नारियल-पानी लेते हैं। आधुनिक जीवन-यापन-शैली में यह सब नहीं हो पाता। जो कहीं अपनी ड्यूटी पर जाने के लिए घर से निकलते हैं, उन्हें हल्का नाश्ता लेना ही होता है क्योंकि कार्य-स्थल तक जाने में ही पर्याप्त समय लग जाता है। लेकिन आपको नाश्ता अपने काम की प्रकृति के अनुसार करना चाहिए। जिन लोगों का काम शारीरिक श्रमवाला हो, उनको हलवा सरीखा खासा नाश्ता कर लेना चाहिए। जिन लोगों का काम कम मेहनत का या बैठकर ही करनेवाला हो, उन्हें हल्का नाश्ता जैसे दही अथवा कुछ फल ही खा लेने चाहिए। जिन लोगों का वजन अधिक हो, उन्हें भी नाश्ते में फल ही लेने चाहिए। जो लोग दुबले-पतले और कमजोर शरीरवाले हों, उन्हें हलवा, सूखे मेवे और किशमिश, मुनक्का आदि लेने चाहिए। जिन लोगों की सेहत अच्छी हो, उन्हें आगे के पृष्ठों पर दिए गए नाश्ते को अदल-बदलकर लेना चाहिए। नाश्ते के सन्दर्भ में व्यक्ति को अपने शरीर की प्रकृति और मौसम का भी ध्यान रखना चाहिए। उदाहरणार्थ, यदि आप वात-विकारवाले व्यक्ति हैं, तो आपको गर्म प्रकृति का नाश्ता करना चाहिए। यदि आप कफ-प्रकृति के हैं तो आपको बेसन से बना नाश्ता करना चाहिए। जिनकी

पित्तप्रधान प्रकृति हो, उन्हें ठंडा दूध, मीठा पपीता या केला नाश्ते में लेना चाहिए। गाजर आदि खाना सदैव सन्तुलन लानेवाला होता है। जो लोग कब्ज और तज्जन्य सिरदर्द से परेशान हों उन्हें अंकुरित चने का नाश्ता करना चाहिए।

दलिये का नाश्ता

गेहूँ को मोटा-मोटा कूटकर और भून लेने पर दलिया बनाया जा सकता है। आयुर्वेदिक दृष्टि से गेहूँ को चौबीस घंटे तक पानी में भिगोये रखने पर जब वे अंकुरित होने की अवस्था में आ जाएँ तो गेहूँ को फैलाकर सुखा लेना चाहिए। पूरी तरह सूख जाने पर गेहूँ को कॉफी ग्राइंडर में कूट लेना चाहिए। कूटते समय यह सावधानी बरतनी चाहिए कि गेहूँ दानेदार रहे, एकदम आटा न बन जाए। ऐसे दलिये को बाद में प्रयोग करने के लिए रख लेना चाहिए।

विदेशों में भारतीय पंसारी की दुकान पर दलिया आसानी से मिल जाता है। तुर्की पंसारी की दुकान पर इसका नाम बुल्गार (Bulgar) होता है।

सामग्री (एक व्यक्ति के लिए)

दलिया	– तीन चम्मच
घी	– एक चम्मच
इलायची	– दो दाने
पानी	– डेढ़-दो कप
दूध	– एक कप
चीनी	– स्वाद के अनुसार
सूखे मेवे	– (बादाम, किशमिश, काजू आदि काटकर)

एक-दो चम्मच घी को हल्का गर्म करके उसमें दलिया डालकर उसे धीमी आँच पर भून लें। जब दलिया भूरे रंग का हो जाए तो उसमें पानी और इलायची के छिलके उतारकर दाने डाल दें। इस दलिया को तब तक पकाएँ जबतक वह गल न जाए। इसमें करीब दस मिनट का समय लगता है। दलिया पानी को सोख लेगा। उसमें दूध, चीनी और कटे मेवे मिला दें और दो-तीन मिनट और पकने दें। दलिया को गाढ़ा या पतला, जैसा चाहें उसके अनुसार, उसमें दूध एवं पानी रखें। अच्छा तो यही होता है कि दलिया को हल्का-सा पतला ही रखें।

दलिया स्वास्थ्यकर नाश्ता होता है। यह शक्ति देता है और लगता है कि कुछ खाया है। दलिया उन लोगों के लिए विशेष लाभकर है जो देर से दोपहर का भोजन करते हैं या जिनके दोपहर के भोजन का कोई निश्चित समय नहीं होता। यदि आप हल्का नाश्ता लेना चाहते हैं तो दलिया कम मात्रा में खाएँ।

कुछ सुझाव

1. यदि आप अपना वजन कम करना चाह रहे हैं, तो दलिया में घी, मेवे और चीनी का 'न' के बराबर प्रयोग करें।
2. दलिया में आप अपने मनचाहे मेवे प्रयोग कर सकते हैं। हाँ, यह ख्याल रखें कि उसमें कुछ खट्टी चीज़ें न डालें अन्यथा दूध फट सकता है।

सूजी का हलवा

सामग्री (एक व्यक्ति के लिए)

सूजी	– दो चम्मच
घी	– एक चम्मच
चीनी	– एक चम्मच–स्वाद के अनुरूप
इलायची	– दो दाने
पानी	– एक-डेढ़ कप
बादाम	– पाँच से दस दाने*
किशमिश	– एक चम्मच*

कड़ाही को आँच पर चढ़ा दें और उसमें घी डाल दें। घी पिघल जाए तो उसमें सूजी डाल दें। उसे भून लें और इलायची पीसकर मिला दें। धीमी आँच में उसे एक मिनट तक हिलाएँ। उसमें चीनी मिलाकर तथा एक कप पानी डालकर हिलाते रहें। उसी में फल-मेवे डाल दें और तब तक हिलाएँ, जब तक वह खदकने न लगे।

यह हलवा दलिया से हल्का होता है। अगर आप उसे और हल्का रखना चाहते हैं तो बादाम तथा किशमिश न मिलाएँ। यदि इसमें काजू, अखरोट, नारियल, खजूर आदि डालना चाहें तो वे आप डाल सकते हैं।

आप इसमें पानी की जगह दूध भी मिला सकते हैं जो छोटे बच्चों के लिए बढ़िया नाश्ता होता है।

बेसन का हलवा

हलवा का उद्देश्य एक तरह का गाढ़ा घोल बनाना ही है। आलू, गाजर और सूजी का हलवा बनाया जा सकता है। कुछ शब्दकोशों में इस शब्द का सही अर्थ नहीं दिया जाता। यह हलवा शक्तिवर्द्धक होता है जिसे बच्चों को खिलाने की सिफारिश दो कारणों से की जाती है। एक तो इसमें बहुत अधिक प्रोटीन होती है जो बच्चों को शारीरिक रूप से पुष्ट रखने के लिए आवश्यक होती है। दूसरे, बचपन में कफ प्रधान होता है और बेसन कफ से सम्बन्धित विकार को दूर करता है। बेसन शरीर को शक्ति देनेवाला होता है।

---

* इच्छा हो तो डालें।

सामग्री (एक व्यक्ति के लिए)

बेसन	— दो चम्मच
घी	— एक चम्मच
चीनी	— एक चम्मच (या स्वाद के अनुसार)
पानी	— एक कप
इलायची	— दो-तीन दाने
सूखे मेवे	— बारीक काटे हुए (ऐच्छिक)

गर्म कड़ाही में घी डालें। पिघल जाने पर बेसन और इलायची के दाने डालें और बेसन को हल्की आँच पर भूनते समय बराबर हिलाते रहें। उसमें पानी मिला दें और बेसन को लगातार चलाते रहें जिससे उसमें गाँठें न पड़ने पाएँ। इसमें सूखे मेवे मिला दें। अब हलवा खाने के लिए तैयार है।

आलू का हलवा

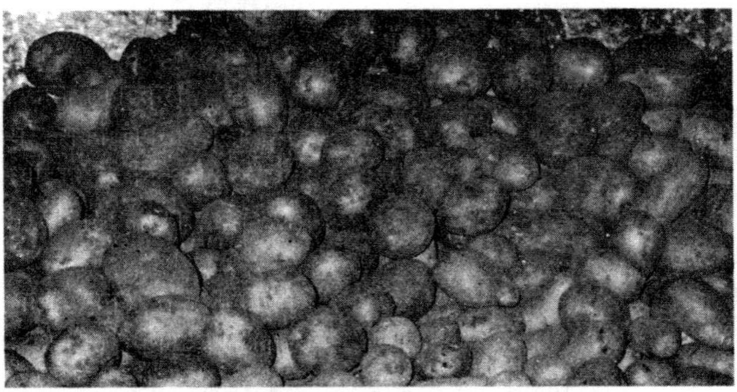

सामग्री (एक-दो व्यक्तियों के लिए)

आलू	— तीन (मझोले आकार के)
घी	— एक चम्मच
चीनी	— एक चम्मच (स्वाद के अनुसार)
इलायची	— दो नग

हलवा बनाने के लिए उबले आलू लें। आलू छिलके समेत उबले हों। उबले आलू दो-तीन दिनों तक फ्रिज में रखें। आलुओं का छिलका उतारकर उन्हें मसल लें या मिक्सर से मिला लें। पैन में घी गर्म कर लें और उसमें मसले आलू मिलाकर लगातार चलाते रहें। आँच मन्द रखें वरना आलू पैन में चिपक जाएगा। जब आलू हल्के लाल हो जाएँ तो उसमें चीनी और इलायची मिला दें। इसे दो मिनट तक चलाएँ। इसके बाद आलू का हलवा तैयार है।

अंकुरित गेहूँ तथा मैदा का हलवा

प्रथम खंड में अंकुरण की व्याख्या दी गई है। आयुर्वेद-परम्परा में सर्वोत्तम अंकुरण उसकी आरम्भिक अवस्था है। इसके लिए गेहूँ को प्रयोग से पहले 24 घंटों तक पानी में भिगो दें। गर्मियों में बारह घंटों तक भिगोना ही पर्याप्त है। इसके बाद गीले ग्राइंडर में गेहूँ कूट लें। अंकुरित गेहूँ का हलवा बनाने के लिए गेहूँ को बारीक न पीसें। मैदा का हलवा बनाने के लिए गेहूँ को बारीक पीसना चाहिए। इसके बाद छलनी में छान लें जिससे गेहूँ की भूसी निकल जाए। यह हलवा कमजोर या बीमारी से उठे लोगों के लिए उपयोगी होता है।

अंकुरित गेहूँ का हलवा उसी प्रकार बनाएँ जैसे पूर्ववर्णित गेहूँ का हलवा बनाते हैं।

सामग्री (एक व्यक्ति के लिए)

अंकुरित गेहूँ	–	(चार-पाँच चम्मच)
घी	–	एक चम्मच (इच्छा हो तो)
चीनी	–	एक चम्मच या स्वाद के अनुसार
इलायची	–	दो-तीन दाने
बादाम, गिरी	–	पाँच-सात दाने (काटकर)

अंकुरित गेहूँ को ग्राइंडर में पानी डालकर पीसें जिससे उसकी लपसी जैसी बन जाए। थोड़ा और पानी डालकर उसे और पतला कर लें। ग्राइंडर से निकालकर कुछ पानी और डालकर पतला बना लें। छलनी में डालकर उसमें से भूसी निकाल दें। इसे ही मैदा कहते हैं।

सामान्य रूप से इसे घी और इलायची डालकर पाँच मिनट तक पकाएँ। बाद में इसमें चीनी और काटे हुए बादाम मिला दें। पुनः दो-तीन मिनट तक और पकाएँ।

अगर यह हलवा किसी ऐसे व्यक्ति को खिलाना हो जिसकी पाचन-शक्ति कमजोर हो तो घी और बादाम न मिलाएँ।

दूध-गाजर की खीर

सामग्री (एक व्यक्ति के लिए)

गाजर	–	मझोले आकार की दो गाजरें
घी	–	एक चम्मच
दूध	–	एक कप
इलायची	–	दो-तीन दानें
चीनी	–	एक-दो चम्मच (स्वाद के अनुसार)
बादाम, किशमिश या अन्य मेवा	–	(इच्छा के अनुसार)

गाजरों को कद्दूकस पर कस लें और उन्हें कड़ाही में पहले से गरम घी में डाल दें। गाजर के कस को थोड़ा चला और मन्दी आँच पर कड़ाही चढ़ाकर ढक्कन से उसे

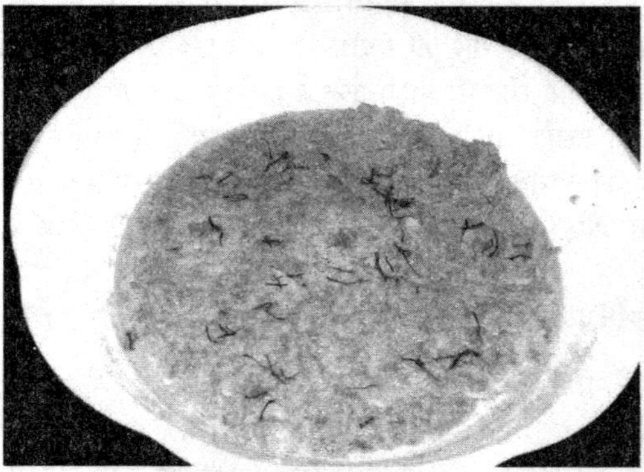

ढक दें। उन्हें थोड़ी देर पकाएँ जिससे गाजर का कस नरम हो जाए। कस को हिलाते रहें। अगर लगे कि वह तली में लग रहा है तो थोड़ा पानी डाल दें। गाजर पूरी तरह से पक जाए तो उसमें चीनी और इलायची दाने मिला दें तथा उसे एक मिनट तक और चलाएँ। इसके बाद उसमें दूध डाल दें और कुछ देर पकने दें। बाद में उसमें कुछ मेवे मिला दें और अपनी इच्छानुसार उसे गाढ़ा कर लें। यदि हलवा गाढ़ा रखना है तो उसे कुछ अधिक समय तक पकाएँ।

सुझाव : आप यह हलवा बिना दूध के भी बना सकते हैं। उस अवस्था में उसमें दूध न डालकर कतरे हुए बादाम और किशमिश अवश्य मिला दें। यह बहुत स्वास्थ्यकर नाश्ता है जो आपका रंग निखारेगा और दृष्टि भी तेज करेगा।

ताजे दही और फलों का नाश्ता

यह नाश्ता पित्त-प्रधान लोगों के लिए अधिक गुणकारी होता है। यदि आप वात्- प्रकृति के व्यक्ति हैं तो गरमागरम नाश्ता लें। कफ-प्रकृति के व्यक्ति के लिए दही अधिक लेना उचित नहीं होता।

इस नाश्ते के साथ चाय नहीं लेनी चाहिए। यह नाश्ता करने के आधा घंटा पहले चाय-काफी या गरम पेय लें।

दही और फलों के नाश्ते में दही घर का जमाया हुआ हो। इसमें केला, मीठा सेब, मीठे अंगूर आदि मिलाए जा सकते हैं। दही के साथ तरबूज न खाएँ। इस नाश्ते में पपीता को पहले खा लें। इसके स्वाद और दही के स्वाद में मेल नहीं बैठता।

सावधानी : जिन लोगों के जोड़ों में दर्द हो अथवा शरीर के किसी अंग में सूजन हो, उन्हें दही नहीं लेना चाहिए।

फलों का नाश्ता

फलों का नाश्ता उन लोगों के लिए बढ़िया होता है जो हल्का नाश्ता लेना चाहें या जो अपना वजन घटाने के इच्छुक हैं। इसके लिए नाश्ते में पपीता लेने की पुरजोर सिफारिश

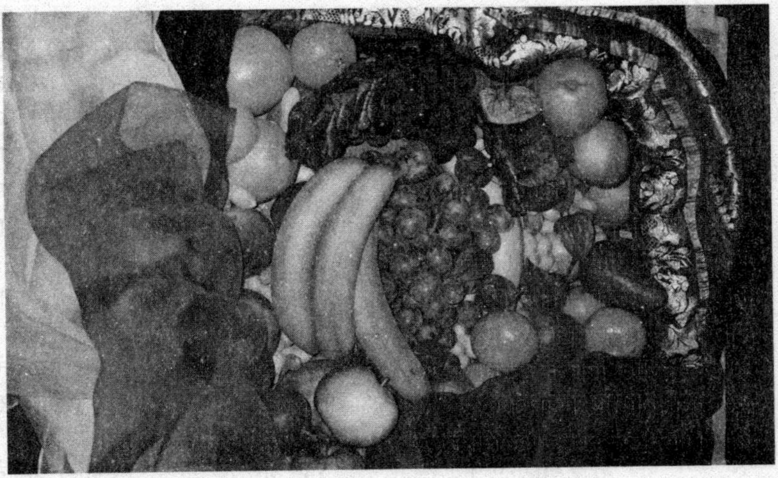

की जाती है। आप नाश्ते में कई प्रकार के फल ले सकते हैं लेकिन सवेरे खाली पेट खट्टे फल नहीं खाने चाहिए।

अंकुरित चनों का नाश्ता

यह नाश्ता उन लोगों को लेना चाहिए जिनको कब्ज रहता हो या कब्ज के कारण सिरदर्द रहता हो। आयुर्वेद के मतानुसार इस नाश्ते के लेने से व्यक्ति घोड़े के समान शक्तिशाली हो जाता है। वास्तव में काले या भूरे चने घोड़े को दाने में दिए जाते हैं। ये चने यूरोप में खास दुकानों से आसानी से मिल जाते हैं।

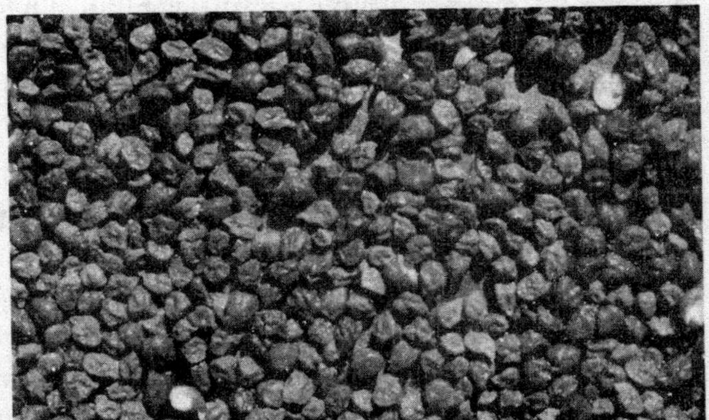

एक व्यक्ति के लिए एक दिन में तीन से पाँच चम्मच चने लेने चाहिए और उन्हें चौबीस घंटों तक पानी में भिगोकर रखना चाहिए। इससे चने नरम हो जाते हैं और इन्हें आसानी से चबाकर खाया जा सकता है।

अगर खाली चनों को खाना अच्छा न लगे तो इन भीगे चनों को थोड़ा घी डालकर

तल लें जिसमें थोड़ा जीरा पहले डाल लें और कुछ नमक मिला लें। ये चने खाने में स्वादिष्ट बन जाते हैं।

फल-संरक्षण विधियाँ

आयुर्वेद में मुरब्बों के रूप में फलों का संरक्षण करने की परम्परा है। चीनी की चाशनी में कुछ औषधियों, फलों और गाजर सरीखी सब्जियों के संरक्षण की व्यवस्था है।

गाजर और सेब का मुरब्बा

सामग्री

गाजर या सेब	–	500 ग्राम
चीनी	–	300 ग्राम
पानी	–	100 ग्राम
इलायची छिली-पिसी	–	10 दाने
पिसी सोंठ	–	एक चम्मच
पिसी काली मिर्च	–	चौथाई चम्मच

फलों को छीलकर काट लें। गाजरों को उँगली के आकार में काटें और सेब को गोलाकार काटें। एक कड़ाही में थोड़े पानी में इन फलों को डालकर धीमी आँच में उबाल लें। गाजर उबालने में दस मिनट लगते हैं जबकि सेब पाँच मिनट में उबल जाते हैं। उबले फल थोड़े सख्त ही रहने चाहिए। बाद में अलग से चीनी की चाशनी बनाएँ जिसमें 100 मि. लीटर पानी में मसाले डाल लें। इसे धीमी आँच पर चढ़ा दें। थोड़ी-थोड़ी देर बाद इसे चलाते रहें। इसे तब तक पकाएँ जब तक एक तार की चाशनी न बन जाए। इस चाशनी को मलमल के बारीक कपड़े से छान लें। इस छनी चाशनी को एक बार और उबालें दोबारा उबालते समय गाजर और सेब (कटे हुए) उसमें डालकर दो मिनट तक उबालें। इसे साफ जार में भर दें। फ्रिज में इस मुरब्बे को कई सप्ताह तक रखा जा सकता है।

सुझाव : इन फलों को क्रीम, घर के पनीर अथवा दही के साथ खाना चाहिए। इन्हें लस्सी के साथ भी परोसा जा सकता है जिसमें ऊपरी सतह पर ताजी क्रीम और कुछ मेवे डाल दिए जा सकते हैं।

फलों के जैम, जैली तथा मुरब्बे

फलों के संरक्षण की दृष्टि से जैम, जैली तथा मुरब्बे अच्छे साधन हैं। इन्हें नाश्ते में ही नहीं वरन् ब्रेड में लगाकर तथा दही में मिलाकर भी खाया जा सकता है। इन्हें अन्य चीज़ों के साथ, मट्ठे के साथ भी प्रयोग किया जा सकता है। हाँ, आयुर्वेद की दृष्टि से अधिक चीनी प्रयोग करना ठीक नहीं है। इसी प्रकार खट्टे फल खाना भी ठीक नहीं। उनके साथ मीठी वस्तुओं का प्रयोग सन्तुलन रखने के लिए करना उचित होता

है। फल की प्रकृति के अनुरूप ही उसे बनाने की विधि भी बदलती है। बीजवाली बैरी और अंगूर तथा अमरूद का प्रयोग करते समय तनिक उबाल लेना अच्छा रहता है। अन्य फलों का जैम या जैली बनाते समय उनको अच्छी तरह मसलकर लुगदी बना लेना चाहिए।

सामग्री

फल की लुगदी	–	500 ग्राम
चीनी	–	300 ग्राम
ताजी अदरक (कसी हुई)	–	दो चम्मच
पिसी हुई सोंठ	–	एक चम्मच
काली मिर्च	–	आधी चम्मच

फल की लुगदी चीनी में पकाएँ। आँच धीमी रहे और बीच-बीच में उसे हिलाते रहें। पन्द्रह मिनट बाद इसमें अदरक और काली मिर्च मिला दें। पकाने का कुल समय 45 मिनट तक होना चाहिए लेकिन आँच बहुत धीमी होनी चाहिए। इसे अधिक समय तक पकाना महत्त्वपूर्ण है। कम पकाने पर इसमें फफूँद लगने का डर रहता है।

मुरब्बा

खट्टे फलों के छिलकों का मुरब्बा या अचार बनाने के लिए, पेड़ पर ही बढ़े पके फल का प्रयोग करना चाहिए। फल जितना खट्टा होगा, उसका छिलका उतना ही कम कड़ुआ होगा। इन छिलकों को एक बार उबालकर वह पानी फेंक देना चाहिए। इसके बाद उन्हें तब तक पकाएँ, जब तक वे गल न जाएँ। उनको खूब कूट लें। इसके लिए ग्राइंडर का भी प्रयोग किया जा सकता है लेकिन अधिक कूटने की जरूरत नहीं। इस कूटे हुए गूदे को चीनी में पकाएँ। इसमें अदरक और काली मिर्च न मिलाएँ। इसके स्थान पर पाँच चम्मच नीबू का रस मिला लें। इसे धीमी आँच पर ढक्कन रखकर पकाएँ। इसे थोड़ी-थोड़ी देर बाद चलाते रहें। जो अचार-मुरब्बा बने उसे सूखे बर्तन में भरकर फ्रिज में सँभालकर रख दें।

सूप

भोजन लेने की शुरुआत धीरे-धीरे करनी चाहिए इसलिए सबसे पहले हल्की चीज़ लेनी चाहिए। सूप पीना सबसे उत्तम रहता है। पहले सलाद खाने की सिफारिश नहीं की जाती। हाँ, गर्मियों के मौसम में बहुत गर्मी में सलाद ले सकते हैं। पत्तेदार कच्ची सब्जियाँ पचाने में ताकत लगती है अतः दिन में खाने की शुरुआत हल्की, तरल तथा सहज पचनेवाली चीज़ों से करनी चाहिए। खूब हवा चल रही हो तो भी सूप पीना अच्छा रहता है क्योंकि यह गर्म, तरल और सहज पचनेवाला होता है। जिन लोगों को वात्-विकार है या नींद की खुमारी आने पर भी नींद गहरी न आती हो और पेट में

कब्ज हो तो रात्रि के भोजन से पहले सूप लें तो अच्छा रहता है। आयुर्वेदिक भोजन में सूप के अलावा दालें, बीन्स, हरी मटर तथा अन्य अनेक सब्जियाँ भी हैं जिन्हें तरीवाला बनाया जा सकता है। आयुर्वेद के अनुसार भोजन के एक घंटे बाद पानी पीना चाहिए। किन्तु यदि खाने में ही सब्जियाँ या दाल जैसी तरल चीज़ें हों तो पानी पीने की अधिक आवश्यकता ही नहीं होती।

दाल-पालक का सूप

पालक कुछ तीक्ष्ण होता है, इसलिए पालक के व्यंजन विशेष सामग्री डालकर बनाए जाते हैं ताकि रसों का सन्तुलन हो सके।

सामग्री (दो-तीन व्यक्तियों के लिए)

ताजा पालक	–	200 ग्राम
गाजर	–	मध्यम आकार की दो
मूँग की दाल धुली	–	100 ग्राम
पानी	–	500 मि.लि. (ढाई कप)
नीबू का ताजा रस	–	एक चम्मच
नमक	–	चौथाई चम्मच (या स्वाद के अनुसार)
पिसी काली मिर्च	–	एक चुटकी
दूसरी श्रेणी का मिश्रण	–	एक चम्मच
हल्दी	–	एक चम्मच
घी	–	एक चम्मच
तुलसी बारीक काटी हुई	–	एक चम्मच

कड़ाही में काटा हुआ पालक और गाजर, धोई हुई मूँग की दाल, अन्य सामग्री और डेढ़ कप पानी डालें। धीमी आँच पर चढ़ाकर आधा ढककर पकाएँ। बीच-बीच में थोड़ा चलाते रहें। मूँग की दाल पक जाने दें और बाद में थोड़ा पानी और डाल दें। उस पतली दाल को फिर उबालें। पानी की मात्रा रुचि के अनुसार रखें कि आप पतला सूप पीना चाहते हैं या गाढ़ा। पक जाने पर उसमें नमक, काली मिर्च और नीबू का रस मिला दें। यदि चाहें तो उसे मथ दें जिससे सबकुछ मिलकर एकरस हो जाए। परोसने से पहले उसमें घी मिला दें। घी की मात्रा अपनी भोजन की आवश्यकतानुसार घटा-बढ़ा सकते हैं। भोजन में अन्य खाद्य-पदार्थों की सुलभता पर भी दृष्टि रखें। सबसे ऊपर तुलसी के पत्तों को काटकर डाल दें।

सुझाव : जो लोग सूप में खटास पसन्द न करते हों, उन्हें उसमें नीबू का रस नहीं मिलाना चाहिए। नीबू का रस न डालने की अवस्था में घी के स्थान पर थोड़ी-सी ताजी क्रीम डाल लेनी चाहिए। हाँ, यह सुनिश्चित कर लें कि घी या क्रीम में से एक चीज़ जरूर रहे क्योंकि पालक तीक्ष्ण होता है। घी, क्रीम या दूध उसमें सन्तुलन लाता है।

गाजर भी इसी कारण से डालते हैं। खालिस पालक रखने से मुँह का स्वाद खराब होगा या पेट में मरोड़ लग जाने की सम्भावना रहती है।

मिश्रित सब्जियों का सूप

अपनी पसन्द की सब्जियों, जैसे—हरी मटर, गाजर, गाँठ गोभी, पालक, टमाटर, पत्ता गोभी आदि को मिलाकर इनका सूप बनाया जा सकता है। सभी सब्जियाँ थोड़ी-थोड़ी काटकर एक साथ उबालनी चाहिए। सब्जियों को बड़े-बड़े या छोटे टुकड़ों में काटा जा सकता है।

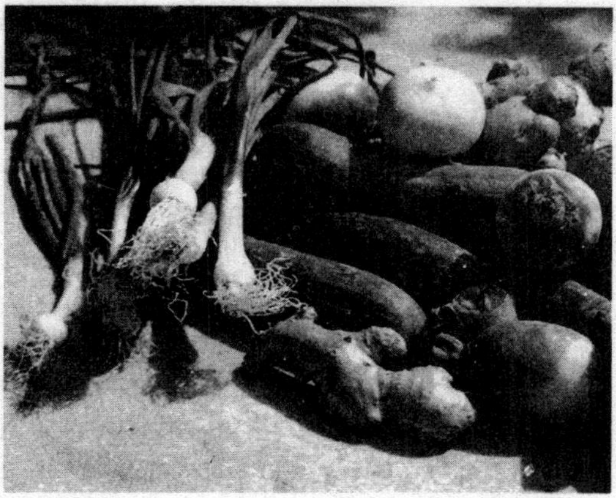

सामग्री (दो-तीन व्यक्तियों के लिए)

गाजर	— मध्यम आकार की एक
गाँठ गोभी	— 100 ग्राम
आलू	— मध्यम आकार का एक
हरी मटर	— तीन चम्मच
टमाटर	— मध्यम आकार के दो
पानी	— डेढ़ कप
नमक	— चौथाई चम्मच
पिसी काली मिर्च	— एक चुटकी
जायफल	— एक चौथाई (ताजा कसा हुआ)
तीसरा मिश्रण	— आधा चम्मच
जीरा	— आधी चम्मच
सातवाँ का मिश्रण	— आधा चम्मच

ताजा मसाले/बूटियाँ	— एक चम्मच
घी या मक्खन	— एक चम्मच

सारी सब्जियों को बारीक काट लीजिए और टमाटर को छोड़कर सबको बर्तन में चढ़ा दीजिए। धीमी आँच में इन्हें 15 मिनट तक पकने दीजिए। जब ये उबल जाएँ तो उनमें टमाटर, नमक और जायफल के अलावा सभी मसाले मिला दें और इन्हें ढककर 10-15 मिनट तक धीमी आँच पर फिर पकने दीजिए। जायफल अन्त में डालें। परोसने से पहले उसमें घी अथवा क्रीम डाल दें। ऊपर से ताजी जड़ी-बूटियाँ काटकर डाल दें।

सुझाव : मिश्रित सब्जियों का सूप अपनी मर्जी की अलग-अलग सब्जियों का हो सकता है। कुछ प्रकार की दालों को पकाने में न्यूनाधिक समय लग सकता है। कुछ सब्जियाँ सूप के काम नहीं आतीं। कई सब्जियों का सूप बनाते समय सब्जियों को बारीक नहीं काटना चाहिए बल्कि हाथ से रई चलाकर मिला देना चाहिए। हाँ, बारीक सब्जियाँ काटने से उन्हें पकाने में कम समय लगता है और उन्हें धीमी आँच पर पकाया जा सकता है।

धूली मसूर की दाल का सूप

सामग्री (तीन-चार व्यक्तियों के लिए)

मसूर की दाल धुली हुई	— चौथाई कप
गाजर	— मध्यम आकार की चार
टमाटर	— मध्यम आकार के पाँच
प्याज	— मध्यम आकार के दो
लहसुन	— चार से छह कली तक
पानी	— पाँच कप
पहला मिश्रण	— एक चम्मच
दूसरा वर्ग का मिश्रण	— आधा चम्मच
तीसरा वर्ग का मिश्रण	— आधा चम्मच
नमक	— 1/3 से 1/2 चम्मच
हल्दी	— एक चम्मच
मक्खन या घी	— दो चम्मच

दाल को धोकर पानी में दस मिनट तक भिगोकर रखें। दो लीटर का कुकर लें जिससे पानी समेत दाल उसमें आ सकें। पानी को कुकर में उबालें और उसमें दाल को भीगे पानी से निकालकर डाल दें। उसमें हल्दी डालकर उबलने रख दें। उसमें गाजर काटकर डाल दें और सबकुछ उबलने दें। आँच को कम कर दें और सभी चीजों को 15 मिनट तक पकने दें। इसके बाद छोटे-छोटे टुकड़े करके टमाटर और प्याज कसकर डाल दें। बाकी के मसाले और नमक भी डाल दें—केवल लहसुन न डालें। फिर सब

को धीमी आँच पर पकने दें जब तक उसमें उबाल न आए। अगर इस प्रक्रिया में पानी कम हो गया हो तो उसमें पानी डाल दें। खदक जाने पर लहसुन डाल दें। आपका सूप तैयार है और गैस बन्द करके आँच समाप्त कर दें। यह सूप परोसने से पहले उसमें मक्खन या घी भी डाल दें।

सुझाव : यह सूप पर्याप्त बलवर्द्धक होता है। इसमें अनेक रस होते हैं। गरम ब्रेड के साथ अच्छा भोजन तैयार है। भारत में ब्रेड के स्थान पर तन्दूरी रोटी तथा नान का प्रयोग होता है।

पनीर सूप

हर व्यक्ति के लिए पनीर बनाने के लिए डेढ़ कप के हिसाब से दूध लें। यहाँ चार व्यक्तियों के लिए पनीर सूप बनाने का सामान लिखा जा रहा है।

सामग्री

दूध से बनाया ताजा पनीर	— एक लीटर (पाँच कप)
नीबू का रस	— एक चम्मच
बारीक काटा प्याज	— मध्यम आकार के तीन प्याज
बारीक कटी अदरक	— दो चम्मच
टमाटर	— मध्यम आकार के पाँच-छह
नमक	— चौथाई चम्मच
पहला मिश्रण का मसाला	— एक चम्मच
अजवाइन	— एक चम्मच
जीरा	— एक चम्मच
कलौंजी	— आधा चम्मच
घी	— दो चम्मच
शीरा या मिश्री	— एक चम्मच
लहसुन	— चार तुरियाँ (इच्छा हो तो)
हरा धनिया	— (बारीक काटा हुआ) तीन चम्मच

सारा दूध एक बड़े बर्तन में डालें। इसमें नीबू का रस डालकर दूध फाड़कर पनीर बना लें। इसे ऐसा ही रख दें। दूसरे बर्तन में घी ले लें और मध्यम आँच पर गर्म कर लें। इसमें बारीक कटा प्याज और अदरक डालकर भून लें। जब ये पक जाएँ, तो अन्य मसाले डाल दें और एक मिनट तक चलाएँ, ऊपर ढक्कन रख दें। आँच कम कर दें और टमाटरों को धीरे-धीरे पकने दें। इसमें करीब दस मिनट लगेंगे। इन्हें चलाते रहें जिससे बर्तन की तली में ये न लगें। जब सॉस तैयार हो जाए तो सबकुछ पनीरवाले बर्तन में डाल दें। सारे सामान को धीरे-धीरे चलाएँ और मन्दी आँच पर दस मिनट के लिए पकने दें। अब उसमें चाशनी या मिश्री मिला दें। गैस का चूल्हा बन्द कर दें और

उसमें लहसुन डाल दें। यदि व्यंजन में कोई अन्य वस्तु लहसुनयुक्त हो तो इसमें लहसुन न डालें।

सुझाव : यह एक शक्तिवर्द्धक सूप है जो अपने आपमें पूरा भोजन सरीखा है। सूप की खटास के कारण कुछ लोग इसे पचाने में भारी समझें तो इसमें जीरा तथा अजवाइन मिला दें। यह ध्यान में रखें कि इसमें नीबू का रस भी मिला है और कइं टमाटर भी पड़े हैं। इनकी खटास कम करने के लिए मिश्री मिलाना ठीक रहेगा।

कद्दू का सूप

यह सूप बनाना सबसे आसान है। इसमें कद्दू का प्रयोग महत्त्वपूर्ण है। आयुर्वेद के अनुसार कद्दू पका होना चाहिए। कच्चा कद्दू ठंडा होता है और अधिक पका कद्दू गर्म होता है। कम पका या अधिक पका कद्दू हो तो उसमें गर्म या कम तेज मसाले प्रयोग करके सन्तुलन बैठा लें।

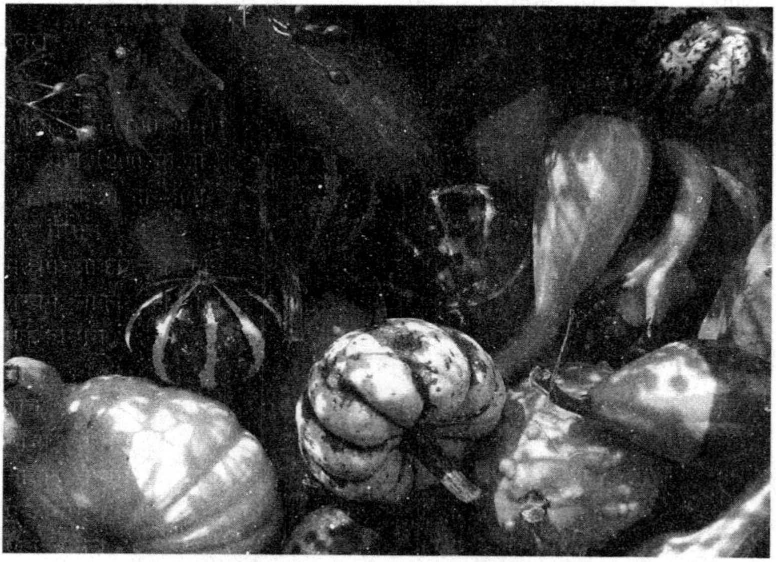

सामग्री (दो-तीन व्यक्तियों के लिए)

कद्दू	– 400 ग्राम
पानी	– एक कप
नमक	– चौथाई चम्मच

जीरा	—	आधी चम्मच
छोटी इलायची	—	चार
काली मिर्च	—	छह-सात दाने
सोया के बीज	—	चौथाई चम्मच
दूध	—	आधा कप
मक्खन	—	एक-दो चम्मच

कद्दू का छिलका उतारकर उसके छोटे-छोटे टुकड़े कर लें। पानी मिलाकर धीमी आँच पर उसे अच्छी तरह पकाएँ। इलायची का छिलका उतारकर खरल में डालकर सभी मसालों को कूटकर एकरस कर लें। कड़ाही में मसाले और नमक डालकर उसे आँच पर चढ़ा दें और सबको दो मिनट तक पकाएँ। इसके बाद दूध मिलाएँ और सबको मिलाकर चलाएँ तथा उबलने दें। थोड़ा ठंडा होने पर मथानी से मथ लें। सूप तैयार है। इसे परोसने से पहले हर व्यक्ति के प्याले में क्रीम डालते जाएँ जिससे सूप स्वादिष्ट हो जाए।

हरी सब्जियों का सूप

हर देश में अनेक प्रकार की हरी पत्तियोंवाली सब्जियाँ होती हैं। सुलभ हरी सब्जियों को मिलाकर उनका सूप बनाया जा सकता है। मूली, चुकन्दर और शलजम के पत्तों का सूप बनाया जा सकता है। सबसे अच्छा तो यही रहे कि हरी पत्तियोंवाली सब्जियों को मिलाकर सूप बनाया जाए। आयुर्वेदिक दृष्टि से बथुआ स्वास्थ्यकर सब्जी है। जो त्रिदोषों में सन्तुलन लानेवाला होता है। अगर यह आपके क्षेत्र में मिलता हो तो इसे मिश्रित सब्जियों का सूप बनाने के लिए प्रयोग किया जा सकता है और इसमें दूसरे मिश्रण के मसालों का प्रयोग करना ठीक रहेगा।

सामग्री (दो या तीन व्यक्तियों के लिए)

मिली-जुली हरी सब्जियाँ	—	200 ग्राम
आलू	—	मझोले आकार के दो
पानी	—	डेढ़ कप
तीसरे वर्ग के मसाले	—	एक चम्मच
पिसा जीरा	—	आधी चम्मच
पिसी काली मिर्च	—	एक चुटकी
जावित्री (पिसी हुई)	—	एक चुटकी
नमक	—	चौथाई चम्मच
मक्खन या घी	—	एक चम्मच

हरी सब्जियों को धोकर काट लें। आलुओं को छीलकर छोटे टुकड़े कर लें। सब चीज़ों को पानी मिलाकर धीमी आँच पर ढक्कन रखकर पकाएँ। सब्जियों और मौसम

के अनुसार इन्हें बीस मिनट तक पकाएँ जिससे ठीक से गल जाएँ। सब मसाले मिलाकर इन्हें पाँच मिनट तक और पकाएँ। मथानी से दबाकर सभी को मिला लें और घी या मक्खन डालकर सप्रेम परोस दें।

विशेष : आलुओं के स्थान पर आप मक्की का एक-दो चम्मच आटा या सूजी मिलाकर हरी सब्जियों को अच्छी तरह पका सकते हैं।

पालक का सूप

पालक का सूप बनाने के लिए भी यही प्रक्रिया अपनाई जा सकती है। हाँ, इसमें आलू जरूर प्रयोग करते हैं और अन्त में दूध अथवा क्रीम मिलानी होती है क्योंकि पालक का स्वाद तीखा होता है। अगर इस दृष्टि से सावधानी नहीं बरती गई तो सबकुछ बेस्वाद हो सकता है। इसका एक विकल्प यह है कि इसमें एक चम्मच सोयाबीन का आटा मिला दिया जाए।

सामग्री

पालक	— 200 ग्राम
पानी	— 300 ग्राम
'ग' मिश्रण मसाला	— एक चम्मच
जीरा (पिसा)	— आधा चम्मच
अजवाइन (पिसी)	— आधी चम्मच
नमक	— चौथाई चम्मच
पिसी काली मिर्च	— एक चुटकी
घी या मक्खन	— एक चम्मच
सोयाबीन का आटा	— डेढ़ चम्मच

पालक को धो लें और 200 ग्राम पानी में पन्द्रह मिनट तक धीमी आँच पर कुकर में उबालें। मसाले और नमक मिलाकर पाँच मिनट तक और उबालें। एक अन्य बर्तन में मक्खन और घी को गर्म करें जिसमें सोयाबीन का आटा धीमी आँच पर एक मिनट तक भूनें। उस आटे में थोड़ा-थोड़ा पानी मिलाकर उसे हिलाते रहें जिससे उसमें गाँठें न पड़ जाएँ। अब इसमें सारी मिश्रित सब्जियाँ मिला लें और उन्हें चलाते रहें। इसके लिए हाथ से सब चीज़ें मिलाने की छोटी मशीन काम में ला सकते हैं। यह सबकुछ मिलकर गाढ़ा हो जाए तो उसमें थोड़ा पानी मिलाकर कुछ देर पका लें।

लीक सूप

प्याज की प्रजाति की ही एक सब्जी होती है जो बहुत स्वादु होती है। आयुर्वेदिक दृष्टि से यह प्रकृति में ठंडी होती है इसलिए इसका आलू से बढ़िया मेल मिलता है। यूरोप में इसका बखूबी प्रयोग होता है। भारत में इसे व्यापारिक स्तर पर नहीं उगाया जाता है।

सामग्री (दो-तीन व्यक्तियों के लिए)

लीक	— दो नग
आलू	— मध्यम आकार के दो
पानी	— ढाई कप
नमक	— चौथाई चम्मच
पिसी काली मिर्च	— एक चुटकी
जायफल	— एक चौथाई (कूटकर)
जावित्री (पिसी हुई)	— एक चुटकी
तीसरे मिश्रण का मसाला	— आधी चम्मच
ताजी क्रीम	— दो चम्मच
'च' वर्ग के मसाले	— आधी चम्मच
तुलसी के पत्ते	— छह

लीक को धोकर छोटे टुकड़ों में काट लिया जाए। आलुओं को छीलकर धोकर छोटे टुकड़ों में काट लें। उबलते पानी में इन सबको डाल दें। आँच को मन्द करके बीस मिनट तक तब तक पकाएँ जब तक सबकुछ गल न जाए। थोड़ा ठंडा होने पर उस सबको मथ लें। अब सब मसाले और तुलसी के पत्ते मिला दें। सबको मिलाकर पाँच मिनट तक और पकाएँ। परोसने के पहले उसमें क्रीम मिला दें।

सुझाव : अगर आपके पास क्रीम न हो तो सब्जी को आधे पानी और आधे दूध में डालकर पकाएँ। पक जाने पर थोड़ा सा दूध ऊपर से डाल दें। क्रीम की जगह मक्खन भी डाला जा सकता है लेकिन उसका वह स्वाद नहीं होगा जो क्रीम के प्रयोग से होता है।

कुछ गुनगुनी प्रारम्भिक चीज़ें

आयुर्वेदिक-परम्परा में भोजन से पूर्व कुछ गर्म एवं सुपाच्य वस्तुएँ परोसनी चाहिए। खाने से पूर्व ठंडी चीज़ें खासकर सलाद खाने का सुझाव नहीं दिया जाता है। सूपों की चर्चा पहले की जा चुकी है। सूप के अलावा भोजन पूर्व कुछ स्वल्पाहारों की यहाँ चर्चा की जा रही है।

भूना हुआ पनीर

सामग्री (चार व्यक्तियों के लिए)

दूध	— एक लीटर
नीबू का रस	— एक चम्मच
जीरा	— आधी चम्मच
अजवाइन	— आधी चम्मच

पिसा काला नमक	– एक चुटकी
नमक	– एक चुटकी
घी या बटर	– एक चम्मच

एक लीटर दूध से पनीर बना लें। मलमल के कपड़े में बाँधकर पनीर को लटका दें, ताकि उसका सारा पानी निकल जाए। गर्म फ्राइंग पैन में जीरे को भून लें। इसमें मात्र 30 सैकंड लगते हैं। यह जीरा, अन्य मसाले और नमक पनीर में मिला दें। इस पनीर को कपड़े में बाँधकर उस पर वजन रख दें जिससे पनीर की थक्की बन जाए। उस पनीर के छोटे-छोटे टुकड़े कर लें। पैन में कुछ घी डालकर पनीर को भून लें। जब पनीर एक तरफ से हल्का भूरे रंग का हो जाए तो उसे दूसरी तरफ से भून लें।

पनीर के टुकड़ों का टमाटर के गोल कटे टुकड़ों तथा पत्ता-गोभी के लच्छों के साथ सप्रेम परोसें।

बादाम-किशमिशयुक्त ब्रेड

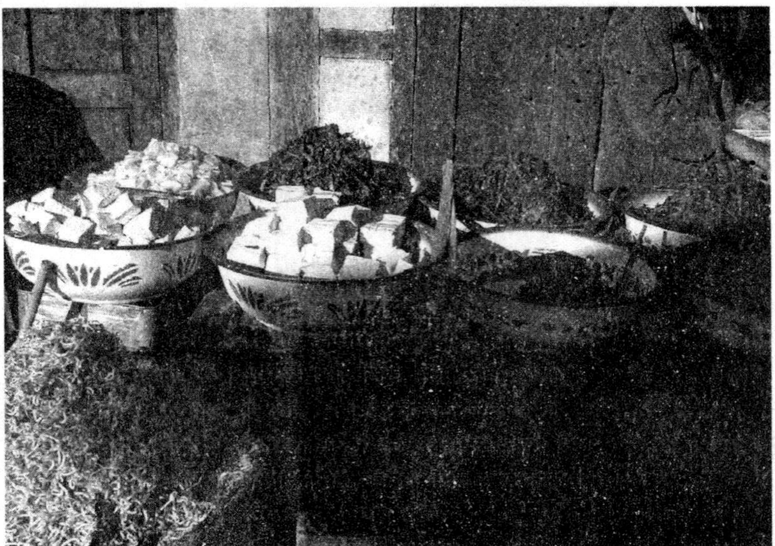

सामग्री (दो-तीन व्यक्तियों के लिए)

ब्रेड के दो पीस	–
मक्खन या घी	– एक चम्मच
मसाले का छठा मिश्रण	– आधी चम्मच

अजवाइन	—	एक चुटकी
नमक	—	एक चुटकी
बादाम	—	15 दाने
किशमिश	—	एक चम्मच

बादाम और किशमिश को छोटे खरल में कुचल लें किन्तु उसकी लुग्दी न बनाएँ। बादाम के टुकड़े बन जाएँ। घी और मक्खन को थोड़ा गर्म कर लें और उसमें मसाले का मिश्रण और अजवाइन डाल लें। यदि ब्रेड नमकीन नहीं है तो थोड़ा सा नमक भी डाल लें। पैन में ब्रेड को हल्का तल लें और उस पर मसाला लगा लें। इसके बाद किशमिश बादाम का पेस्ट फैला दें।

फूलगोभी का नाश्ता

सामग्री (दो-तीन व्यक्तियों के लिए)

गोभी का फूल	—	मध्यम आकार का एक
पैपरिका (लाल मीठी मिर्च	—	एक
खीरा (ककड़ी)	—	एक
चुकन्दर	—	एक
ताजी कूटी हुई अदरक	—	एक चम्मच
नीबू का रस	—	एक चम्मच
सोया के बीज	—	आधा चम्मच
मसाले का तीसरा मिश्रण	—	एक चम्मच
नमक	—	तिहाई चम्मच
काली मिर्च	—	आधा चम्मच
खांडसारी	—	आधी चम्मच
घी या पकाने का तेल	—	एक चम्मच

फूलगोभी को छोटे-छोटे टुकड़ों में काट लें। ऐसा बर्तन लें, जिसे भली प्रकार ढका जा सके। कुछ पानी उसमें डालें। उसी में फूलगोभी के टुकड़े डाल दें। ढक्कन बन्द करके दो मिनट तक हिलाएँ। उसे पकाने का समय मौसम तथा सब्जी पर आधारित होगा। सब्जी को अधपकी कर लें। अगर उसमें अब भी पानी अधिक हो तो ढक्कन हटा दें जिससे उसका पानी भाप बनकर उड़ जाए।

बाद में उसमें नमक, काली मिर्च, चीनी और नीबू के रस मिला लें और अन्य सामान में डालकर सबको एकरस कर लें।

खीरा-ककड़ी तथा उबले चुकन्दर आदि के छोटे टुकड़े कर लें। नीबू रसयुक्त आधा मसाला उसमें मिला लें और कटी हुई सब्जियों में डाल दें।

घी या पकाने के तेल की पैन में डाल उसमें अदरक मिला दें। भाप लगाए फूलगोभी को उसमें डालकर खूब मिला दें। बाद में उसमें सोया के बीज और तीसरे

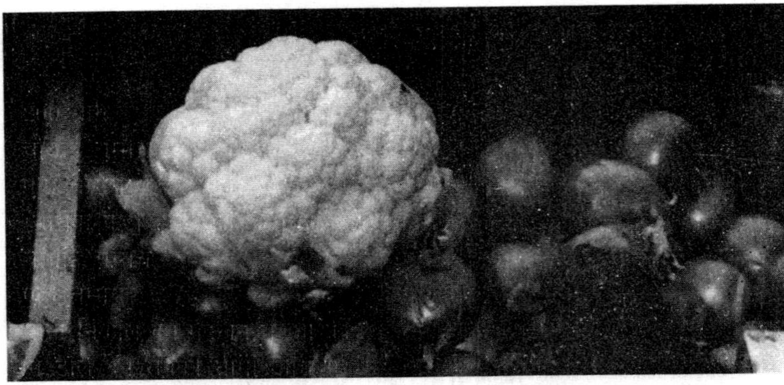

मिश्रण के मसाले डालकर पकाएँ। पकाते समय उन सबको चलाते जाएँ—इसके लिए तीन-चार मिनट का समय पर्याप्त है। नीबू के रस में पड़े मसाले का आधा भाग अब उसमें डालकर हिलाएँ।

परोसते समय इन रंगीन सब्जियों का गोल घेरा बना लें और फूलगोभी का खाद्य पदार्थ बीच में रखकर परोसें तो सबकुछ अच्छा दिखेगा।

पास्ता

अनेक प्रकार के अनाजों से अनेक आकार-प्रकार के पास्ता संसार-भर में बनाए जाते हैं। इटली के पास्ता विशेष रूप से अच्छे होते हैं। इटली में ये प्रायः गेहूँ के आटे से बनाए जाते हैं। एशियाई देशों में चावलों तथा सब्जियों एवं मसालों के पास्ता बनाए जाते हैं जो अत्यन्त स्वादिष्ट भी होते हैं। पास्ता शीघ्रता से तैयार किया जा सकता है और इसके कारण ब्रेड (पावरोटी) की आवश्यकता नहीं होती जो आयुर्वेदिक दृष्टि से बासी भोजन होता है।

आटे से बना पास्ता सबसे अच्छा रहता है। उसमें मनवांछित रंग डालकर उसे पसन्दीदा बनाया जा सकता है। बाजार से पास्ता खरीदते समय ठीक से पढ़ लें कि उसे किन-किन पदार्थों से बनाया गया है।

पास्ता से आप क्या व्यंजन बनाना चाहेंगे, यह इस बात पर निर्भर करेगा कि आपके पास और क्या-क्या खाद्य-सामग्री है। अगर आपके पास सब्जियों का सूप हो या सलाद हो और आप कुछ ठोस भोजन लेना चाहें तो आप सीधे-सादे व्यंजन बना सकते हैं। यदि बढ़िया भोज्य पदार्थ बनाने हों तो पनीर या चीज़ आदि का उपयोग कर पेट भरने का प्रबन्ध कर लेना भी सम्भव होता है।

जीरा पास्ता

सामग्री (दो-तीन व्यक्तियों के लिए)

पास्ता	—	200 ग्राम
नमक	—	चौथाई चम्मच
जीरा	—	एक चम्मच
हरी प्याज़	—	(बारीक कटी हुई) एक चम्मच
सौंफ	—	चौथाई चम्मच
मक्खन या घी	—	एक चम्मच

पास्ता को नमक डालकर पकाएँ और फालतू पानी निकाल दें। मक्खन या घी को फ्राई पैन में डालकर मसाले और जड़ी-बूटियाँ उसमें डाल दें। सबको धीमी आँच पर डालकर हिलाएँ और उसमें पका हुआ पास्ता डाल दें। फिर सबको को मिला लें।

लहसुन-प्याज का पास्ता

उपर्युक्त व्यंजन से कुछ हटकर बनाना चाहें तो प्याज को बारीक काटकर तल लें। इसमें ऊपर वर्णित मसाले मिला लें लेकिन इसमें चाइव (हरी प्याज़) न डालें। आखिर में लहसुन की तीन-चार कलियाँ उसमें डाल दें।

चौलाई के साथ पास्ता

चौलाई बहुत अच्छी हरी सब्जी होती है जिसका कसैला स्वाद होता है। आधुनिक व्यंजनों में यह रस बहुत कम मिलता है। इस रस के कारण यह ठंडी तासीरवाला होता है। पास्ता की भी तासीर ठंडी होती है इसलिए इसे सन्तुलित करने के लिए गर्म तासीरवाले मसाले इसमें मिला लेने चाहिए।

सामग्री (दो-तीन व्यक्तियों के लिए) :

पास्ता	—	200 ग्राम (आधा पौंड)
नमक	—	चौथाई चम्मच
चौलाई	—	100 ग्राम
सोया बीज	—	चौथाई चम्मच
छठे प्रकार का मसाला मिश्रण	—	आधा चम्मच
इलायची	—	चार दाने
मक्खन या घी	—	एक चम्मच

थोड़ा सा नमक मिलाकर पास्ता उबाल लें और फालतू पानी फेंक दें।

चौलाई को धो तथा काटकर घी डालकर एवं नमक-मसाले मिलाकर तल लें। इस समय उसमें इलायची न मिलाएँ। चौलाई करीब पाँच मिनट में पक जाती है। अगर चौलाई पक गई हो तो उसे पकाने में अधिक समय लगता है। इलायची को पीसकर

उसे पास्ता के साथ चौलाई में मिला लें। सबको मिलाकर करीब एक मिनट तक हिलाकर रखें। अच्छी सब्जी बन जाएगी।

पालकवाला पास्ता

नीचे पालक के साथ पास्ता मिलाकर विभिन्न व्यंजनों को तैयार करने की विधियाँ दी जाती हैं :

(क) ऊपर वर्णित चौलाईवाली व्यंजन-विधि में चौलाई के स्थान पर पालक प्रयोग करें और तीसरे मिश्रण के मसाले चौथाई चम्मच डालें। आखिर में एक चम्मच ताजी क्रीम भी डाल लें। पालक का कषाय स्वाद होता है, अतः उसे सन्तुलित करने के लिए क्रीम डाली जाती है। यदि आप क्रीम नहीं डालना चाहें तो उसमें थोड़ा सा पनीर डाल लें।

(ख) एक प्याज घी में भून लें, उसमें दो टमाटर, नमक और पहले मिश्रण के मसाले मिला लें। सभी सब्जियों को मिलाकर सॉस बना लें। इसमें पकाया तथा पिसा हुआ पालक मिला लें। इन सबको अच्छी तरह पकाकर बिना पके पास्ता पर डाल लें। अलग से पैन में एक चम्मच जीरा डालकर आधा मिनट तक हिलाकर भूनें। भुने जीरे को पीसकर सबके ऊपर डाल दें जिससे व्यंजन का स्वाद बढ़ जाएगा।

(ग) इस व्यंजन में पनीर के चौकोर टुकड़े डालकर हल्के घी में भून लें। पनीर के ये टुकड़े उक्त व्यंजन में अन्त में डालकर प्रयोग करें।

तुलसी दल का पास्ता

सामग्री (दो-तीन व्यक्तियों के लिए)

पास्ता	— 200 ग्राम (आधा पौंड)
टमाटर	— मध्यम आकार के चार
प्याज	— मध्यम आकार के दो
चौलाई	— 100 ग्राम
पैपरिका (लाल मीठी मिर्च)	— एक
तीसरा मसाला मिश्रण (पिसी)	— एक चम्मच
अजवाइन	— एक चम्मच
घी या मक्खन	— दो चम्मच
तुलसी के पत्ते (ताजे)	— 20 पत्ते
तिल साबुत	— एक चम्मच
हरी मिर्च	— आधी (या चुटकी-भर लाल मिर्च)
नमक	— स्वाद के अनुसार

नमक डालकर पास्ता पकाएँ। फालतू पानी गिरा दें।

प्याज को लम्बा काट लें और एक चम्मच घी अथवा मक्खन में भून लें। टमाटर और पैपरिका को काट लें। इन्हें धीमी आँच पर पाँच-सात मिनट तक हिलाकर पकाएँ। इसमें पिसा धनिया-सौंफ मिला लें, नमक, अजवाइन, काली मिर्च, लाल मिर्च मिला लें। इसे दस मिनट तक पकाएँ। सबसे आखिर में लहसुन डालकर कड़ाही को आँच से उतार लें। लहसुन डालने के बाद उसे न पकाएँ।

फ्राईपैन में आधा चम्मच घी डालें। उसी में पास्ता भी डाल लें। पास्ता पकने तक उसे चलाते रहें।

गरम पास्ता को प्यालियों में डाल लें। सब्जी का बर्तन बीच में रखें और पास्ता की प्यालियाँ चारों ओर सजाकर खाने की मेज पर परोसें। तुलसी के पत्तों को बारीक-बारीक काटकर प्लेट में ऊपर से बुरक लें। व्यंजन, बस तैयार है।

सब्जी और पोदीना का पास्ता

सामग्री (दो व्यक्तियों के लिए)

पास्ता	— 200 ग्राम
प्याज	— दो (मध्यम आकार के)
तोरई	— एक कटी हुई
टमाटर	— मध्यम आकार के चार, कटे हुए
अदरक	— बारीक कटी (एक चम्मच)
लहसुन	— दो तुरियाँ (बारीक कटी)
सोया, अजवाइन, जीरा	— आधी-आधी चम्मच
काली मिर्च	— एक चुटकी
जैतून या तिल का तेल	— दो चम्मच
पोदीना के ताजे पत्ते	— दस-पन्द्रह
मसाले का मिश्रण जिसमें	
इलायची	— चार
लौंग	— तीन
जावित्री	— तीन
सूखी तुलसी	— 1/2 चम्मच

(इलायची दाने निकालकर चारों को पीस लें)

थोड़ा नमक डालकर पास्ता पकाएँ और फालतू पानी को बाद में निकाल दें।

तेल को फ्राईपैन में डालें। उसी में प्याज तथा अदरक काटकर डाल दें। सभी मसालों को मिलाकर उसमें डाल दें। जब ये पक जाएँ तो उसी में नमक, अजवाइन, सोया और जीरा मिला दें। सबको हिलाएँ और एक मिनट तक पकाएँ। अब उसमें टमाटर डालकर चला दें। सब्जियाँ ऊपर से डाल ढककर पकाएँ। बीच-बीच में उसे

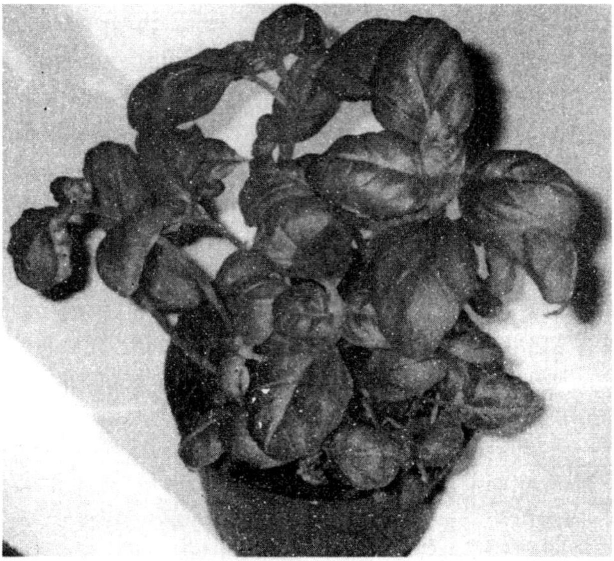

चलाते रहें और अन्त में मसाले का मिश्रण और कटा लहसुन डालकर उतार लें। पोदीना के चार पत्ते चार कोनों में रखकर सजा दें।

चावल

संसार में चावल की तरह-तरह की किस्में हैं और बहुसंख्यक जनता का प्रमुख भोजन चावल है। पश्चिमी देशों में चावल बहुत नहीं खाया जाता लेकिन वहाँ अब लोग अधिकाधिक संख्या में शाकाहारी हो गए हैं, इसलिए वहाँ चावल का प्रयोग बढ़ गया है। चावल पकाने के लिए कुशलता की आवश्यकता होती है। चावल के अनेक व्यंजन बनाए जा सकते हैं। मैंने चावल की जो पाक-विधियाँ बताई हैं, वे बासमती चावल की हैं। आयुर्वेद में बहुप्रशंसित 'शाली' चावल हिमालय पर्वत की घाटियों में उगाया जाता है लेकिन वहाँ भी बासमती चावल की लोकप्रियता के कारण, उसकी पैदावार घटती जा रही है। 'शाली' चावल अब दुर्लभ होता जा रहा है, अतः यहाँ उसकी पाक-विधि नहीं दी जा रही है। सामान्यतः 'शाली' चावल पकाने के लिए चावल की मात्रा से ढाई गुना पानी प्रयोग करना होता है जबकि बासमती चावल पकाने के लिए एक गिलास चावल के लिए दो गिलास पानी डालने की जरूरत होती है।

सादा चावल

सामग्री

बासमती चावल	—	एक प्याला (या जो भी नपैना आप प्रयोग करें)
पानी	—	दो प्याला (या जो भी नपैना चावल-मापने के लिए प्रयोग किया गया हो)
इलायची	—	तीन
लौंग	—	पाँच

चावल पकाने के लिए चावल के परिमाण का दोगुना पानी प्रयोग करना होता है। जिस पात्र से चावल नापा हो, उसी से पानी नापना चाहिए। चावल को धो लें और 10-15 मिनट तक पानी में भिगोकर रखें। सादा चावल बनाने के लिए भारी तलीवाले बर्तन का प्रयोग करें। पानी में चावल पकाते समय ही उसमें इलायची दाना और लौंग

डाल दें। पानी उबल जाने पर उसमें भिगोये हुए चावल डालें। इसके बाद बर्तन ढककर आँच कम कर दें और धीरे-धीरे चावल पकने दें। आठ मिनट या चावल की किस्म और पुरानेपन के अनुसार अधिक समय तक पकाएँ। जब बासमती चावल की गन्ध आने लगे तो आँच बन्द कर दें। कुकर वैसा ही रखा रहने दें जिससे भाप निकले नहीं। इस प्रकार कम-से-कम पाँच मिनट तक रख छोड़ें।

टिप्पणी : चावल से वात् अथवा कफ का सन्तुलन बना रहे, इसलिए उसमें इलायची एवं लौंग डाल देना उपयुक्त रहता है।

सुझाव : इन चावलों में नमक बिलकुल नहीं होता। इससे चावल का विशुद्ध स्वाद लिया जा सकता है। इस प्रकार के चावल को दाल या सब्जियों के साथ खाया जाता है। सादे बचे चावल को दूध में डालकर पकाया जा सकता है और स्वादिष्ट खीर बनाई जा सकती है। अन्य भोज्य सामग्री की सुलभता और व्यक्ति की भूख के अनुसार चावल की मात्रा तय होती है। प्रायः औसत व्यक्ति 50 से 75 ग्राम तक चावल खाता है। लेकिन जब व्यक्ति मेहनत का काम करता है या जो मूलतः चावल ही खानेवाले लोग हैं, वे अधिक मात्रा में चावल खाया करते हैं।

केसरी चावल

केसरी चावल बनाते समय अन्य प्रकार के मसालों के स्थान पर चौथाई ग्राम केसर डालनी चाहिए। इससे चावल पीला बनता है और खाने में भी बहुत स्वादिष्ट होता है।

प्याज वाला नमकीन चावल

सामग्री

बासमती चावल	–	एक कप या गिलास चावल (करीब 200 ग्राम)
पानी	–	चावल की मात्रा से दोगुना पानी
प्याज	–	मध्यम आकार के दो प्याज
इलायची	–	तीन
लौंग	–	पाँच
दालचीनी	–	दो-तीन पत्ते
जीरा	–	डेढ़ चम्मच
घी या तेल	–	एक चम्मच
नमक	–	स्वादानुसार

चावल को तीन-चार बार धोएँ और पकाने से पहले दस-पन्द्रह मिनट तक पानी में भिगोकर रखें। प्याज को लम्बा-लम्बा काट लें। फ्राईपैन में तेल (घी) गर्म कर लें। इलायची दाने निकालकर मसालों को उसमें डाल दें। उसी में प्याज को छोड़ दें और धीरे-धीरे उसे चलाते रहें ताकि वह कलछौंहा हो जाए। उसमें नमक डालकर मिला लें और पानी से निकालकर चावलों को छौंक दें। मन्दी आँच पर उसे धीरे-धीरे चलाते रहें। इससे पहले पानी अलग से उबाल लें और नापकर पानी उसमें डाल दें और प्याज मसाले को डालकर चलाते रहें। मन्दी आँच रखकर उसे चलाएँ। इसके बाद चावलों को बिना छेद के बर्तन से ढक दें। चावल 8-9 मिनट में पक जाएँगे। चावल कैसे हैं, कितना

पानी है और आँच कितनी तेज है, इसके अनुसार पकने का समय कम या अधिक हो सकता है। बासमती चावल पकने की महक जैसे ही आने लगे, गैस बन्द कर दें। गैस बन्द कर देने के बाद कुकर को दस मिनट खोलें नहीं। उसके ऊपर कपड़ा ढक दें जिससे भाप बाहर न जाए और चावल बखूबी पक जाए।

सुझाव : ज्यादा पक जाने से चावल चिपचिपा हो जाता है। पूरी तरह न पकने पर चावल वात् गुण प्रधान हो जाता है। इसलिए चावल को पूरी सावधानी से पकाना चाहिए। कुछ दिनों के अभ्यास से आप स्वयं समझ जाएँगी कि उसे कितने समय तक कुकर में रखें। चावल ठीक से पके, इसलिए उसमें ठंडे के स्थान पर उबला पानी डालें।

इस प्रकार पकाया चावल पूर्ण आहार होता है। उसके साथ सलाद भी परोसें। दोपहर के भोजन के समय चावल के साथ रायता भी रहे तो उत्तम होता है। रात्रि के भोजन के समय रायता खाना हानिकारक होता है। रायता कैसे बनाएँ, यह आगे बताया गया है।

सब्जियों वाले चावल

सामग्री

बासमती चावल	— आधा कप (100 ग्राम)
पानी	— एक कप (200 मि.ली.)
पैपरिका	— एक बड़ी या दो छोटी
हरी मटर	— छह चम्मच
प्याज	— मध्यम आकार का एक
गाजर	— मध्यम आकार की दो (काटकर)
जीरा	— एक चम्मच
इलायची	— तीन
लौंग	— पाँच
काली मिर्च	— चौथाई चम्मच
नमक	— चौथाई चम्मच (स्वादानुसार)
घी (तेल)	— एक चम्मच
किशमिश	— एक चम्मच
हरा धनिया (कटा हुआ)	— एक चम्मच

घी या तेल को कड़ाही में गर्म करें और उसमें मसाले और नमक डाल लें। साथ ही कटा प्याज डाल लें और धीमी आँच पर एक मिनट तक तलें। इसमें हरी मटर के दाने डाल लें जिन्हें थोड़ी-थोड़ी देर तक चलाते रहें। इसमें पैपरिका और कटी गाजरें डाल लें। सबको मिलाकर चलाएँ। इन सब्जियों को ढककर दो मिनट तक पकाएँ इनमें भीगे चावलों को पानी निकालकर डाल दें। अब चावल और सब्जियों को मिलाकर एक

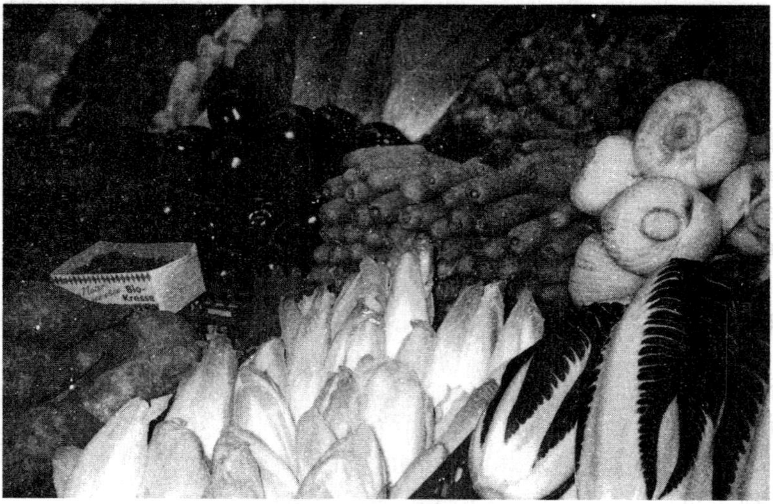

मिनट तक चलाएँ। आँच को मन्दा कर दें। अब अलग से उबाले पानी को इसमें डाल दें। ढक्कन ढककर इसे धीमी आँच पर आठ-नौ मिनट तक पकाएँ। बासमती चावल पकने की गन्ध आने पर उसे उतार लें। कुकर का ढक्कन बन्द रखकर दस मिनट तक रखे रखें हैं और उसके ऊपर कपड़ा ढक दें जिससे भाप बाहर न निकले।

कटी हुई जड़ी-बूटियाँ ऊपर से बुरककर सब्जीवाला चावल परोसने के लिए तैयार हैं।

मशरूम और टमाटरवाला चावल

सामग्री

बासमती चावल	— आधा कप (100 ग्राम)
पानी	— एक कप
मशरूम	— कटा हुआ 50 ग्राम
टमाटर	— मध्यम आकार के दो टमाटर काटकर
लहसुन	— तीन तुरियाँ
नमक	— स्वादानुसार
खाने का तेल	— एक चम्मच ताजा पीसा मसालों का मिश्रण
धनिया	— आधा चम्मच
जीरा	— आधा चम्मच
लौंग	— पाँच

काली मिर्च	–	दस दाने
जायफल	–	चौथाई भाग

इन मसालों को प्रयोग से कुछ पहले पीस लें। फ्राई पैन में तेल को गर्म कर लें और मन्दी आँच पर करीब पाँच मिनट तक पकाएँ। पकाते समय मशरूम को चलाते रहें। टमाटर बारीक काटकर उसमें मिला लें। सबको तीन-चार मिनट तक पकाएँ। पकाते समय उसे धीरे-धीरे चलाते रहें। अब पानी में भीगे चावलों से पानी निकालकर डाल दें। चावलों को हिलाते हुए एक मिनट तक पकाएँ। आँच धीमी कर दें और चावलों में उबला पानी मिला दें। सबको मिलाकर चलाएँ और धीमी आँच पर पकने दें। आठ-नौ मिनट में चावल पक जाएँगे। बासमती चावल पकने की गन्ध आने पर आँच बन्द कर दें। कुकर के ऊपर कपड़ा डाल दें जिससे भाप बाहर न निकले। उसके बाद कुकर खोलकर उसमें लहसुन (कटा हुआ) डाल दें। कुकर बन्द करके दस मिनट तक प्रतीक्षा करें। इसके बाद ताजे बने चावल सप्रेम परोस दें।

सुझाव : इस व्यंजन को खीरा-ककड़ी रायता के साथ दोपहर के भोजन में परोसना अच्छा रहेगा।

खट्टे-मीठे-मसालेदार चावल

सामग्री

बासमती चावल	–	आधा कप (कोई 100 ग्राम)
पानी	–	एक कप
बारीक कटी अदरक	–	दो चम्मच
हरी मिर्च	–	(बारीक कटी)
गाजर	–	मध्यम आकार (कद्दूकस करके)
पालक	–	थोड़े कटे हुए पत्ते
घी	–	एक चम्मच
तीसरे मिश्रणवाले मसाले	–	एक चम्मच
नमक	–	स्वादानुसार
किशमिश	–	दो चम्मच
लहसुन	–	तीन तुरियाँ (बारीक कटी)
नीबू का रस	–	एक चम्मच

मध्यम आँच पर कड़ाही चढ़ाकर उसमें अदरक, पैपरिका, गाजर और पालक डाल दें। इन सबको हिलाकर फ्राई कर लें। अगर ये कड़ाही की तली में चिपक जाएँ तो उसे बर्तन से ढक दें। अगर जरूरी हो तो दो चम्मच पानी डाल दें। सबको 5 से 7 मिनट तक पकाएँ। सब्जियाँ गल जाएँ तो नमक और मसाले मिलाकर चला दें। इसके बाद पानी में भीगे चावलों को पानी निकालकर डाल दें तत्पश्चात् चावल के दोगुने पानी डाल कर, इसे पकाएँ। परोसने से पहले थोड़ा सा नीबू का रस भी मिला दें।

सुझाव : इस चावल को केले के रायते के साथ परोसें। यदि आप यह चावल रात के खाने के समय परोसें तो इसके साथ खट्टी-मीठी चटनी या फलों के जैम के साथ परोसें। आप इस चावल को आम, सेब, लीची या अन्नानास आदि के साथ भी परोस सकते हैं।

हरा चावल

सामग्री

बासमती चावल	– करीब 100 ग्राम
पानी	– एक कप
हरी पत्तेदार सब्जियाँ	– 200 ग्राम
प्याज	– मझोले आकार का एक
जीरा	– एक चम्मच
तीसरा मिश्रण मसाला	– एक चम्मच
नमक	– स्वादानुसार
घी	– एक चम्मच

चावलों को धोकर पानी में दस मिनट भिगोकर छोड़ दें। प्याज को घी में थोड़ा भून लें और फिर जीरा और मसाला मिश्रण तथा नमक मिला दें। सबको मिलाकर हल्का चला दें। चलाते समय हरी सब्जियाँ भी मिलाते जाएँ। सब्जियों को धीमी आँच पर कड़ाही में पाँच मिनट तक ढककर पकाएँ। इसके बाद ढक्कन हटा लें जिससे फालतू पानी सूख जाए। भीगे हुए चावल का पानी गिरा दें और उस भीगे चावल को सब्जियों में डाल दें। चावलों को धीरे-धीरे चलाएँ और उबलता पानी डाल दें। चावलों को फिर ढक दें और मन्द-मन्द आँच पर पकाएँ। आठ-नौ मिनट बाद जब बासमती चावल पकने की सुगन्ध आने लगे तो चूल्हा बन्द करके कुकर को बन्द हालत में ही दस मिनट तक रखा रहने दें। हाँ, उसके ऊपर साफ कपड़ा लपेट दें ताकि उसकी भाप काम करती रहे। अब जो चावल पकेगा, वह हरी सब्जियों के कारण हरे रंग का होगा।

शिमला मिर्च, फूलगोभी, अदरक के चावल

अगर पहले से सादे चावल पके रखे हों तो यह व्यंजन बड़ी सुगमता से शीघ्रता से बनाया जा सकता है।

सामग्री (दो व्यक्तियों के लिए)

पका हुआ सादा चावल	– दो कटोरी
फूलगोभी	– 100 ग्राम
शिमलामिर्च	– मझोले आकार की दो
ताजी कटी अदरक	– एक चम्मच
जीरा	– आधा चम्मच

पहले वर्ग मसाला मिश्रण	–	आधा चम्मच
घी या खाद्य तेल	–	दो चम्मच
नमक	–	चौथाई चम्मच

फूलगोभी के बारीक-बारीक टुकड़े कर लें। घी या तेल को फ्राई पैन में डाल लें। उसमें फूलगोभी के टुकड़े डालें। गोभी को चलाकर हल्का पका लें। फिर अदरक डाल मसाला मिला दें। फिर पैपरिका के पतले-लम्बे टुकड़े काट लें। सबको कड़ाही में डालकर कुछ मिनट तक हिलाते हुए पकाएँ। अब पके चावल को उसमें थोड़ा-थोड़ा डालें और चलाते भी जाएँ। आँच कम कर दें। चावल तली में चले जाएँगे। आँच धीमी कर दें और चावल तथा अन्य सभी चीज़ों को हिलाकर मिला दें। इन सब चीज़ों को ढक दें और सब्जियों की भाप से चावल को गर्म होने दे। हल्की आँच पर इसे एक मिनट तक रखें।

मटर पुलाव

यह सरलता से बननेवाला व्यंजन है। इसके लिए हरी मटर उतनी ही लें, जितने चावल हों।

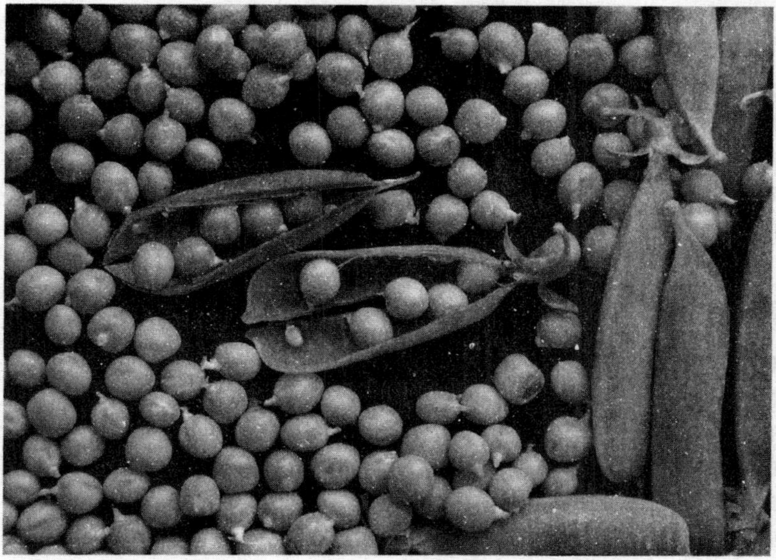

सामग्री (दो-तीन व्यक्तियों के लिए)

पका हुआ सादा चावल	–	दो-तीन कटोरी
हरे मटर के दाने	–	एक कटोरी

प्याज	– मझोले आकार का एक
नमक	– चौथाई चम्मच
जीरा	– एक चम्मच
घी या खाद्य तेल	– दो चम्मच

घी या तेल को फ्राईपैन में डालकर गर्म करें। उसमें जीरा-नमक मिला दें। प्याज के लम्बे-लम्बे टुकड़े कर लें। जब प्याज भुन जाए तो मटर के दाने उसी में डाल दें। सबको मिलाकर ढक्कन से ढक दें। मटर के कच्चे दाने तीन मिनट में और पके दाने गलने में कुछ अधिक समय लेंगे। अब इसमें थोड़े-थोड़े चावल डालते जाएँ और उस सबको हिलाते जाएँ। अब आँच धीमी कर दें और एक मिनट तक उसे पकने दें।

इस व्यंजन में महत्त्वपूर्ण बात यही है कि मटर कैसी है। अगर मटर अधिक पकी है तो वातप्रधान होगी। अगर हरी मटर न हो और पकी मटर से ही यह व्यंजन बनाना हो तो उसे पहले अलग से उबाल लें और उसमें अजवाइन डाल लें। इसके साथ उसमें थोड़ा लहसुन डाल लें जिससे उसका वात्-दोष सन्तुलित हो जाए। इस व्यंजन में मटर के दाने नरम हों तो उसके खाने का आनन्द ही और होता है।

तले चावल के भोज्य पदार्थ

इससे आप पूर्वी क्षेत्रों के रेस्तराँओं के उस चावल के भ्रम में न पड़ें जिसमें चिकनाई और मसालों की भरमार होती है। आयुर्वेदिक भोजन व्यवस्था में चिकनाई कम होती है और मसाले भी हल्के ही होते हैं। इस व्यंजन में पहले से पके चावल का प्रयोग सही रहता है। पके हुए चावल को फ्रिज में दो दिनों तक रखा जा सकता है। इन चावलों का स्वाद चावल-सब्जियों के व्यंजनों से अलग ही होता है।

कुछ अन्य खाद्यान्न

यहाँ मैंने ऐसे व्यंजनों की चर्चा की है, जिन्हें चावल तथा कुछ सब्जियों से मिलाकर बनाया जाता है। कुछ अन्य खाद्यान्न भी हैं जिनका प्रयोग करके भी व्यंजन बनाए जा सकते हैं। आपमें से बहुत से लोग ऐसे हो सकते हैं, जो चावल प्रेमी न हों। आयुर्वेद की भोजन परम्परा में डबलरोटी–खासकर खमीरवाली ब्रेड–का प्रयोग कम-से-कम करना उचित होता है। यहाँ उन व्यंजनों का ज्ञान भी महत्त्वपूर्ण होता है जिनमें गेहूँ या अन्य खाद्यान्न जैसे मक्का, ज्वार-बाजरा आदि का प्रयोग करके ताजे व्यंजन बनाए तथा खाए जा सकते हैं। पुस्तक के इस भाग में ब्रेड बनाने की अन्य विधियाँ भी बताई गई हैं।
अन्न और सब्जियों से अन्य व्यंजन शीघ्रता से बनाए जा सकते हैं जिन्हें समय या सुविधा के अनुसार बनाया जा सकता है।

नाश्ते के लिए मैंने दलिया बनाने की चर्चा की है। दलिया और सब्जियों को

मिलाकर विविध व्यंजन बनाए जा सकते हैं जिन्हें ब्रेड के स्थान पर प्रयोग किया जा सकता है। चावल के स्थान पर दलिया के व्यंजन बनाने की विधियाँ लगभग एक जैसी ही हैं लेकिन दलिया के व्यंजन बनाना चावल के समान मुश्किल नहीं होते। बस इसमें इतना ही ध्यान रखना होता है कि दलिया में पानी का पर्याप्त प्रयोग करें और वह बखूबी पक जाए।

तिलों को मिलाकर दलिया बनाना

सामग्री (दो व्यक्तियों के लिए सामान)

दलिया	— 100 ग्राम (आधा कप)
पानी	— 300 ग्राम (डेढ़ कप)
नमक	— स्वादानुसार
जीरा	— आधी चम्मच
घी	— एक चम्मच
तिल	— एक चम्मच

कड़ाही में तेल गर्म कर लें जिसमें जीरा पहले डालें। कुछ क्षणों बाद दलिया डालें और उसे चलाते हुए भून लें। मन्द आँच पर उसे दो मिनट तक भूनें। उसमें पानी और नमक डालें और धीमी आँच पर दस मिनट तक पकने दें। उसमें तिल डाल दें। थोड़ा चलाकर उसे ढक दें। उसे तब तक पकने दें जब तक दलिया अच्छी तरह गल न जाए। चावल की तरह दलिया को (तोलकर नहीं) नपैने से ही नाप कर डालें। दलिया मोटे दानों का भी हो सकता है अतः उसे अच्छी तरह पक जाने दें। दलिया कच्चा रह जाने पर वात् का प्रकोप बढ़ा सकता है।

सुझाव : चावल से अन्य व्यंजनों के समान अनेक व्यंजन बन सकते हैं। हाँ, दलिया ठीक से पकना चाहिए। दलिया पकने पर चखकर देख लें और जरूरत हो तो उसमें और पानी डालकर उसे पकाएँ। अंकुरित गेहूँ का दलिया भी इसी प्रकार पकाया जा सकता है। यह बहुत स्वास्थ्यकर होता है। इसी कारण मैंने इसके अनेक व्यंजनों का वर्णन किया है। साबुत खाद्यान्नों के व्यंजन देर से पचते हैं। अतः अंकुरित गेहूँ का प्रयोग अच्छा रहता है। उसमें हमेशा थोड़ी अजवाइन अवश्य डालनी चाहिए। जिनकी पाचन-शक्ति कमजोर हो, उन्हें गेहूँ का बना दलिया नहीं लेना चाहिए अन्यथा अपच हो सकता है।

बाजरा जैसे अन्य खाद्यान्नों को भी व्यंजन बनाने के काम में लाया जा सकता है। हाँ, उसकी आयुर्वेदिक प्रकृति जानना उपयोगी रहेगा। इनके लिए मसालों का प्रयोग भी तदनुसार करना चाहिए। किसी खाद्यान्न से बने व्यंजन का आपकी पाचनक्रिया पर क्या प्रभाव होता है, इसको भी जानते-समझते रहना चाहिए। अगर किसी खाद्यान्न के प्रयोग से आप भारीपन अनुभव करें तो उसका प्रयोग न करें या फिर उसमें पहाड़ी नमक, अजवाइन, सोंठ और नीबू के रस का अधिक प्रयोग व्यंजन बनाते समय करें।

स्टोव या गैस चूल्हे पर कुकर या कड़ाही में ढककर या ओवन में अनेक सब्जियाँ पकाई जा सकती हैं। स्टोव पर बनी सब्जियाँ ब्रेड या रोटी के साथ खाई जा सकती हैं। भुनी सब्जियों को दूसरे चक्कर में परोसा जा सकता है। आयुर्वेदिक दृष्टि से विभिन्न सब्जियों को अलग-अलग रसों का ध्यान रखकर मिलाना चाहिए। यदि आप एक ही सब्जी से भोजन कर रहे हों तो उबले या भुने आलू, मिक्स सब्जियों की सलाद या कई प्रकार की सब्जियों की तरकारी खाने की सोच सकते हैं।

अदरक के साथ मिली-जुली सब्जियाँ

इसमें बिना नमक के मिली-जुली सब्जियाँ डाली जाती हैं। जब लोगों को किसी रोग के कारण बिना नमक की सब्जी खानी पड़ती है तो वे मुँह बनाते हैं। इस मिक्स सब्जी को खाकर देखिए तो आपको एहसास होगा कि बिना नमक की यह सब्जी, नमकीन सब्जी से अधिक स्वादिष्ट लगेगी।

सामग्री (दो-तीन व्यक्तियों के लिए)

गाजर	– मध्यम आकार की तीन गाजरें
हरी मटर	– चार चम्मच
बीन्स	– सौ ग्राम
फूलगोभी	– सौ ग्राम
पैपरिका (लाल मीठी मिर्च)	– मध्यम आकार की एक
अदरक (कटी हुई)	– तीन चम्मच
जीरा	– आधी चम्मच
अजवाइन	– आधी चम्मच
इलायची	– चार
लौंग	– चार
घी या खाने का तेल	– दो चम्मच
किशमिश	– एक चम्मच

सब्जियों को छोटे-छोटे टुकड़ों में काट लें लेकिन सबको अलग ही रखें। पैपरिका के लम्बे-लम्बे टुकड़े करें। चारों मसालों को मिलाकर पीस लें। इलायची छीलकर उसके दाने निकाल लें। कड़ाही में तेल गर्म कर लें और उसमें बीन्स डालकर चलाएँ। ऊपर ढक्कन रखकर आँच धीमी कर दें। अन्य सब्जियों की अपेक्षा बीन्स पकने में अधिक समय लेती हैं, इसीलिए उन्हें पहले पकने को डाला जाता है। दस मिनट बाद उसमें गाजर, मटर, फूलगोभी और अदरक डाल दें। सभी सब्जियों को मिलाकर चलाएँ और ढक्कन से ढककर दस मिनट तक पकाएँ। बीच-बीच में सब्जियाँ चलाते रहें। ढक्कन से ढकी होने से सब्जियाँ भाप से ही पक जाती हैं। इसके बाद पिसे मसाले और

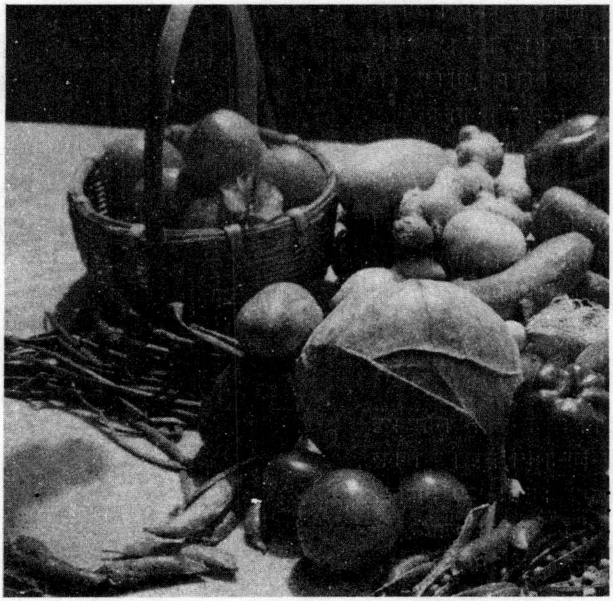

किशमिश डाल दें और सबको मिलाकर चलाएँ। दो-तीन मिनट तक और पकाने के बाद सब्जी तैयार हो जाती है।

लोबिये (बीन) की फलियाँ और अदरक

यह सादा व्यंजन है जो उन लोगों के लिए विशेष गुणकारी है जो वजन घटाने के इच्छुक हैं। इस सब्जी में वसा तो होता ही नहीं है। फिर भी, अच्छा यही हो कि आप इसे हल्की चिकनाई के साथ लें क्योंकि चिकनाई रहित (शुष्क) भोजन नहीं करना चाहिए। आधी चम्मच चिकनाई से आलुओं को फ्राई करके इस व्यंजन को खाना हितकर रहता है।

सामग्री (दो-तीन व्यक्तियों के लिए)

लोभिये (बीन्स) की फलियाँ	—	200 ग्राम
पानी	—	आधा कप
टमाटर	—	मझोले आकार के दो
नमक	—	चौथाई चम्मच
अदरक (कसी हुई)	—	एक चम्मच
जीरा	—	आधी चम्मच
इलायची	—	चार

एक बर्तन में पानी उबाल लें। लोभिये की फलियाँ काट लें और उन्हें उबले पानी में डाल दें। बर्तन को ढककर धीमी आँच पर 15-20 मिनट तक पकने दें। उसे थोड़ा चलाएँ। पानी कम लगे तो और डाल लें। अब उसमें टमाटर, अदरक और मसाले मिलाकर दस मिनट तक और पकाएँ। इलायची के दाने निकालकर उन्हें कूटकर बाद में मिला दें।

पत्ता गोभी और दूसरे श्रेणी के मसाले के साथ

बहुत सी सब्जियाँ दूसरे श्रेणी के मसालों के साथ शीघ्रता और सरलता से बनाई जा सकती हैं।

सामग्री (दो-तीन व्यक्तियों के लिए)

पत्ता गोभी	– 600 ग्राम
खाने का तेल	– दो चम्मच
नमक	– तिहाई चम्मच
'ख' श्रेणी के मसाले	– एक चम्मच
हरी मिर्च	– आधा से एक चम्मच
नीबू का ताजा रस	– एक चम्मच

फ्राईपैन में तेल डालकर मध्यम आँच पर रखें। जब तेल गर्म हो जाए तो उसमें दूसरे श्रेणी के मसाले डाल दें। कुछ सेकेंडों बाद उसमें नमक और हरी मिर्च मिला दें और तुरंत पत्ता गोभी काटकर डाल दें। पत्ता गोभी हिलाकर अन्य सब्जियों से मिलाते जाएँ और चलाते रहें, जिससे मसाले सब्जियों में मिल जाएँ। पाँच मिनट तक सब्जी को बिना ढके धीरे-धीरे चलाते रहें।

मौसम तथा पत्ता गोभी कैसी है, इसके हिसाब से उसे ऊपर से ढक दें। अगर पत्ता गोभी सख्त हो तो ढककर मन्दी आँच पर पकाएँ। उसमें पानी डालने की जरूरत नहीं होती। जब पत्ता गोभी नरम हो जाए तो ढक्कन हटा दें। धीमी आँच पर सब्जी पकने दें। आखिर में नीबू का रस मिला दें और सब्जी को चलाएँ। नीबू का रस डालना आपकी पसन्द पर निर्भर करता है। कुछ लोगों को पत्ता गोभी में खटास अच्छी नहीं लगती लेकिन जिनको पत्तागोभी पचाने में परेशानी होती हो, उन्हें नीबू का रस मिला लेना चाहिए।

सुझाव : पत्ता गोभी की तरह ही हरी पत्तेदार सब्जियाँ तथा फूलगोभी भी बनाई जा सकती है। आलुओं को भी इस विधि से बनाया जा सकता है लेकिन छिल्कों समेत उबालकर। उबले आलुओं को छील लेना चाहिए और उसके छोटे-छोटे टुकड़े कर लेने चाहिए किन्तु आलू की सब्जी पकाने में समय कम लगता है। इस विधि से कई सब्जियाँ मिलाकर बनाई जा सकती हैं। गाजर, पैपरिका, हरी मटर, आलू और फूलगोभी मिलाकर स्वादिष्ट सब्जी बनती है।

बैंगन का भरता

दुनिया के अनेक देशों में प्याज, टमाटर और लहसुन आदि डालकर बैंगन का भरता बनता है। उत्तरी भारत का तो यह विशेष व्यंजन है किन्तु अब आयुर्वेदिक सिद्धान्तों से हटकर उसे भाँति-भाँति से बनाया जाता है। भरता के लिए साबुत बैंगन को भून लिया जाता है। इसके लिए बड़ा तथा गोल बैंगन सर्वोत्तम रहता है। बैंगन को सीधे आँच पर रखकर या ओवन में भूनते हैं। भून लेने के बाद उसका जला-काला भाग साफ करके बाद में प्याज, टमाटर आदि के साथ मिलाकर तल लें। सब मिल जाने पर लहसुन भी डाला जा सकता है।

सामग्री (तीन-चार व्यक्तियों के लिए)

बैंगन	— मध्यम आकार के दो
प्याज	— मझोले आकार के तीन
लहसुन	— छह तुरियाँ
अदरक	— कद्दूकस की हुई तीन चम्मच
हरी मिर्च	— एक (पसन्द हो तो)
धनिया के ताजे पत्ते	— दो गड्डी
टमाटर	— मझोले आकार के पाँच
पहले वर्ग के मसाले	— एक चम्मच
जीरा	— एक चम्मच
सौंफ़	— आधी चम्मच
तीसरे वर्ग के मसाले	— एक चम्मच
हल्दी	— एक चम्मच
घी या तेल	— दो चम्मच
नमक	— स्वादानुसार
देसी खांड	— एक चम्मच

यह पाक-विधि दो भागों में विभक्त है। पहले भाग में बैंगन को भूनकर मसलना होता है और दूसरे भाग में उसका मसाला तैयार किया जाता है।

बैंगन को सीधे गैस पर रखकर भूना जाता है। यदि ओवन में भूनना हो तो उसका तापमान काफी रखना होता है। भुनकर बैंगन नरम हो जाता है और उसे पानी में डालकर ठंडा करके ऊपरी जला काला छिलका उतार दिया जाता है। इसे एक तरफ रख देते हैं।

मसाला : कड़ाही में घी गरम करके उसमें कटा हुआ प्याज भून लें। भूनते समय प्याज चलाते रहें। फिर हल्दी डालकर उसे चलाएँ। बाद में नमक तथा और मसाले मिला दें। सब मसाले एक मिनट तक पकाएँ। इसके बाद उसमें कटे हुए टमाटर डाल दें। इन्हें तब तक चलाएँ जब तक वे पककर नरम न हो जाएँ। इसमें एक चम्मच शक्कर

डाल दें। सबकुछ पकाते हुए ढककर रखें। टमाटर मसल दें। इसके बाद आपकी सॉस तैयार है। इस सॉस में बैंगन का भरता डाल दें। सबको आग पर चढ़ाकर 15 मिनट तक पकाएँ। पकाते समय उसे चलाते रहें।

अलग से लहसुन की तुरियाँ छील लें। हरा धनिया काट लें। उसे अदरक के साथ कूट लें। चाहें तो हरी मिर्च भी कूट लें जिससे चटनी-सी बन जाए। अगर उसे सिलबट्टा पर न पीसें तो बिजली के ग्राइंडर से पीस लें। इसे भरता पकाने से एक-दो मिनट पहले मिला लें। सबको मिलाकर चलाएँ। आपका भरता तैयार है।

भरता को रोटी और रायता के साथ परोसें। यदि इसे रात के भोजन के समय परोसें तो साथ में मिक्स सलाद रखना बढ़िया होता है।

सॉस से बननेवाले व्यंजन

इस सॉस से अन्य व्यंजन भी बनाए जा सकते हैं जैसे अंडे या चिकन करी भी बना सकते हैं। इस सिलसिले में खास बात यही है कि सॉस और अन्य चीज़ें मिलाने का अनुपात एक-दो का हो। उस सॉस का और सामान ये हो :

आलू–मध्यम आकार के पाँच आलू लें। उन्हें उबाल लें–छिलका उतारकर उन्हें काट लें तथा उनको सॉस में मिला लें। पाँच मिनट तक इसे पकाएँ। इसमें डेढ़ कप पानी डालकर उबाल लें। 15 मिनट तक पका लें, उसे चलाते रहें। सब्जी को ढक दें। आलू अच्छी तरह पकने चाहिए जिससे वे सॉस से मिल सकें। सबको लकड़ी की बड़ी चम्मच से मसल दें।

आलू और हरी मटर–इस व्यंजन के आलू बहुत घुटने नहीं चाहिए। इसके लिए दो आलू और 100 ग्राम हरी मटर लें। आलू छीलकर छोटे-छोटे टुकड़े कर लें। इसमें थोड़ा घी-तेल डालकर फ्राई पैन में पकाएँ। हल्के लाल होने पर कटे आलुओं और मटर को उस सॉस में मिला दें। सबको मिलाकर पाँच मिनट तक पकाएँ। साथ में इस सब्जी को थोड़ी-थोड़ी देर तक हिलाते रहें। डेढ़ कप पानी डालकर धीमी आँच में पन्द्रह मिनट तक पकाएँ जिससे सब्जी तली में न लग जाए।

अगर मटर नरम न हो तो उन्हें अलग से गर्म पानी में उबाल लें क्योंकि खट्टी सॉस में, पकी मटर आसानी से गलती नहीं है। सदा याद रखें कि इन व्यंजनों में लहसुन, अदरक तथा अन्य जड़ी-बूटियाँ आखिर में डालें।

पनीर-मटर या खाली पनीर–आधा लीटर दूध से पनीर बनाएँ। उसे दबाकर बाद में काटकर टुकड़े कर लें। फ्राई पैन में से थोड़ी चिकनाई डालकर पनीर को हल्का सेक लें। उस सॉस में 100 ग्राम हरी मटर डालें और कुछ देर और पकाएँ। फिर उसमें ढाई कप पानी डालकर 15 मिनट तक पकाएँ। बाद में पनीर के टुकड़े डालकर उसे एक-दो मिनट तक और पकने दें। लहसुन, अदरक तथा अन्य मसाले सबसे आखिर में डालें।

अंडा–इसी सॉस के साथ अंडाकरी बनाई जा सकती है। पहले बनाई सॉस 5-6 अंडों के लिए काफी होती है। जब सॉस तैयार हो तो अंडों को तोड़कर उसमें डाल दें। सबको जल्दी-जल्दी चलाएँ। अंडा डालने के बाद उसे सिर्फ दो मिनटों तक ही पकाना जरूरी होता है।

अंडे की तासीर गर्म होती है, इसलिए उसमें लहसुन डालें। हाँ, सॉस में कद्दूकस की हुई अदरक पहले डालें और अंडे बाद में। बाद में हरी पत्तियाँ ऊपर से डालकर उस व्यंजन को सजा दें।

चिकन–पाँच-छह टुकड़ों को फ्राई पैन में मक्खन या घी डालकर पकाएँ। इन्हें उलटते-पलटते रहें जिससे वे सब तरफ से सिककर पक जाएँ। इसमें यह सॉस मिला दें। इसे ढककर नीचे आँच पर पाँच मिनट तक पकाएँ। सॉस में आधा कप पानी डाल दें और ढक्कन से ढककर बीस मिनट तक पकाएँ। पकाते समय इसे थोड़ी-थोड़ी देर बाद चलाते रहें।

तले बैंगनोंवाली सब्जियाँ

बैंगन का भरता बनाने की तुलना में जल्दी बननेवाली अन्य सब्जियाँ भी होती हैं। ऐसी चार सब्जियों का वर्णन आगे किया जा रहा है :

पहली किस्म

सामग्री (दो व्यक्तियों के लिए)

बैंगन	– मझोले आकार का एक
पैपरिका	– मझोले आकार की दो
अदरक कटी हुई	– दो चम्मच
टमाटर	– मझोले आकार के दो
नमक	– चौथाई चम्मच
पहले वर्ग के मसाले	– आधा चम्मच
जीरा	– चौथाई चम्मच
सौंफ़	– चौथाई चम्मच
सोयाबीज	– चौथाई चम्मच
जावित्री (पिसी हुई)	– एक चुटकी
ताजी जड़ी-बूटियाँ	– एक चम्मच
घी या खाने का तेल	– एक से दो चम्मच

बैंगन, पैपरिका और टमाटरों को गोलाकार काट लें। इन्हें अलग-अलग ही रखें। नॉनस्टिक पैन में थोड़ा घी या तेल डालकर गर्म कर लें। उसमें कटे बैंगनों की एक परत डालें। आँच मन्दी रखें। जब बैंगन एक तरफ सिक जाएँ, तो उन्हें पलट दें।

अगर जरूरत हो तो उसमें थोड़ी चिकनाई और डाल लें। बैंगन के गोल टुकड़ों को कम-से-कम चिकनाई में तलें। इस प्रकार बैंगन के सभी गोलाकार टुकड़े तल लें और एक प्लेट में अलग रख लें। फ्राईपैन में थोड़ा घी या तेल और डालकर पैपरिका और अदरक को करीब तीन मिनट तक तलें। इन्हें पलटते जाएँ। सभी मसाले और नमक मिलाकर थोड़ा चलाएँ और दो मिनट तक और पकाएँ। इसे भी एक अलग प्लेट में रख लें।

अब आँच बिल्कुल ही कम कर लें तथा तले हुए बैंगन के टुकड़ों को रखें। ऊपर से पैपरिका और अदरक के टुकड़े फैला दें। इसके बाद बिना पके टमाटरों के गोल टुकड़े रखें। उस पर पैपरिका तथा टमाटर के टुकड़ों की परत फैलाएँ। सबसे ऊपर बैंगन के गोल टुकड़ों की परत रहनी चाहिए।

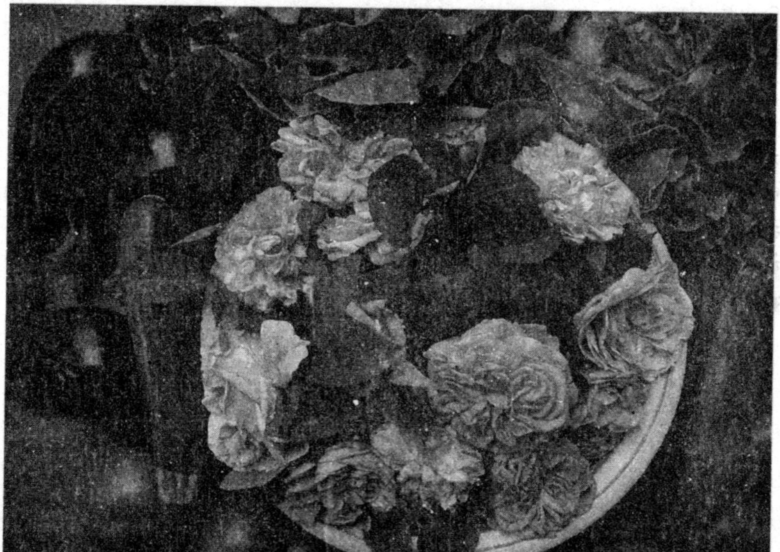

सबकुछ फैला देने पर उसे किसी पात्र से ढक दें और इस सबको पाँच मिनट कम-से-कम आँच पर पकाएँ। यह काम गैस की बजाय बिजली के स्टोव पर करें तो उत्तम रहेगा। अगर गैस पर पका रहे हों तो बर्तन को थोड़ी-थोड़ी देर बाद उतारकर पुनः आँच पर रखें। परोसने से पहले इन्हें हल्का चलाकर सभी सब्जियाँ पकाएँ जिससे उनका रंग दिखता रहे। सबसे अन्त में धनिया आदि काटकर उस पर बुरक दें।

इस व्यंजन का यही लाभ है कि इसमें कम-से-कम चिकनाई का प्रयोग होगा। बैंगन पकाने की हर प्रक्रिया में वह चिकनाई सोखता है। पकाने की धीमी प्रक्रिया और

नानस्टिक पैन के कारण हम चिकनाई को कम-से-कम रखते हैं। इसमें अधपके टमाटरों की ताजगी भी बनी रहती है।

दूसरी किस्म

इस व्यंजन में प्याज-लहसुन मिला देते हैं। प्याज को गोलाकार काटकर पैपरिका के साथ तल लें। अन्त में लहसुन के बारीक टुकड़े सब्जी के साथ मिला दें। इसमें मझोले आकार के दो प्याज तथा लहसुन की चार तुरियाँ मिलाएँ।

तीसरी किस्म

इसमें दूसरी व्यंजन-विधि के सामान के साथ मझोले आकार की दो गाजरें और सेम भी मिलाएँ गाजरों को काटकर पाँच मिनट तक पकाएँ। बाद में उसमें प्याज, अदरक और पैपरिका मिला दें। इसके बाद दूसरी व्यंजन विधि से उसे पका लें।

चौथी किस्म

ऊपर के तीनों व्यंजन चावल तथा ब्रेड के साथ (जो मांसाहारी हैं, उन्हें मांस के साथ) परोसें या ठोस आहारवाली वस्तुओं के साथ दें। लेकिन इसमें बैंगन के साथ आलू भी काटकर मिला दें, जिससे वह पूरी सब्जी बन सके। आलू प्रयोग करने की अवस्था में मसालों का परिमाण बढ़ा दें। आलुओं को बैंगन के अन्य व्यंजनों में भी प्रयोग कर सकते हैं।

सामग्री (दो व्यक्तियों के लिए)

बैंगन	— मझोले आकार का एक
आलू	— मझोले आकार के तीन
पैपरिका	— मझोले आकार की दो
अदरक	— लम्बी कटी—दो चम्मच
टमाटर	— मझोले आकार के तीन
नमक	— स्वादानुसार
पहले वर्ग के मसाले	— एक चम्मच
तीसरे वर्ग के मसाले	— आधा चम्मच
जीरा	— आधी चम्मच
सौंफ़	— आधी चम्मच
सोयाबीज	— चौथाई चम्मच
जावित्री (पिसी)	— एक चुटकी
हरे धनिया आदि काटकर	— दो चम्मच
घी या खाद्य तेल	— दो चम्मच

इस व्यंजन को बनाते समय आलू को गोल-गोल काट लें और बैंगन के गोल टुकड़ों

के समान तलें। आलू इतने पतले काटें कि उन्हें पकाने में अधिक समय न लगे। जब सबको फ्राई कर लें तो उनपर नमक इस तरह बुरकें कि सभी टुकड़ों पर नमक लग सके। शेष पाक विधि पहली किस्म के अनुसार करें। अन्त में आलुओं की एक परत पैपरिका और टमाटर के बीच में रखें।

पाँचवीं किस्म

इस व्यंजन में आलू के स्थान पर पनीर के टुकड़ों का प्रयोग करें। पैपरिका और अदरक को अन्त में पनीर के टुकड़ों में मिला दें। पनीर गर्म करके जब और सामग्री के साथ मिलाएँगे तो उसके टुकड़े सारे व्यंजन में समान रूप से मिल जाएँगे। इस प्रकार यह अपने आपमें पूरी सब्जी बन जाएगी।

सुझाव–आलू मिलाने पर मसालों की मात्रा बढ़ जाएगी, सोयाबीजों की नहीं। आलुओं की तासीर गर्म होती है और सोयाबीनों की बहुत ही गर्म। अतः सन्तुलन लाने के लिए ठंडी किस्म के 'ग' वर्ग के मसालों को मिलाने का सुझाव दिया गया है।

ये सभी व्यंजन मीठे और रसेदार फलों के साथ परोसे जाएँ जो एक अलग प्लेट में रखें। इन फलों में आम, अन्नानास, सेब आदि रखे जा सकते हैं।

गाजर और हरी मटर

आयुर्वेद में गाजर त्रिदोषों का शमन करके सन्तुलन लानेवाली होती है। इसके अलावा गाजर प्रचुरता से मिलती भी है। विविध रूपों में गाजर का अधिकतम प्रयोग करना चाहिए। इसके व्यंजन स्वादिष्ट तथा देखने में सुन्दर लगते हैं।

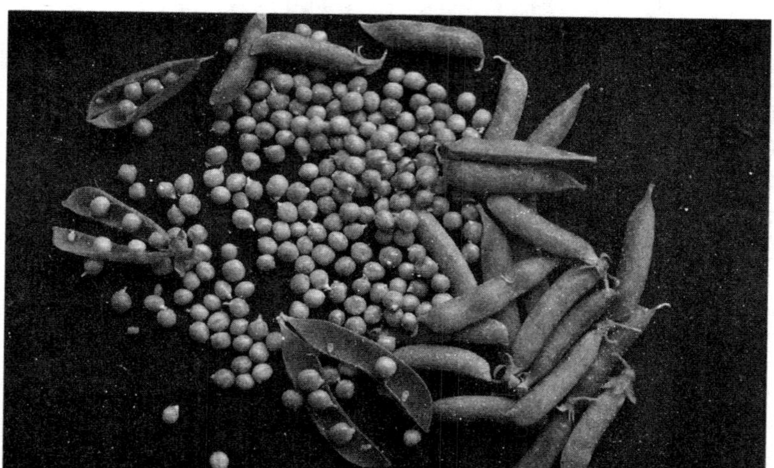

सामग्री (दो व्यक्तियों के लिए)

गाजर	– मझोले आकार की चार
हरी मटर	– सौ से डेढ़ सौ ग्राम
प्याज	– मझोले आकार का एक
अदरक	– एक चम्मच
हल्दी	– चौथाई चम्मच
नमक	– एक चुटकी
जीरा	– आधा चम्मच
पहले वर्ग के मसाले	– आधा चम्मच
घी या खाद्य तेल	– एक चम्मच

अदरक और प्याज को काटकर घी-तेल में भून लें। जब प्याज पक जाए तो उसमें सभी मसाले और नमक मिला लें और उन्हें चलाएँ। मन्दी आँच करके ढक्कन से सब्जी ढककर 15 मिनट तक पकाएँ। सारी सब्जी को बीच-बीच में चलाते रहें।

हरी मेथी

भारत में हरी मेथी सर्दियों के मौसम में मिलती है। पश्चिमी देशों में भारतीय स्टोरों पर सूखी मेथी मिलती है। आप मेथी को घरों में भी उगा सकते हैं। इन्हें गमलों तक में उगाया जा सकता है। हरी मेथी रक्त-शोधक और शक्तिवर्द्धक होती है। गाजर के साथ मेथी स्वास्थ्य सुधारने के लिए प्रयोग की जाती है।

मेथी के साथ हरे मटर का भी प्रयोग किया जा सकता है। इसके लिए मेथी के नरम भाग और पत्तों को बारीक काटकर प्रयोग करना चाहिए।

कद्दू की सब्जी

यहाँ कद्दू की सब्जी बनाने की सरल विधि बताई जा रही है। विविध प्रकार के मौसमों में कद्दू को सरलता से उगाया जा सकता है और पैदा भी बड़ी मात्रा में होता है। इसे अनेक प्रकार से प्रयोग किया जा सकता है। कद्दू का सूप बनाने की विधि पहले बताई गई, यहाँ उसकी खट्टी तथा मसालेदार व्यंजन विधि बताई जाती है।

सामग्री (दो-तीन व्यक्तियों के लिए)

कद्दू	– करीब एक किलो
पकाने की चिकनाई	– एक चम्मच
दूसरे वर्ग के मसाले	– एक चम्मच
नमक	– स्वादानुसार
हल्दी	– एक चम्मच

खटाई या नीबू रस	– एक चम्मच
हरी मिर्च (चाहें तो)	– एक या आधी

कद्दू का ऊपर का छिलका और बीज आदि निकाल दें और कद्दू के छोटे-छोटे टुकड़े कर लें। कड़ाही में तेल गर्म कर लें। उसमें कद्दू और मसाले मिला दें (खटाई या नीबू रस छोड़कर)। कड़ाही को ढक दें और आँच धीमी कर दें। इसे करीब 15 मिनट तक पकाएँ। बीच-बीच में उसे चलाते रहें।

कद्दू में स्वयं ही काफी पानी होता है। इसे तब तक पकाएँ जब तक उसके टुकड़े खूब गल न जाएँ। इसके बाद ढक्कन उठाकर उसमें अमचूर या नीबू-रस मिला दें। इसके बाद उसे पाँच मिनट तक और पकाएँ जिससे उसमें पानी न रहे। कभी-कभी उसमें काफी पानी छूटता है इसलिए उसे अधिक समय तक पकाएँ तथा चलाते रहें जिससे पानी जल जाए।

कद्दू कितना पका हुआ है, इसी के अनुसार उसका स्वाद होता है। अगर वह ज्यादा पका होता है और बेल से तोड़ने के बाद अधिक समय तक रखा जाता है तो उसमें मिठास बढ़ जाता है। यहाँ मिठासयुक्त कद्दू बनाने तथा उसे खट्टा करने की विधि बताई गई है। यदि कद्दू कच्चा है और उसमें अधिक मिठास नहीं है तो उसमें थोड़ी सी चीनी मिला सकते हैं।

शलजम

यह एक अन्य सब्जी है जो शरीर में सन्तुलन लाती है। इसे आप तीन विधियों से बना सकते हैं।

शलजम काटकर (ऊपरी छिलका उतारकर) दूसरे वर्ग के मसालों के साथ उसी प्रकार बनाएँ जैसे पत्ता गोभी बनाते हैं। इसे दूसरी विधि से इस प्रकार बनाएँ :

सामग्री (दो व्यक्तियों के लिए)

शलजम	– चार-पाँच
प्याज	– मझोले आकार का एक
नमक	– चौथाई चम्मच
पहले वर्ग के मसाले	– एक चम्मच
हल्दी	– आधी चम्मच
जीरा	– आधी चम्मच

प्याज काटकर छोटे टुकड़े कर लें। शलजम को छीलकर छोटे टुकड़ों में काट लें। घी या तेल पहले पकाएँ और उसमें प्याज डाल दें। जब प्याज पक जाए तो उसमें मसाले और नमक मिलाकर चलाएँ। अब उसमें शलजम डाल दें और उसे खूब मिला दें। आँच धीमी करके, उसे ढक्कन में ढककर 10-15 मिनट तक पकाएँ। उसे बीच-बीच में चलाते रहें, जिससे वह तली में चिपके नहीं।

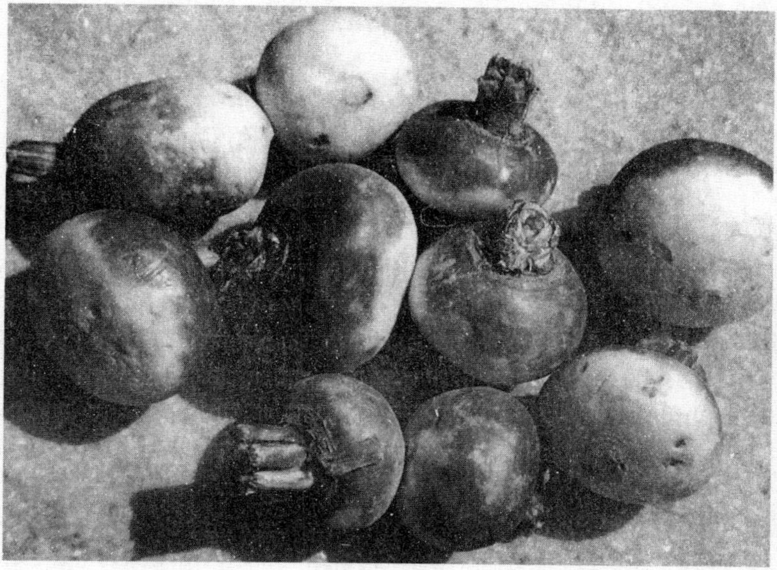

दूसरी विधि

शलजम से टमाटर, प्याज, लहसुन आदि मिलाकर व्यापक प्रयोग की सॉस बनाई जा सकती है। इसमें एक बार में एक शलजम प्रयोग करें और उसके एक-एक इंच की लम्बाई-चौड़ाई के टुकड़े कर लें। नॉनस्टिक पैन में थोड़ा घी डालकर उन्हें तल लें जिससे वे किसी तरफ से कच्चे न रह जाएँ।

बैगन की सब्जी के सन्दर्भ में जो सॉस बनाई है, उसमें एक कप पानी डालकर उबाल लें तथा उन्हें चलाते रहें। इसके बाद उसमें शलजम के टुकड़े डाल लें। सभी को धीमी आँच पर पन्द्रह मिनट तक पकाएँ। अन्त में उसमें अदरक, लहसुन तथा धनिया आदि मिला लें।

इसमें 100 ग्राम हरी मटर भी मिला सकते हैं। इन्हें तभी डालें जब शलजम के टुकड़े मिला लें। अगर मटर पकी हुई है तो उसे अलग से पहले पका लेना ठीक रहेगा।

अदरक-पनीर

पनीर अधिक होने के कारण यह व्यंजन पचने में भारी होता है। लेकिन इनमें काफी अदरक होती है, अतः इससे अपच नहीं होता।

सामग्री (तीन-चार व्यक्तियों के लिए)

पनीर — दो सौ ग्राम

टमाटर	— मझोले आकार के सात-आठ
अदरक	— लम्बी-लम्बी पतली काटकर एक चम्मच
घी या मक्खन	— एक चम्मच
पहले श्रेणी का मसाला मिश्रण	— डेढ़ चम्मच
छोटी इलायची	— छिलका उतारकर दाने पीस लें
नमक	— तिहाई चम्मच
शक्कर	— एक चम्मच
हरा धनिया कटा हुआ	— एक चम्मच

एक लीटर दूध फाड़कर उसका पनीर बना लें और जमाकर लम्बे-लम्बे टुकड़े कर लें। टमाटरों को उबले पानी में डालकर उनका छिलका उतार दें। टमाटरों को काट लें। फ्राइंग पैन में मक्खन या घी को गर्म कर लें। धीमी आँच पर उसमें अदरक के टुकड़े डालकर एक मिनट तक तलें। उसके बाद उसमें मसाले और नमक मिलाकर आधा मिनट तक पकाएँ। इलायची दाने मोटे-मोटे ही पीसें (बारीक नहीं)। उसी में टमाटर डाल दें। धीमी आँच पर उन्हें पकाकर तरी-सी बना लें। इसमें शक्कर मिला लें क्योंकि टमाटरों में खटास होती है। अगर अब भी खटास अधिक हो तो उसमें थोड़ी शक्कर और डाल लें। अन्त में उसमें पनीर के टुकड़े डालकर चलाएँ। इसे एक मिनट तक पकाएँ। परोसने के पूर्व धनिया आदि काटकर डाल दें।

पालक

पालक पकाते समय विशेष सावधानी बरतें क्योंकि यह कसैला होता है। इसे सन्तुलित नहीं करेंगे तो मुँह का स्वाद खराब हो जाएगा। पालक के साथ दूध, क्रीम अथवा टमाटर अवश्य मिलाए जाते हैं। पालक छोटा-छोटा भी होता है और बड़ी-बड़ी गोलाकार, चमकती पत्तियों का भी। छोटे पत्तेवाला पालक ठीक रहता है। इसका स्वाद भी कसैला नहीं होता। पालक का प्रयोग करके अनेक सब्जियाँ बनाई जा सकती हैं।

आलू-पालक की सब्जी

सामग्री (तीन व्यक्तियों के लिए)

पालक	— 200 ग्राम
प्याज	— मझोले आकार का एक
घी	— डेढ़ चम्मच
आलू	— मझोले आकार के दो
पहले वर्ग का मिश्रित मसाला	— एक चम्मच
सौंफ़	— आधा चम्मच

हरी मिर्च	–	आधी (इच्छा हो तो)
नमक	–	स्वादानुसार
ताज़ी क्रीम	–	एक चम्मच
शक्कर	–	आधी चम्मच

आलुओं को छीलकर काट लें। आधा चम्मच घी डालकर उन्हें तल लें। तलते समय चलाते रहें और ठीक से पका लें। पालक को धोकर काट लें। प्याज बारीक काटकर घी में भून लें। बाद में उसमें हल्दी, नमक तथा अन्य मसाले डालें। हरी मिर्च को भी छोटे टुकड़े करके डाल लें। सब मसालों को दो मिनट तक तलें और उसमें पालक डाल दें। उसे अच्छी तरह चलाएँ। जब सब्जी में मसाला अच्छी तरह मिल जाए तो उसे ढक दो। मन्दी आँच पर उसे दस मिनट पकने दें। बीच-बीच में उसे चलाते रहें जिससे वह तली में न चिपके। पालक पक जाने पर ढक्कन उठा लें और उसे अच्छी तरह चलाएँ। अब उसमें तले हुए आलू मिला दें। सब्जी में पानी नहीं रहना चाहिए। उसे चलाते हुए सुखा देना चाहिए। दो मिनट चलाकर उसमें परोसने से पहले उसमें शकर और क्रीम भी डाल दें।

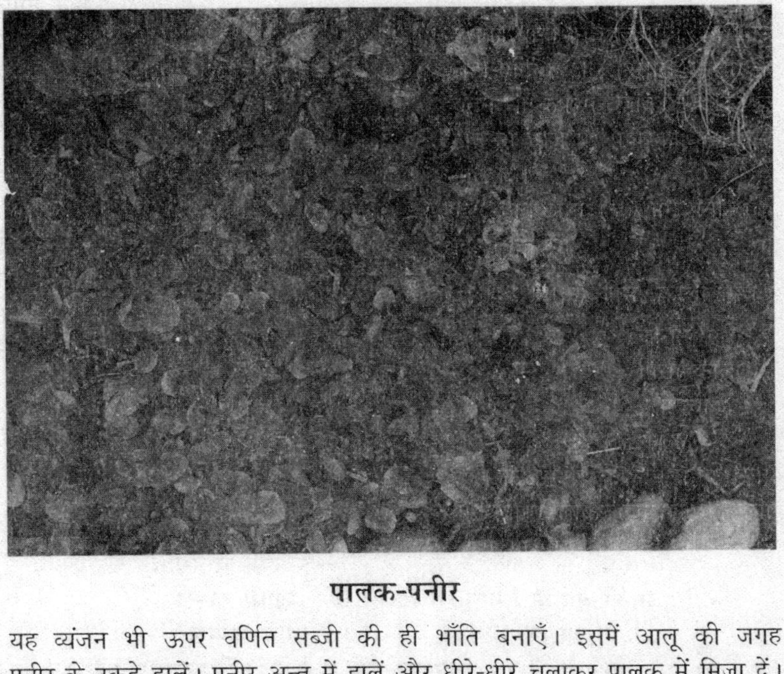

पालक-पनीर

यह व्यंजन भी ऊपर वर्णित सब्जी की ही भाँति बनाएँ। इसमें आलू की जगह पनीर के टुकड़े डालें। पनीर अन्त में डालें और धीरे-धीरे चलाकर पालक में मिला दें। पनीर डालने के बाद इसे दो मिनट तक पकाएँ। इसमें क्रीम डालने की जरूरत नहीं।

क्रीम डालने से इसका स्वाद तो बढ़ जाएगा किन्तु यह पाचन की दृष्टि से भारी हो जाएगी।

इसके लिए पहले पतली पालक बनाएँ और बाद में उसमें पनीर मिलाएँ। तला प्याज, मसाले आदि मिलाकर उसे पतले पालक के साथ पकाएँ। पक जाने पर उसमें अन्त में पनीर के टुकड़े मिलाएँ।

पालक-टमाटर

पालक को पानी में 15 मिनट तक पकाकर पतली सब्जी बना लें और बारीक कर लें। कटे हुए पालक को पकाकर भी उसे पीसा जा सकता है। प्याज-टमाटर की तरी बनाकर उसे पालक में मिला लें और उसे दस मिनट तक पकाएँ। उसमें कद्दूकस की हुई अदरक, लहसुन और धनिया-मिर्च आदि मिला लें। इसे बनाने के लिए आपको करीब चार सौ ग्राम पालक लेना होगा।

लौकी

यह दुनिया-भर में पाई जाती है। लौकी गोल तथा लम्बी दोनों प्रकार की होती है। लम्बी लौकी एक तरफ से पतली तथा दूसरे सिरे पर मोटी होती है। लम्बी लौकी कई किलो तक की होती है। विदेशों में भी लौकी सुविधा से मिल जाती है। यह सब्जी वात्-पित्त-कफ में सन्तुलन लानेवाली होती है अतः इसका खूब प्रयोग करना चाहिए। इसे कई सब्जियों के साथ भी पकाया जा सकता है और इसका सूप भी बनता है। हाँ, चावल में मिश्रित सब्जियाँ डालते समय लौकी का प्रयोग नहीं होता क्योंकि यह बहुत जल्दी गलती है और देखने में भी अच्छी नहीं लगती। हाँ, इसके अनेक व्यंजन बन सकते हैं। टमाटर डालकर भी लौकी बन सकती है।

सामग्री (तीन व्यक्तियों के लिए)

लौकी	— चार
अदरक	— एक चम्मच
टमाटर	— मझोले आकार के चार
पानी	— एक कप
नमक	— चौथाई चम्मच
दूसरे वर्ग के मसाले	— आधी चम्मच
छठे वर्ग के मसाले	— आधी चम्मच
सातवें वर्ग के मसाले	— आधी चम्मच
घी या मक्खन	— एक चम्मच

यह ऐसी सब्जी है जो समय कम होने या पाक विधि के हर चरण पर ध्यान देना सम्भव न हो, उस समय बना सकते हैं। सारी सब्जी को छोटे टुकड़ों में काट लें और

थी के अलावा सबकुछ एक साथ डाल दें, पहले बर्तन में पानी डालें और फिर लौकी। इसके ऊपर अदरक के टुकड़े डाल दें, फिर नमक समेत सभी मसाले डालें। उसके ऊपर टमाटर काटकर डाल दें और ढक्कन से ढक दें। धीमी आँच पर इसे करीब बीस मिनट तक पकने दें। पन्द्रह मिनट बाद सब्जी चला दें। पहले तेज आँच रखें जिससे सब्जी उबलने लगे। फिर आँच धीमी करके बीस मिनट तक पकने दें।

यदि आप चाहें तो घी या मक्खन अन्त में डाल दें। इसे यदि न भी डालें तो भी सब्जी स्वादयुक्त होगी। इसका लाभ यही है कि जिसे घी पसन्द हो या जिसे आवश्यकता हो, वह डाल ले। बड़े लोगों को चिकनाई की आवश्यकता कम होती है तथा छोटे बच्चों को अधिक जरूरत होती है।

सुझाव : इस सब्जी के साथ प्याज, गाजर आदि भी डाल सकते हैं। जब कई सब्जियाँ थोड़ी-थोड़ी बची हों तो उन सबको मिलाकर एक सब्जी तैयार की जा सकती है।

दूसरी विधि–तरी का मसाला बना हुआ हो तो उसका इस सब्जी में प्रयोग किया जा सकता है। नानस्टिक पैन में थोड़ा घी या खाद्य तेल डालकर लौकी के टुकड़े डाल दें। उसी में तरीवाला मसाला डालकर दस-पन्द्रह मिनट तक पकाएँ जिससे उस तरी में सब्जी मिल जाए। सब्जी को पहले उबालें, फिर तरी का सामान मिलाएँ। ऐसा करने का कारण यही है कि तरी की खटास के कारण सब्जी अच्छी तरह नहीं पकती।

तीसरी विधि–कद्दूकस की हुई लौकी में बेसन मिलाकर उसे धीमे तलकर सब्जी पकाई जा सकती है।

सामग्री (तीन व्यक्तियों के लिए)

कद्दूकस की हुई लौकी	— तीन
प्याज	— बारीक काटकर मझोले आकार का एक
अदरक	— बारीक काटकर एक चम्मच
दूसरे वर्ग के मसाले	— आधी चम्मच
पाँचवें वर्ग के मसाले	— एक चम्मच
अजवाइन	— एक चम्मच
नमक	— तिहाई चम्मच
बेसन	— डेढ़ सौ ग्राम

सब चीज़ों को भली प्रकार मिला लें। जरूरत के अनुसार उसमें बेसन कम या अधिक किया जा सकता है ताकि उसकी पकौड़ी बन सके।

बेसन और लौकी के लच्छों को मिलाकर गाढ़ा कर लें जिससे पकौड़ियाँ जैसी बन सकें। उसे फ्राइपैन में धीमी आँच पर तल लें और पक जाने दें। इसे छौंककर सब्जी की तरह पकाएँ और मिली-जुली सब्जी तथा सलाद के साथ परोसें।

पकौड़ियों को अच्छी तरह सेकें। आयुर्वेद की दृष्टि से अधिक सेकना उपयुक्त नहीं

होता। इसीलिए इसमें अजवाइन मिलाने का परामर्श दिया जाता है। इन पकौड़ियों को गर्म तेल में डालें। इससे वे जल्दी पकेंगीं और चिकनाई भी अधिक रहेगी। इन पकौड़ियों को पकौड़ियों की तरह भी खिलाया जा सकता है। इसे टमाटर प्याज आदि की तरी में पकाया भी जा सकता है। इसे उत्तर-पश्चिम भारत में 'कोफ्ता' कहते हैं। ये कोफ्ते अन्य सब्जियों के भी बनाए जा सकते हैं। यह सब्जी पचने में तनिक भारी हो जाती है। कोफ्तों की इस सब्जी को सादे चावलों के साथ खाया जा सकता है।

अगर आप कोफ्तों को खूब तलना नहीं चाहते तो बेसन के स्थान पर सूखी ब्रेड को पीसकर लौकी के लच्छों के साथ गाढ़ा-गाढ़ा मिला लें। इसकी पकौड़ियाँ बनाकर उबलते पानी में पका लें। पाँच मिनट पकाकर उन्हें तुरन्त निकाल लें। बाद में पतली तरी में डाल लें और मिक्स सब्जी की तरह परोसें।

करेला

आयुर्वेदिक दृष्टि से करेला बहुत महत्त्वपूर्ण है। इसका स्वाद कडुवा होता है। विदेशों के स्टोरों पर भी यह सुगमता से मिल जाता है। करेला रक्तशोधक होता है और बढ़े पित्त को शान्त करता है और शरीर की अतिरिक्त गर्मी को बाहर निकाल फेंकता है। यह मधुमेह रोग की औषधि भी है। करेले का बराबर उपयोग करने से मधुमेह को रोका भी जा सकता है।

जर्मनी में मेरी आयुर्वेदिक कार्यशाला में करेले से सम्बन्धित रोचक घटना घटी। फ्रैंकफर्ट रेलवे स्टेशन के पास एक भारतीय पंसारी की दुकान में एक महिला ने आयुर्वेदिक कार्यशाला और पाक कला शिक्षण के विषय में पूछताछ की। उस दुकानदार ने सबसे स्वास्थ्यकर सब्जियों के रूप में उसे लौकी और करेला दे दिए। यह जानकर मुझे सुखद आश्चर्य हुआ। लेकिन जब छात्रों ने पकाते समय करेले चखे तो सभी ने उन्हें खाने से इनकार कर दिया। वे करेले की कडुवाहट से घबरा गए। दोपहर के भोजन के समय भोजन से करेले नदारद थे। आखिर में जब करेलों को टमाटर, प्याज और मसालों के साथ पकाया गया तो उनमें सभी रस विद्यमान थे (कडुआहट भी थी)। लोगों ने सन्तोषपूर्वक उस सब्जी को खाया किन्तु कुछ को तो वह बहुत अच्छी लगी। इसकी पाक विधि नीचे दी जाती है :

टमाटरयुक्त करेला

सामग्री (तीन-चार व्यक्तियों के लिए)

करेला	— आधा किलो
प्याज	— मझोले आकार के तीन
टमाटर	— मझोले आकार के चार
पकाने का तेल	— दो चम्मच

पहले वर्ग का मिश्रण मसाला	–	डेढ़ चम्मच
हल्दी	–	एक चम्मच
नमक	–	तिहाई चम्मच
मिर्च	–	छोटी-सी (यदि चाहें तो)

करेलों को काट लें। कड़ाही में एक चम्मच खाद्य तेल डाल लें, उसे पका लें तथा गर्म तेल में सब्जी डाल दें। तेल तिल का, सरसों का या ज़ैतून ओलिव आइल हो। तेल में कटे करेले डालकर तेज आँच में पाँच मिनट तक पकाएँ। इस दौरान उन्हें बराबर चलाते रहें। अब आँच कम कर दें और सब्जी को यदा-कदा चलाते रहें। करेला पकने में काफी समय लेता है। कम-से-कम बीस मिनट तक या कुरकुरा होने तक पकाएँ। प्याज को काट लें और एक चम्मच तेल में पकाएँ। इसमें नमक, पहले वर्ग का मसाला मिश्रण, हल्दी और मिर्च काटकर डाल दें। सबको मिला दें और धीमी आँच पर दो मिनट तक पकाएँ। इसके बाद टमाटर के छोटे-छोटे टुकड़े करके डाल दें और उसे चलाएँ। ढकने से ढककर पाँच मिनट तक पकाएँ। ढक्कन हटाकर उसे एक बार चला दें। अब उसमें तले हुए करेले डाल दें और सबको मिलाकर दस मिनट तक पकाएँ। बीच-बीच में उसे चलाते भी रहें। कभी-कभी करेले कम समय में भी पक जाते हैं। अगर सब्जी कड़ाही की तली में लगनी शुरू हो जाए तो पकाना बन्द कर दें। इस सब्जी में पानी डालने की आवश्यकता नहीं होती। इसे ब्रेड के साथ परोस दें।

सुझाव–करेले को अन्य कई प्रकार से भी पकाया जा सकता है। अधिकांश लोगों को करेले की कडुवाहट पसन्द नहीं होती, इसलिए उपयुक्त पाक-विधि अपनाना ठीक रहता है।

तला हुआ करेला और भरवाँ करेला

जैसा पिछली पाक विधि में आपने देखा है करेले को आसानी से तल सकते हैं, और फिर इसमें नमक, मिर्च मिला सकते हैं। इस व्यंजन को चपाती और दाल के साथ परोसा जा सकता है।

करेले के अन्दर मसाला भरके पूरा करेला भी बनाया जा सकता है। इस प्रकार बनाने के लिए उन्हें लम्बाई में एक तरफ से काटा जाता है और प्याज तथा अन्य मसालों से भर दिया जाता है। प्याज को काटा नहीं, कूटा जाता है, और फिर ऊपर बतलाए गए मसालों के साथ तल लिया जाता है। इस प्रकार उन्हें भरकर सूती धागे से बाँध दिया जाता है, ताकि अन्दर भरा मसाला बाहर न आए। इस प्रकार भरे और बँधे हुए करेले को थोड़ी-सी चिकनाई डालकर पैन में पका एवं तल लिया जताा है। उन्हें कई बार उलटा-पलटा जाता है ताकि वे सभी तरफ से पक जाएँ। इन्हें मध्यम या बहुत हल्की आँच पर पकाया जाता है जिससे अन्दर भरा मसाला भी पक जाए।

टिप्पणी : करेला गीष्म ऋतु की सब्जी है और यह तासीर में ठंडी है। चूँकि

आजकल सब्जियाँ कृत्रिम जलवायु अवस्थाओं में उगाई जाती हैं, इसलिए अधिकांश वर्ष भर मिलती रहती हैं। जाड़ों में इसको न खाएँ, विशेषकर जाड़ों की रात में।

भिंडी

एशिया तथा अमेरिका में यह बहुतायत से पाई जाती है किन्तु यूरोप में बहुत कम मिलती है। यह विशिष्ट सब्जी है क्योंकि कटने के बाद इसमें पानी मिलते ही बहुत लिसलिसाहट हो जाती है। आयुर्वेद में यह ठंडी तासीरवाली है किन्तु बहुत कफवर्द्धक है। सब्जी बनाने से पहले इसे खूब धोकर सुखा लेना चाहिए और तभी काटना चाहिए। यहाँ पकाने की सरल विधि दी जा रही है।

पहली विधि

सामग्री (तीन व्यक्तियों के लिए)

करेला	— आधा किलो
भिंडी	— 500 ग्राम
प्याज	— मझोले आकार के तीन प्याज
अदरक (कटी हुई)	— एक चम्मच
नमक	— स्वादानुसार
पहले वर्ग का मसाला मिश्रण	— एक चम्मच
छठे वर्ग का मसाला मिश्रण	— आधी चम्मच
हल्दी	— आधी चम्मच

भिंडी को धोकर सुखा दें। ऊपर की टोपी सा सिरा काटकर अलग कर दें। भिंडियों के छोटे टुकड़े कर लें। कड़ाही में तेल गर्म कर लें जिसमें प्याज और अदरक भून लें। जब ये पक जाएँ तो नमक तथा मसाले मिलाकर चलावें। फिर उसमें कटी भिंडियाँ डाल दें और चलाते रहें। उन्हें ढक्कन से ढकें नहीं वरना भाप के पानी से सब्जी चिपचिपी हो जाएगी। इसे पकाने के लिए अधिक चिकनाई की जरूरत होती है क्योंकि बिना ढके इसे पकाया नहीं जा पाता।

दूसरी विधि

सामग्री (तीन व्यक्तियों के लिए)

भिंडी	— 500 ग्राम
छठी श्रेणी का मसाला मिश्रण	— दो चम्मच
नमक	— तिहाई चम्मच
चिकनाई	— एक चम्मच

भिंडियाँ धोकर सुखा लें और ऊपर नीचे के सिर काट दें। नमक-मसाला मिला लें

और हर भिंडी को लम्बाई में चीर दें। बीच में मसाला भर दें। नानस्टिक पैन में तेल गर्म कर लें और भरी हुई भिंडियों को उसमें डाल दें। मंदी आँच पर उसे पकने दें। थोड़ी देर में धीरे से भिंडियाँ पलटें। इन्हें पकाने में पन्द्रह मिनट लगते हैं। भिंडियों को अच्छी तरह पक जाने दें।

करेले के समान ये भिंडियाँ भी सपाट ब्रेड (रोटी) के साथ खाने में अच्छी लगती हैं।

सुझाव : भिंडियाँ कफप्रधान होती हैं अतः कफ प्रकृतिवाले लोगों को भिंडी की सब्जी जल्दी-जल्दी नहीं खानी चाहिए। कफ बढ़ानेवाली होने के कारण भिंडियाँ घी में नहीं, तेल में बनाई जाती है। यही कारण है कि इसकी सब्जियों में अदरक या खटाई का प्रयोग किया जाता है। यह गर्मियों में मिलनेवाली सब्जी है, अतः इसे ग्रीष्म ऋतु में ही प्रयोग करना चाहिए।

आलुओं के व्यंजन

भारत में आलुओं को सब्जी समझा जाता है। इसीलिए आलुओं को सब्जी की तरह—सब्जियों के साथ पकाया जाता है किन्तु यूरोप में आलुओं को चावल अथवा ब्रेड के समान खाया जाता है। भारतवासी आलू तथा ताजी बनी चपातियों का कोई स्थानापन्न नहीं पाते। डबलरोटी, चावल तथा अन्य अनाज की बनी चीज़ें मोटापा बढ़ानेवाली होती हैं अतः इनके स्थान पर जब-तब आलू का प्रयोग कर लेना चाहिए। भारत के नगरों में मोटापा एक सतत् समस्या बनती जा रही है।

उत्तरी यूरोप में आलू का बहुत प्रयोग होता है और वहाँ आलू के विविध व्यंजन बनाए जाते हैं। आलू की तासीर गर्म होती है अतः उसके साथ ठंडी तासीरवाली सब्जियों तथा मसालों का प्रयोग करना चाहिए। हरे धनियों के या सोया के बीज इस तरह की ठंडी तासीरवाली अच्छी बूटियाँ हैं। फ्रांस में तो आलू की तरी बनाते समय दूध तक मिलाया जाता है। आलू गर्म तथा दूध ठंडी तासीरवाला होने के कारण सन्तुलन लाता है। भुने हुए आलू खाना बहुत स्वादिष्ट लगता है। जब इन्हें सूर्य किरण चूल्हे में पकाया जाता है तो वे बहुत ही स्वादिष्ट ल गते हैं। इन आलुओं को पनीर अथवा दही के चीज़ के साथ अच्छी तरह बनाया या खाया जा सकता है। इसके अतिरिक्त आलुओं को मिली-जुली सब्जियों या पालक के बने व्यंजनों से भी प्रयोग किया जा सकता है।

संसार-भर में तले आलुओं के अनेक व्यंजन बनाए जाते हैं। इनके लम्बे टुकड़ों को तलकर खाना बहुत स्वादिष्ट लगता है। अमेरिकी लोगों ने तो इनका नाम ही 'फ्रैंच फ्राईज़' रख दिया है। आलुओं को छोटी उँगली के समान काटकर नमक डालकर तला जाता है। स्वादिष्ट लगने पर भी यह व्यंजन स्वास्थ्यकर नहीं होता क्योंकि एक तो इसमें काफी चिकनाई होती है और गर्म तासीरवाले आलू गर्म तेल में खूब तलने में

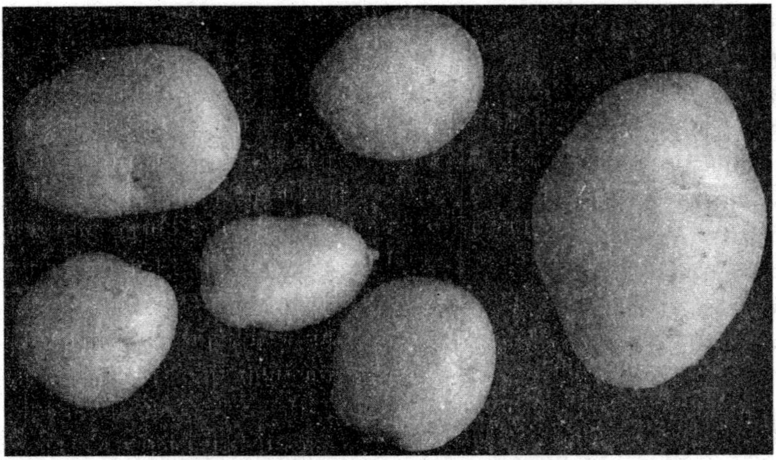

अधिकाधिक गर्म तासीरवाले हो जाते हैं। अगर तलना ही है तो आलुओं को घी में तलना चाहिए जिससे वे अधिक चिकनाई न सोखें। अधिक वसा से बचने के लिए पहले आलुओं को छिलके समेत उबालें और छिलका उतारकर काट लें, इसके बाद फ्राई पैन में थोड़ा सा घी डालकर तल लें।

आधा किलो आलू में केवल एक चम्मच ही घी डालें और तल जाने तक उन्हें बराबर चलाते रहें। उनमें सौंफ़ और काली मिर्च, नमक तथा अन्य मसाले मिलाकर फिर से तल लें या फिर आलुओं को किशमिश के साथ खाएँ यदि आप इन्हें बिना नमक के न खा सकें तो थोड़ा नमक भी मिला लें। जर्मन व्यंजन 'रौस्टी' भी बहुत स्वादिष्ट बनती है। इसे आयुर्वेद विधि से भी बनाया जा सकता है।

रोस्टी

सामग्री

आलू	–	आधा किलो
घी	–	एक-दो चम्मच
नमक	–	चौथाई चम्मच
काली मिर्च	–	एक चुटकी
तीसरे वर्ग का मसाला मिश्रण	–	आधी चम्मच
जीरा	–	चौथाई चम्मच
हरे धनिया के पत्ते (काटकर)	–	एक चम्मच

आलुओं को छिलके समेत उबालें (किन्तु अधिक नहीं)। छिलका उतारकर उनको मसलकर बारीक कर लें। हरे धनिये को छोड़कर सभी मसाले मिला लें। नानस्टिक

कड़ाही में घी गर्म करें और मसले आलुओं को मसालों समेत उसमें डाल दें। मन्दी आँच पर उन्हें दो-तीन मिनट तक पकाएँ। इससे आलू रोटी जैसे बन जाएँगे। इसे दोनों तरफ पकाएँ। मन्दी आँच पर इन्हें पाँच मिनट तक और पकाएँ जिससे वे कुरकुरे हो जाएँ। इनके ऊपर हरे धनिए डालकर परोसें। इस रौस्टी को मिली-जुली सब्जियों या सलाद के साथ परोसा जा सकता है।

सुझाव : आलू की रौस्टी को कई अन्य प्रकार से भी बनाया जा सकता है। आलुओं को फ्राइंग पैन में डालने से पहले कटे हुए प्याज अथवा प्याज एवं अदरक कद्दूकस करके आलुओं में डाल सकते हैं। इसमें दो-तीन प्रकार के मसाला मिश्रणों को मिलाकर बनाया जा सकता है। बारीक कटे बादाम तथा किशमिश मिलाकर भी इस व्यंजन को बना सकते हैं।

भुनी हुई सब्जियाँ

भुनी हुई सब्जियाँ पनीर और क्रीम के साथ बहुत अच्छी लगती हैं लेकिन ये पचाने में भारी रहती हैं। मक्खन, आटा तथा दूध के मिश्रण के साथ ये सब्जियाँ भुनती हैं। पकाने से पहले सब्जियों को इस मिश्रण में लपेट लेते हैं और उसके ऊपर चीज़ लपेट देते हैं। इसके बाद इन सब्जियों को ओवन में पकाते हैं। आलू, शकरकन्द तथा चुकन्दर आदि को ओवन में पकाया जा सकता है। इन सबको अल्युमीनियम की फॉइल में लपेटकर पकाते हैं। इन भुनी सब्जियों को मक्खन तथा नमक में मिलाकर परोस सकते हैं।

संसार में तरह-तरह के ओवन होते हैं। बिजलीचालित ओवन सर्वाधिक प्रयोग होता है। माइक्रोवेव ओवन अब प्रचलित हो गया है क्योंकि इसमें चीज़ें शीघ्रता से पकती हैं और इसे प्रयोग करना भी सुगम है। किन्तु आयुर्वेद की दृष्टि से ओवन में पकी वस्तु का प्राण तत्त्व नष्ट हो जाता है। भारत में मिट्टी के ओवन बनते हैं जिन्हें 'तन्दूर' कहते हैं। हमारे हिमालय-केन्द्र में सूर्य किरणों से चालित ओवन हैं। इसमें सूर्य के प्रकाश की गर्मी से ही सबकुछ पकता है किन्तु इसमें शीघ्रता सम्भव नहीं है। आगे व्यंजन पकाने की विधियों में लगनेवाले समय में विद्युत ओवन का ही समय दिया गया है।

भुनी सब्जियाँ बनाने के विषय में महत्त्व की यह बात है कि उनमें रस-मिश्रण इस प्रकार हो कि वे सुपाच्य हों या फिर खाने में ऐसे व्यंजन परोसे जाएँ कि एक के बाद दूसरी चीज़ खाने से रस-सन्तुलन बन सके। आयुर्वेद की दृष्टि से भारी वस्तुओं को कम मात्रा में खाएँ और हल्की चीज़ें भी अधिक मात्रा में नहीं खानी चाहिए अन्यथा वे सुपाच्य नहीं रहेंगी।

भूनने से पहले विविध सब्जियों की तैयारी

सफेद सॉस : इस सॉस को आयुर्वेद की दृष्टि से उपयोगी तथा सन्तुलित करने की धृष्टता यहाँ की जा रही है। आधा किलो सब्जियों के लिए इस सफेद सॉस का सामान यह लें :

सफेद आटा	– दो चम्मच
घी या मक्खन	– एक चम्मच
दूध	– ढाई कप
जायफल (पिसा हुआ)	– चौथाई जायफल
नमक	– एक चुटकी
पिसी काली मिर्च	– एक चुटकी
पिसी सोंठ	– चौथाई चम्मच

घी या मक्खन को फ्राई पैन में गर्म करके, उसमें आटा डाल दें। जब आटा भुन जाए तो उसमें धीरे-धीरे मन्द आँच पर दूध डालें। यह काम सावधानी से करें जिससे आटे की गाँठें न बन जाएँ। जब सारा दूध डाल चुकें तो उसमें नमक और मसाले डाल दें। इसे तब तक चलाते रहें जब तक कि यह सॉस गाढ़ी न हो जाए और एकरसता न आ जाए।

अलग-थलग सब्जियों को अलग-अलग ढंग से पकाया जाता है। इन्हें सॉस और पीज़ से लपेटकर भूनने से पहले हल्का-सा पका लिया जाता है। जैसी सब्जी होती है, उसकी प्रकृति के अनुसार उसमें मसाले भी डाले जाते हैं। नीचे 500 ग्राम सब्जियों के पकाने की विधि बताई गई है :

आलू–आलू की तासीर गर्म होती है। इसलिए इन्हें बनाने के लिए पहले वर्ग का मसाला मिश्रण डाला जाता है। आलुओं को छीलकर छोटे टुकड़ों में काटा जाता है। फ्राई पैन में दो चम्मच पानी डालकर उसमें आलू डालकर ढक देते हैं और धीमी आँच पर दस मिनट उबालते हैं। इन आलुओं को अधिक पकाना नहीं चाहिए क्योंकि बाद में इनको भूनना पड़ता है। इसमें तीसरे वर्ग का मसाला मिश्रण और आधी चम्मच अजवाइन डालें। तलने के बर्तन में आलू डालें और उस पर सफेद सॉस डाल दें। इन सबके ऊपर चीज़ की हल्की परत चढ़ा दें। इन्हें भूनने के लिए अपनी पसन्द की चीज़ (पनीर) डाल दें।

फूलगोभी–इसकी जायकेदार पकौड़ी बनती है। फूलगोभी की तासीर भी गरम होती है। रासायनिक खाद से आकार बढ़ने के कारण उत्पादित फूलगोभी पचने में कष्टकर होती है और इससे शरीर में वात् विकार बढ़ता है। इसलिए इसमें आधी चम्मच सोया बीज और पाँच इलायची पीसकर ही आलुओं के लिए ऊपर वर्णित मसाले में मिलाएँ। गोभी को भी आलुओं की भाँति पाँच मिनट तक पकाएँ और उसके बाद ही उसे भूनें।

लौकी–यह सन्तुलित सब्जी होती है। यह नर्म होती है इसलिए इसे भूनने से पहले पकाना जरूरी नहीं होता। ऊपर बताई विधि से सादे चावल पकाएँ। आपको 6 चम्मच पकाए सादे चावलों की आवश्यकता होती है। सफेद सॉस में एक चम्मच पोदीना और बारीक कटे तुलसी के पत्ते मिलाएँ। फ्राइंग पैन में लौकी के गोल टुकड़ों को सफेद सॉस में डुबोकर ऊपर से चावल की परत डाल दें। अब उस पर सफेद सॉस लौकी तथा चावल की हल्की परत चढ़ा दें। मसले हुए चीज़ को उस पर डालकर ओवन में रख दें।

मध्यम आँच पर इसे 15-20 मिनट तक पकाएँ। सब चीज़ें पूर्व पकी होती हैं और लौकी नरम होती है इसलिए इन्हें अधिक पकाना नहीं होता है।

सुझाव : आसानी से तली-भूनी जानेवाली सब्जियों का ऊपर वर्णन किया गया है, उसे अन्य सब्जियों के लिए सहज ही प्रयोग किया जा सकता है। चावल की जगह पास्टा का भी प्रयोग किया जा सकता है। सब्जियों में बैंगन, टमाटर तथा मशरूम का प्रयोग किया जा सकता है। जब भी आप टमाटर प्रयोग करें तो सफेद सॉस का प्रयोग न करें क्योंकि टमाटर की खटास से सफेद सॉस में पड़ा दूध फट सकता है।

पनीर

संसार में विशेषतः यूरोप में अनेक किस्मों का प्रसंस्कारित पनीर मिलता है। फ्रांस, स्विट्ज़रलैंड, हालैंड और इटली तो पनीरों के लिए सुविख्यात हैं। बुनियादी तौर पर दूध को फाड़कर पनीर बनाया जाता है और दही का जल-तत्त्व क्षीण करके भी पनीर बनाया जाता है। पनीर और दही के पानी में लेक्टोज, खनिज तथा विटामिन खासी अच्छी मात्रा में मिलते हैं जो कमजोर हाजमेवाले व्यक्तियों तथा रोगमुक्त होकर स्वास्थ्य लाभ कर रहे लोगों के लिए बहुत उपयोगी होता है। इस पानी में प्रोटीन और दूध का वसा तत्त्व अक्षुण्ण रहता है। मानव विभिन्न पशुओं के दूध से प्राचीन काल से पनीर बनाता चला आ रहा है। पनीर का महत्त्व दूध को अधिक समय तक रखने की दृष्टि से भी होता है क्योंकि खालिस दूध को, नए युग की अनेक सुविधाओं के बाद भी, अधिक समय तक नहीं रखा जा सकता। इसके अलावा दूध, परिमाण की दृष्टि से भी अधिक जगह घेरता है और उसे एक स्थान से दूसरे स्थान तक ले जाना सरल नहीं होता। प्राचीन काल में, जब विद्युत का आविष्कार नहीं हुआ था, पनीर को शुष्क रूप में संरक्षित रखा जाता था।

दूध किस प्रकार का है और उसे किस प्रकार प्रसंस्कारित किया गया है तथा उसमें कितनी चिकनाई है, इन तत्त्वों के आधार पर एवं उसे कितना गर्म किया गया है उसका पाश्चुरीकरण किस प्रकार किया गया है या क्या-क्या एंज़ाइम मिलाए गए हैं, इन बातों पर भी पनीर की किस्मों का निर्धारण होता है। सामान्य तौर पर तो पनीर कफ-पित्त बढ़ानेवाला होता है, किन्तु इस तत्त्व की मात्रा दूध की गुणवत्ता पर निर्भर होती है। गाय के दूध या पनीर से कफ-पित्त कम मात्रा में बढ़ता है और वह सन्तुलनवाला होता है

किन्तु भैंस का दूध भारी होता है और उससे अधिक कफ बनता है। बकरी का दूध और उससे बना पनीर गाय के दूध की तुलना में हल्का होता है। आयुर्वेद की दृष्टि से भेड़ का दूध और पनीर बहुत भारी होता है।

पनीर अधिक मात्रा में नहीं लेना चाहिए और मांस तथा पनीर—दोनों तो लेने ही नहीं चाहिए क्योंकि इन दोनों में बहुत अधिक प्रोटीन होता है। हमने स्वयं अनुभव किया है कि अधिकांश पश्चिमी देशों में लोग कुपोषण के इसीलिए शिकार होते हैं क्योंकि वे मांस और पनीर अधिक मात्रा में खाते हैं। हमें स्मरण रखना चाहिए कि सभी पनीर में बकरी के दूध का पनीर सबसे हल्का और सन्तुलित होता है। वास्तव में आयुर्वेद में बकरी का दूध तथा माँ के स्तन-दुग्ध से अनेक रोगों का उपचार किया जाता है।

पहले भाग में दूध से पनीर और दही से घी बनाने की विधियों का वर्णन किया गया है। आगे हम विविध जड़ी-बूटियों और मसालों से पनीर बनाने की विधियों का वर्णन करेंगे।

दही से मसालेदार पनीर बनाना

पूरी चिकनाई से युक्त दही को मलमल के पतले कपड़े में बाँधकर लटका दें जिससे उसका पानी निचुड़ जाए। जब अधिकांश जल निकल जाए तो उस गाढ़े दही में अनेक जड़ी-बूटियाँ और मसाले मिला लें। इन सबको अच्छी तरह मिला लें और किसी बर्तन या कप में दबाकर भर दें। प्लेट में उस कप को उल्टा करके पनीर निकाल लें। अबउस चीज़ पर पैपरिका, ककड़ी-खीरा, चुकन्दर, तुलसी के पत्ते या अन्य जड़ी-बूटियाँ डाल दें।

अब आगे 150 ग्राम पनीर में क्या-क्या मिलाकर कैसे व्यंजन बनाएँ, इसका वर्णन किया जाएगा :

(क) जीरा, काली मिर्च और इलायची

जीरा	— एक चम्मच
पिसी काली मिर्च	— एक चुटकी
इलायची	— चार नग
नमक	— एक चुटकी

फ्राइंग पैन को गर्म करके उसमें जीरा डालकर एक मिनट तक चलाएँ जिससे जीरा भुन जाए (लेकिन जले नहीं)। इलायची के छिलके उतार लें और दाने पीस लें। भुना जीरा भी पीस लें। इन्हें और नमक-काली मिर्च को पनीर में अच्छी तरह फेंटकर मिला लें। इस पनीर को गोलाकार बनाकर तुलसी, धनिया पोदीना और सलाद के साथ परोसें।

(ख) लहसुन तथा अन्य मसालोंवाला पनीर

लहसुन	— पाँच तुरियाँ कुचलकर
नमक	— एक चुटकी

सोया (काटकर) – एक चम्मच
मेथी के नरम पत्ते– एक चम्मच (काटकर)

इन सबको चीज़ में फेंटकर मिला लें और गोलाकार बनाकर उपरोक्त जड़ी-बूटियों समेत परोसें।

(ग) पैपरिका और पोदीना चीज़

कद्दूकस करके पैपरिका – एक चम्मच
पोदीने के पत्ते – बारीक काटकर
छठे वर्ग का मसाला मिश्रण – आधा चम्मच

इन सबको पनीर में फेंट लें और ऊपर बताई विधि से परोसें।

(घ) मिश्रित जड़ी-बूटियोंवाला चीज़

विभिन्न प्रकार की जड़ी-बूटियाँ – बारीक काटकर तीन चम्मच
नमक – चौथाई चम्मच

लहसुन, अजमोदा, तुलसी, धनिया आदि के पत्ते बारीक काटकर नमक सहित चीज़ में फेंट दें और ऊपर वर्णित विधि से सजाकर सप्रेम परोसें।

पनीर क्रीम चीज़

पनीर बनाकर पतले कपड़े में बाँधकर लटका दें। जब इसका पानी निकल जाए तो उसमें ताजी क्रीम भी उतनी ही मात्रा में मिला दें। इस मिश्रण में ऊपर बताई जड़ी-बूटियों को जिस मात्रा में चाहें मिलाकर, नए-नए व्यंजन बनाकर सप्रेम परोसें।

ताजी मक्खन-क्रीम और चीज़

दही से पानी निकालने के बाद प्राप्त चीज़ में उसकी चौथाई मात्रा में ताजी क्रीम मिला दें। इन्हें पूरी तरह फेंटकर जड़ी-बूटियाँ और मसाले मिलाकर स्वादिष्ट व्यंजन बनाकर परोसें।

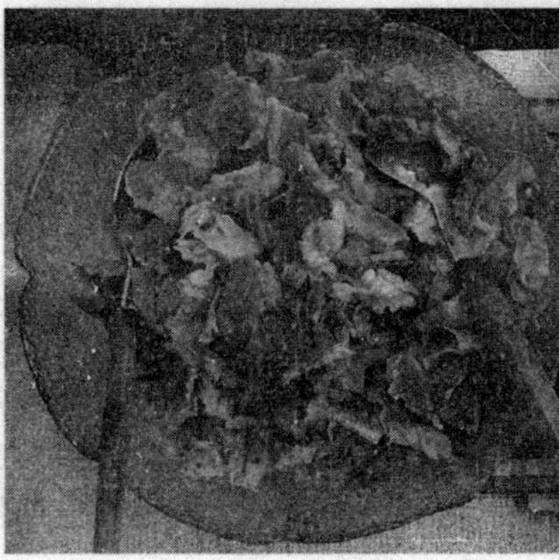

सलाद

आयुर्वेदिक परम्परा में प्रमुख भोजनों के साथ सलाद परोसी जाती है। मुख्य भोजनों में किसी-न-किसी रूप में चिकनाई रहती है, इसलिए सलाद जठराग्नि बढ़ाने के लिए साथ में रखी जाती है। पश्चिमी देशों में लोग

मुख्य भोजन के स्थान पर सलाद ही अधिक मात्रा में खाते हैं। आयुर्वेद में कच्ची चीज़ें अकेले ही खाने की सलाह नहीं दी जाती। सलाद को भोजन के साथ पहाड़ी नमक और नीबू डालकर थोड़ी मात्रा में लिया जाता है। कभी-कभी दही भी रायते के रूप में लिया जाता है। रायता दही को बिलोकर आलू, बूँदी आदि चीज़ें डालकर तैयार किया जाता है। आगे सहयोगी व्यंजनों के वर्णन के साथ रायता बनाने की विधियाँ दी गई हैं। नीबू डालकर सलाद बनाने तथा यूरोपीय विधि (शराबयुक्त सिरका डालकर) बताई गई है।

हरे प्याज की सलाद

सामग्री (दो-तीन व्यक्तियों के लिए)

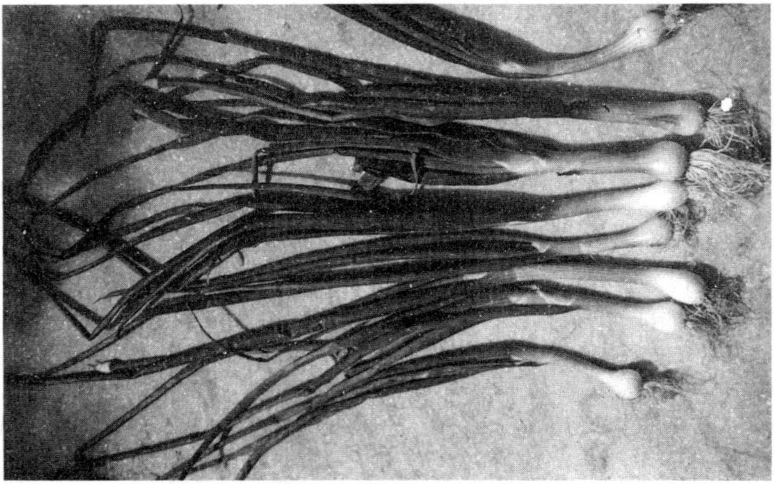

हरे प्याज	–	200 ग्राम
पैपरिका	–	मझोले आकार की एक
टमाटर	–	मझोले आकार का एक
हरा धनिया-पोदीना (बारीक कटा)	–	दो चम्मच
पहाड़ी नमक	–	स्वादानुसार
पिसी काली मिर्च	–	एक चुटकी
नीबू का रस	–	डेढ़ चम्मच

हरे प्याज को बारीक काटिए। उसकी हरी डंडियाँ प्रयोग मत कीजिए क्योंकि उन्हें खाना परेशानीवाला होता है (उन्हें सूप में प्रयोग कर सकते हैं)। टमाटर और पैपरिका को बारीक काट लीजिए। सबकुछ को अच्छी तरह मिला लीजिए और उसमें नमक तथा

काली मिर्च डाल लीजिए। बाद में उसमें नीबू का रस डालकर मिला लीजिए। अब परोसिए।

सुझाव–इसमें आप पत्तागोभी मिला सकते हैं या पैपरिका की जगह पत्तागोभी प्रयोग कर सकते हैं। लेकिन इसमें हरे प्याज का स्वाद प्रमुख रहना चाहिए। आप इसी प्रकार की अन्य सादी सलाद भी बना सकते हैं लेकिन इन्हें मुख्य भोजन के साथ ही प्रयोग करना उपयुक्त रहेगा।

सॉस के साथ सलाद

पश्चिम में अधिकांश सलाद सॉस के साथ बनाए जाते हैं जिनमें से कुछ तो पाचन की दृष्टि से बहुत भारी होते हैं। अनेक प्रकार के सलाद-सॉस बोतलों में बनी-बनाई बिकती हैं। जाहिर है कि इनमें ऐसे रासायनिक पदार्थ डाले जाते हैं, जिनसे वे जल्दी खराब न हों। इसलिए मेरा अनुरोध रहेगा कि खाने के समय ही सलाद तैयार किए जाएँ। क्रीम या दूध के साथ सलाद नहीं बनानी चाहिए क्योंकि खट्टी सलाद दूध या क्रीम मिलाने से कसैले स्वाद की हो जाती है।

सिरके और तेल का चुनाव : महत्त्व की बात यह है कि सलाद के लिए सिरका बहुत अच्छा होना चाहिए। भारत में गन्ने, जामुन और सेब का सिरका बनता है। इटली का बॉलसैमिको सिरका बहुत अच्छा होता है जो लगभग सभी जगह मिलता है।

सन्तुलित सलाद सॉस बनाने के लिए सलाद के प्याले में दो चम्मच सिरका, चौथाई चम्मच नमक, चुटकी-भर पिसी हुई काली मिर्च, चौथाई चम्मच सरसों और बारीक कटा प्याज और लहसुन भी मिला लेना चाहिए। इन्हें चलाकर 15 मिनट तक रखा रहने दें। इससे लहसुन प्याज की तीखी गन्ध निकल जाएगी। उसमें तीन चम्मच तिल का तेल मिलाकर अच्छी तरह हिला दें। आखिर में एक चम्मच शहद, राब या शक्कर मिलाकर उसे अच्छी तरह मिला दें। आपकी सॉस तैयार है। उसी में अपनी सलाद मिला दें और अच्छी तरह चलाकर मिला लें। जैसी सलाद हो, उसी के अनुसार सॉस मिलानी चाहिए पत्तीदार सलाद में चावल और आलू की सलाद की अपेक्षा कम सॉस मिलानी होती है। स्वाद के अनुरूप सलाद में सॉस मिलाएँ लेकिन ख्याल रखें कि वह अधिक खट्टी न हो। उसमें शहद मिलाया ही इसलिए जाता है जिससे खट्टे और नमकीन रसों का सन्तुलन हो सके।

चावल का सलाद

अनेक प्रकार की सब्जियाँ और मसाले चावलों में मिलाए जा सकते हैं जिससे सभी रसों वाली चावल सलाद बन सके। इस सलाद का परिमाण कितना हो, यह इस बात पर निर्भर करेगा कि आप उसे मुख्य भोजन के एक भाग के रूप में खाते हैं या उसे ही मुख्य आहार के रूप में खाते हैं। अधिक परिमाण में बनाने के लिए सामग्री नीचे दी जा रही है

सामग्री (दो-तीन व्यक्तियों के लिए)

बासमती चावल	– 150 ग्राम
पत्तागोभी	– छोटे आकार का एक या बड़े गोभी का आधा
पैपरिका	– मझोले आकार का एक
टमाटर	– मझोले आकार के दो
गाजर	– कद्दूकस करके दो
सेब मीठा	– एक
कुछ हरी सलाद	
हरी जड़ी-बूटियाँ (बारीक कटी)	– चार-पाच चम्मच
हरे प्याज	– दो
या छोटा प्याज	– एक
लहसुन	– चार-पाच तुरियाँ
सिरका	– पाँच चम्मच
तिल का तेल	– 6 चम्मच
पिसी सरसों	– एक चम्मच
नमक	– आधा चम्मच
खांड	– एक चम्मच

बड़ी सलाद-प्याली में सिरका डाल लें, उसी में कटा प्याज, लहसुन, नमक, पिसी कालो मिर्च और सरसों डाल लें। सबको चला दें और पन्द्रह मिनट के लिए छोड़ दें। अब उसमें खांड और तेल डालकर अच्छी तरह मिलाएँ। अलग से चावल उबाल लें। चावल ठंडे कर लें। सब्जियों को छोटे-छोटे टुकड़ों में काट लें। अब उन्हें चावलों और सॉस के साथ मिलाकर धीरे-धीरे चलाएँ।

मिश्रित सलाद : यह सलाद भी चावल की सलाद की तरह ही बनाएँ। इसमें चावल की जगह मशरूम, चुकन्दर और पसन्द की अन्य सब्जियाँ मिलाएँ। यहाँ यह याद रखें कि इसमें सेब सरीखी मीठी सब्जी अवश्य मिलाएँ। इसमें आप किशमिश, बादाम या तिल भी मिला सकते हैं।

गाजर का सलाद

सामग्री (दो-तीन व्यक्तियों के लिए)

गाजर	– मझोले आकार की पाच-छह
प्याज	– मझोले आकार का एक
सिरका	– तीन चम्मच
ज़ैतून/ओलिव आइल	– पाँच चम्मच
नमक	– स्वादानुसार

काली मिर्च (पिसी)	– एक चुटकी
सरसों पिसी	– आधी चम्मच
तिल	– दो चम्मच
खांड	– आधी चम्मच

ऊपर बताई विधि से सलाद सॉस तैयार करें। इसमें लहसुन के स्थान पर तिल प्रयोग करें। गाजर बहुत बारीक कटी न हो जिससे वे बिल्कुल घुल जाएँ। गाजरों को बड़ा भी न काटें जिससे उन्हें चबाकर खाना पड़े। अन्य हरी सलादों की भाँति, जिनमें परोसने से पहले सॉस मिलाई जाती है, इस सलाद को सॉस में (परोसने से पहले) मिलाकर 15 मिनट तक रखा रहने दें।

चुकन्दर का सलाद

सलाद बनाने से पहले चुकन्दर को उबाल लें। उसे छीलकर उसके छोटे-छोटे टुकड़े कर लें और उसमें ऊपर वर्णित विधि से सॉस मिला लें।

मिश्रित सलाद बनाने के लिए आलुओं और पैपरिका को उबालकर मिला लें। इससे बहुरंगी सलाद बनेगी। इसमें ऊपर वर्णित विधि से सॉस मिला लें।

टमाटर का सलाद

टमाटर की सलाद के लिए सॉस में केवल लहसुन ही मिलाएँ, प्याज नहीं। लहसुन को सिरके में पहले डालकर रखें। उसके साथ चीनी की बजाय एक चम्मच शहद तथा तुलसी और हरे धनिया के पत्ते काटकर मिला लें। असल में लहसुन को सहजता से खाने की

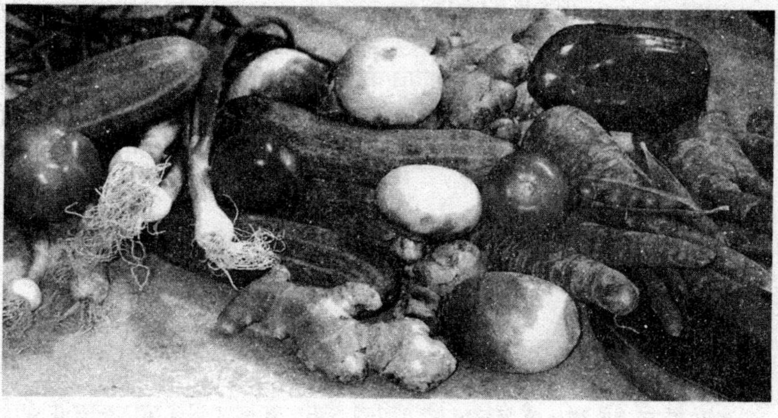

यह एक विधि है क्योंकि सिरका मिला होने और टमाटर की खटास से लहसुन की तीखी गन्ध दब जाती है।

विशेष सॉस के साथ चकोतरा

सामग्री (चार व्यक्तियों के लिए)

पके चकोतरे	– दो
पैपरिका	– आधा
टमाटर	– मझोले आकार का एक
लहसुन	– दो तुरियाँ
जैतून का तेल	– चार चम्मच
सिरका	– तीन चम्मच
नमक	– चौथाई चम्मच
पिसी काली मिर्च	– एक चुटकी
सरसों की लुग्दी	– चौथाई चम्मच
शहद	– एक चम्मच
सोये/सौफ या धनियाँ के कटे पत्ते	– एक चम्मच

चकोतरा को बीच से काट लें और बीज निकाल दें। ऊपर वर्णित विधि से सॉस तैयार करें और उसमें कटी पैपरिका, टमाटर तथा हरी बूटियाँ मिला लें। इन सब सामग्रियों के साथ सॉस को अच्छी तरह मिला लें। इसे चकोतरा के दोनों टुकड़ों में मिला दें। अतिरिक्त सॉस को भी खाने की मेज पर रख दें। चकोतरा के टुकड़ों में सॉस भर दें वरना चकोतरा का रंग काला हो जाएगा।

विलायती कासनी और मेवे की सलाद

फ्रांस की यह विशेष सलाद है। यहाँ वर्णित सामग्री कुछ देशों में सुलभ नहीं होता है। उस अवस्था में थोड़ा पनीर ले लें।

सामग्री (दो-तीन व्यक्तियों के लिए)

विलायती कासनी	– चार
चीज़ (रौकफोर्ड)	– 50 ग्राम
अखरोट	– छह
सिरका	– दो चम्मच
बैजीटेबल तेल	– दो चम्मच
नमक	– चौथाई चम्मच
पिसी काली मिर्च	– एक चुटकी
सरसों की लुग्दी	– चौथाई चम्मच

इस सलाद की सॉस में लहसुन-प्याज नहीं होना चाहिए। विलायती कासनी और रौकफोर्ड चीज़ की सुगन्ध के कारण इसमें जैतून अथवा तिल का तेल नहीं मिलाते। इस सॉस को बनाने के लिए अखरोट के छोटे-छोटे टुकड़े और पनीर मिला लें।

विलायती कासनी को बारीक काट लें और सब सामान को सहजता से मिलाएँ।

हरी सलाद

संसार में अनेक प्रकार की हरी सलाद होती है। चिन्सूर (Cress), रुकोला (Rucola) डैंडेलियन (Dandelion) यकृत (Liver) के लिए लाभप्रद होता है और रक्तशोधक भी होता है। लोगों को अनेक प्रकार की हरी सलाद खानी चाहिए। हरी सलाद को प्रयोग से पूर्व अच्छी तरह धो लेना चाहिए और पानी सूख जाने पर ही प्रयोग करना चाहिए। इसके लिए कपड़े का प्रयोग कर सकते हैं। वैसे सलाद सुखाने की मशीनें भी बाजार में आ गई हैं। सलाद गीली रहने से सब गुड़-गोबर हो जाएगा क्योंकि इससे सॉस पतली हो जाएगी। अपने स्वाद के अनुसार आप उसमें प्याज या लहसुन मिला सकते हैं। सिरके की खटास खत्म करने के लिए खांड या शहद मिलाना न भूलें। हरी सलाद में कम सॉस की जरूरत होती है; इसलिए सॉस की मात्रा का खास ध्यान रखें।

कमजोर हाज़्मे वाले या यकृत (Liver) के रोगी को यह हरी सलाद नहीं खानी चाहिए। उन्हें पका हुआ सामान्य भोजन करना चाहिए और सब्जी में जीरा अथवा अजवाइन मिला लेनी चाहिए।

रोटियाँ

अंकुरित गेहूँ की रोटी

संसार-भर में अनेक प्रकार के अनाजों के आटे से रोटी बनाई जाती है लेकिन अंकुरित गेहूँ के आटे की रोटी बहुत अधिक शक्तिवर्द्धक होती है। आयुर्वेद के अलावा भी, अंकुरित गेहूँ तथा उसके सार तत्त्व को अनेक चिकित्सा-पद्धतियों में चिकित्सा एवं शक्तिवर्द्धन के लिए प्रयोग किया जाता है। कुछ सामग्रियों को औषधि के रूप में प्रयोग करने में कठिनाई हो सकती है, अतः मैंने अंकुरित गेहूँ को स्वादिष्ट भोज्य पदार्थों के रूप में ग्रहण करने के उपाय खोज लिये हैं। इस पुस्तक के आरम्भ में मैंने अंकुरित गेहूँ को कलेवा के रूप में लेने की विधि बताई है।

सामग्री (तीन-चार चपातियों के रूप में)

गेहूँ	— **250 ग्राम**
नमक	— इच्छानुसार
अजवाइन	— आधी चम्मच
कलौंजी	— चौथाई चम्मच
घी या खाद्य तेल	— दो चम्मच

गेहूँ को भिगोकर उसे अंकुरित कर लें। अंकुर निकलने की आरम्भिक अवस्था में उसे ग्राइंडर में पीस लें। जरूरत हो तो उसमें कुछ चम्मच पानी डाल लें। पिसे गेहूँ को निकालकर थोड़ा नमक और मसाले मिला लें। यदि रोटी को सब्जी से खाना हो तो उसमें

नमक न डालें क्योंकि सब्जी में नमक होता ही है। यदि आप उस रोटी के मक्खन या जैम के साथ खाएँ तो उसमें नमक मिला लें।

पीसे अन्न में मसाले अच्छी तरह मिला लें। फ्राइंग पैन में थोड़ा घी डालकर खूब गर्म कर लें तो दो-तीन चम्मच मिश्रित अन्न डाल लें और लकड़ी की चम्मच से उसे फैला लें। आधा मिनट बाद आँच को मन्दा कर लें और उस पर रोटी को पकने दें।

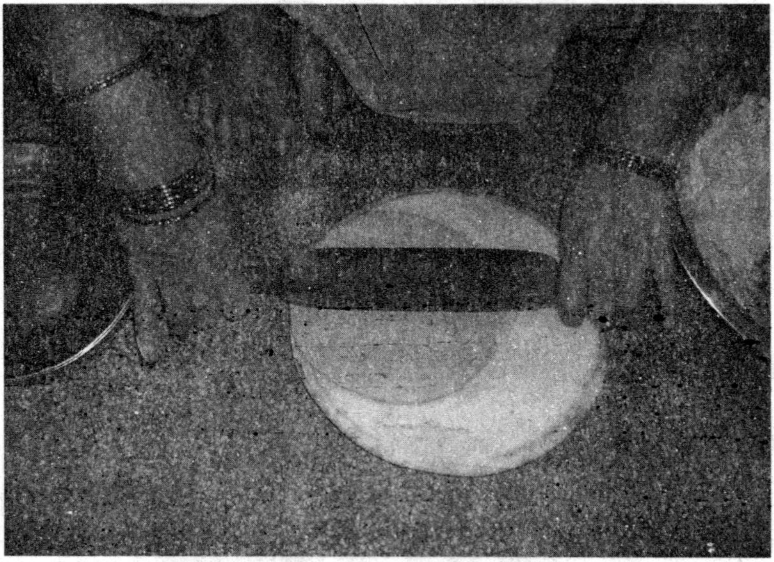

लकड़ी की चम्मच को रोटी के नीचे डालकर चलाएँ जिससे वह फ्राइंग पैन में चिपके नहीं। एक मिनट बाद उस रोटी को पलट दें और उस पर थोड़ा-सा घी लगा दें। थोड़ी देर तक उसे पकने दें जिससे दोनों तरफ से रोटी पक जाए। यदि आप सावधान रहें तो रोटी एक ही बार पलटनी होगी। महत्त्व की बात यह है कि रोटी का आटा पैन में अच्छी तरह फैलाएँ जिससे पतली रोटी बन सके। मोटी रोटी होने पर, एक तो उसे पकाने में समय लगेगा और दूसरे वह बीच में मोटी रह जाएगी।

सब्जीयुक्त अंकुरित गेहूँ की रोटी

उपयुक्त पाक विधि से रोटी बनाने के साथ उसमें प्याज, अदरक, टमाटर और पैपरिका को बारीक काटकर प्रयोग करें। इसमें आप कद्दूकस करके गाजर और कुछ हरी सब्जियाँ भी मिला सकते हैं। मक्के की रोटी बनाने के लिए आगे वर्णित विधि का अनुसरण करें।

मक्की के आटे की रोटी

मक्की की रोटी बनाना बहुत सरल है और बनती भी जल्दी है। इसके लिए आटा सही होना चाहिए। इसके लिए मक्की का पीला आटा लें, कम पीला या सफेद-सा नहीं। सफेद आटा ज्वार का होता है। मक्की की रोटी बनाने की विधियाँ नीचे दी जा रही हैं :

सादी रोटी

सामग्री (दो-तीन रोटियों के लिए)

मक्की का आटा	–	150 ग्राम
नमक (चाहें तो)	–	स्वादानुसार
अजवाइन	–	आधी चम्मच
कलौंजी	–	चौथाई चम्मच
पानी	–	आधा कप
घी या तेल	–	दो चम्मच

सभी सामग्री को मिला लें और इसे अच्छी तरह गूँधें। अगर लोई सूखी-सी हो तो थोड़ा पानी और हाथ से छिड़कें। पानी अधिक न हो कि पतली हो जाए।

नॉनस्टिक फ्राई पैन में थोड़ा घी डाल लें। खूब गर्म हो जाने पर आटे की लोई में थोड़ा तेल लगाकर बेल लें। मक्की के आटे की रोटी हाथ से बनाकर सपाट तवे पर डालें। इसमें यही सावधानी बरतनी होती है कि रोटी डालते समय हाथ की उँगलियाँ न जल जाएँ। अनुभवी लोगों को इसमें कोई कठिनाई नहीं होती लेकिन नौसिखिये को इसमें लकड़ी की चम्मच बहुत मददगार होती है। उस चम्मच से रोटी को एक मिनट के बाद पलट दें। ध्यान यही रखना होता है कि रोटी दोनों तरफ सिक जाए। मोटी रोटी सेकने में कुछ अधिक समय लगता है।

सब्जीवाली रोटी

मेथी की सब्जी मिलाकर मक्की की रोटी बनाई जाती है। इसके लिए ऊपर वर्णित सामान में नीचे लिखा सामान भी मिला लेना चाहिए।

कद्दूकस की हुई गाजर	–	मझोले आकार की एक
बारीक पैपरिका (काटकर)	–	एक
बारीक कटा टमाटर	–	मझोले आकार का एक
बारीक कटा प्याज	–	दो चम्मच
बारीक कटी अदरक	–	एक चम्मच
पहले वर्ग का मसाला मिश्रण	–	एक चम्मच
कटी हुई हरी मिर्च	–	एक (अगर पसन्द हो)

इन सब चीज़ों को अच्छी तरह मिलाकर, ऊपर बताई विधि से रोटी बनाकर सेक लें।

मेथी मिली मक्की की रोटी

ऊपर वर्णित मिश्रित सब्जियों की जगह सौ ग्राम मेथी की हरी पत्तियों को बारीक काटकर मक्की के आटे में मिला लें। उसमें नमक और मसाले मिला लें। चाहें तो मिर्च भी डाल लें। फिर ऊपर बताई विधि से मक्की की रोटी पका लें।

बेसन की रोटी

बेसन में प्रोटीन बहुत अधिक होता है। इसकी रोटी बच्चों तथा वात् विकार से पीड़ित लोगों को खिलानी चाहिए। मक्की की रोटी की विधि से ही बेसन की रोटी पकाई जा सकती है। बेसन की रोटी के लिए पानी की अधिक जरूरत होती है, जिससे घुला बेसन पतला हो जाए। इस पतले बेसन से पतली रोटी जिसे 'चीला' कहते हैं, बनाई जा सकती है।

मिस्सी रोटी

चार भिन्न प्रकार के आटों—गेहूँ, मक्का, बेसन और बाजरे के आटे को मिलाकर रोटी बनाई जा सकती है। इसके लिए सभी प्रकार के आटों को मिलाकर माड़ें और मक्की की रोटी की तरह ही बनाएँ। खालिस बाजरे के आटे की भी रोटी बनाई जा सकती है। यह रोटी शक्तिवर्द्धक होती है और वात्-पित्त-कफ को सन्तुलित रखती है।

हरी रोटियाँ

हरी रोटी के लिए आटे के साथ हरे रंग की सब्जियाँ प्रयोग की जाती हैं जैसे पालक या पसन्द की हरी सब्जियाँ। इनमें अन्य सब्जियों की ऊपर की हरी पत्तियाँ भी मिलाई जा सकती हैं। सब सब्जियों को मिलाकर पतला साग-सा बना लें। उसमें अजवाइन और नमक मिला लें उससे फ्राइंग पैन पर रोटी बना लें।

चपाती

सबसे सीधी-सपाट रोटी होती है जो गेहूँ के आटे को पानी से माँड़कर बनाई जाती है जिस पर घी नहीं लगा होता और ताजी बनाकर गरमागरम खाई जाती हैं। उसी आटे की लोई से चपाती, रोटी और पराँठा बनाया जाता है। गेहूँ के आटे में थोड़ा-थोड़ा पानी डालकर पहले उसे साना जाता है और फिर माँड़ा जाता है। अच्छी तरह से माँड़े जाने से आटा चिपचिपा नहीं रह जाता। इस आटे को माँड़कर 15 मिनट तक रखने के बाद चपाती या पराँठा बनाया जाना चाहिए।

माँड़े आटे का थोड़ा भाग हाथ में लेकर उसकी गोल लोई बनाई जाती है। पहले इस लोई को हथेलियों से दबाकर और फिर बेलन से बेलकर चपाती बनती है। इसके लिए लोई पर सूखा आटा लगा कर पट्टे पर बेलन से बेलकर पतला बनाया जाता

है। उसे सावधानी से तवे पर डालकर पकाया जाता है और फिर उस चपाती को सेका जाता है। गर्म तवे पर उस चपाती को सूती कपड़े से दबा-दबाकर घुमाया जाता है। इससे चपाती फूल जाती है। उस चपाती पर थोड़ा-सा घी चुपड़ दिया जाता है।

सर्दियों में चपाती के आटे में थोड़ी-सी अजवाइन मिला दी जाती है। चपातियों को दाल तथा सब्जियों के साथ खाया जाता है। दोपहर तथा शाम के मुख्य भोजन में इन्हें मक्खन, जैम आदि से खाया जाता है। सुबह के नाश्ते में उत्तर भारत में आमतौर पर पराँठे खाए जाते हैं।

रोटी

रोटी चपाती से कुछ अधिक मोटी होती है। जब रोटी को तन्दूर में लगाकर सेका जाता है तो यह बड़ी स्वादिष्ट बन जाती है। आजकल बिजली के तन्दूर भी आ गए हैं लेकिन तवे पर ही तन्दूरी रोटी बनाना सम्भव होता है।

चपाती की अपेक्षा दुगुनी बड़ी लोई ले उसे हाथ की हथेलियों से गोल कर लें और दबाकर पेड़ी बना लें। उस पेड़ी को हाथ तथा उँगलियों की सहायता से बढ़ाकर रोटी बना लें। अगर इसमें ढक्कन हो तो पटा बेलन की सहायता से बेल लें। रोटी पर थोड़ा पानी लगाकर तन्दूर में लगा दें। गर्म तवे पर भी इसे पकाया जा सकता है। सपाट तवे को आँच पर दोनों तरफ पलटें। पकने पर रोटी अपने आप ही छुट जाती है। तवा उलटकर रोटी में घी चुपड़ दें। उससे पहले रोटी दोनों तरफ से सिक जानी चाहिए। रोटी गरमागरम खाने का मजा ही और है। ठंडी हो जाने पर रोटी चीचड़ हो जाती है।

पराँठा

चपाती से मोटा होता है और इसे तवे पर ही घी या खाद्य तेल से तला जाता है। कुछ घरों या रेस्तरांओं में पराँठे में बहुत अधिक चिकनाई लगाई जाती है, इसलिए यह गरिष्ठ हो जाता है। अतः पराँठे पर घी या तेल तभी लगाना चाहिए जब वह 90 प्रतिशत पक जाए। पराँठा में चिकनाई अधिक होती है, इसलिए उसके आटे की लोई में अजवाइन मिला लेनी चाहिए। चार सौ ग्राम आटे में एक चम्मच अजवाइन मिलाना उपयुक्त रहता है।

अनेक प्रकार के पराँठे

(1) लोई में अन्दर घी चुपड़कर बने पराँठे।
(2) नमक और मसालेवाले पराँठे।
(3) सब्जियाँ भरकर बनाए गए पराँठे।
(4) बेसनी पराँठे।

पहली तीन किस्मों के पराँठों के लिए आटे की लोई ही काम में लाई जाती है।

बेसनी पराँठों को गेहूँ के आटे और बेसन को मिलाकर लोई बनाई जाती है जिसकी विधि आगे बताई गई है।

सादे पराँठे : पराँठें के लिए आटे की लोई चपाती की लोई से दोगुनी होती है जिसे पहले गोलाकार बनाकर फिर दबाकर चौड़ा किया जाता है। बाद में बेलन से उसे बेला जाता है। उस पर घी लगाकर परत बनाए जाते हैं और तवे पर डालना होता है। एक तरफ पक जाने पर उसे पलटा जाता है। उस पर थोड़ा घी लगाकर फिर बीस सैकंड तक पकाकर फिर पलटते हैं। दूसरी तरफ पलटकर उसे फिर सेका जाता है। पराँठों को अधिक नहीं पकाना चाहिए। उसकी चिकनाई जलाना ठीक नहीं है अन्यथा वह जगह-जगह से जलकर काला हो जाता है।

मसालेदार पराँठा : लोई को बेल लीजिए और उसमें छठे प्रकार का मसाला तथा घी मिलाकर ऊपर बताये ढंग से उसके परत बनाकर पकाइए।

भरवाँ पराँठे : इस प्रकार के पराँठे बनाने के लिए कुछ अधिक कुशलता की जरूरत होती है। घी और मसालों की जगह कुछ सब्जियाँ भरकर उन्हें मोड़ लीजिए। इन पराँठों को सावधानी से बेलना होता है, जिससे उसमें भरी सब्जियाँ बाहर न निकल आएँ। इसके बाद ऊपर वर्णित विधि से पराँठे सेकें।

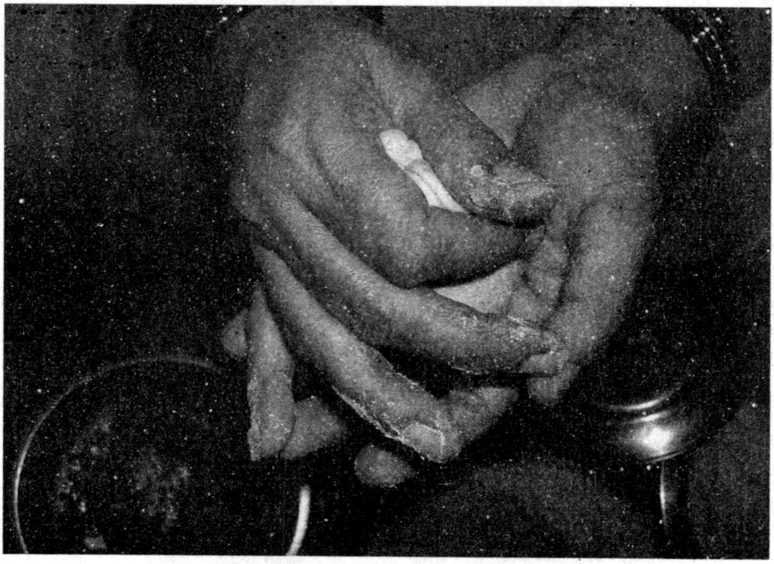

पराँठों में अनेक सब्जियाँ भरी जा सकती हैं। नीचे उनमें से कुछ का वर्णन किया जाता है :

आलू भरना : मझोले आकार के चार-पाँच आलू छिलकों समेत उबाल लें। उबलने

पर छिलका उतारकर बारीक कटा हुआ प्याज, बारीक अदरक, पोदीना या धनिया काटकर उसमें मिला लें। उसी में चौथाई चम्मच नमक, 'क' श्रेणी का मसाला तथा छठी किस्म के मसाले एक-एक चम्मच मिला लें। आलुओं को हाथ से मसलकर सबको एक साथ मिला लें। यदि चाहें तो एक हरी मिर्च भी बारीक काटकर मिला लें। सब कुछ अच्छी तरह मिलाएँ। इसके लिए ब्लैंडर प्रयोग न करें, वरना सबकुछ लुग्दी सी बन जाएगी। यह मसाला करीब पाँच पराँठों के लिए काफी होगा।

गोभी भरना : मझोले आकार के गोभी के फूल को कद्दूकस कर लें तथा अन्य मसाले उसी हिसाब से मिला लें और उसे आटे की लोई में भर लें।

चुकन्दर भरना : दो-तीन चुकन्दरों को कद्दूकस करके, उसमें नमक, धनिया, पोदीना तथा मसाले मिला लें। इसके लिए अदरक-प्याज मिलाने की जरूरत नहीं।

बेसनी पराँठा : आधा कप (100 ग्राम) बेसन और 300 ग्राम गेहूँ का आटा लें। उसमें मझोले आकार का प्याज बारीक काटकर, एक चम्मच कटी अदरक और एक हरी मिर्च मिला लें। इसमें आधी चम्मच अजवाइन और नमक तथा पहले तथा छटे वर्ग के मसाले-मिश्रणों को मिला लें। सबको मिलाकर पानी डालकर लोई बना लें। इसे पन्द्रह मिनट तक रखा छोड़ दें। इसके बाद ही पराँठा बनाएँ। चपाती के लिए जितनी लोई लेते हैं, उसकी दोगुनी लोई लें। उसको हाथ से गोलाकार बनाएँ। उस पर थोड़ा सूखा गेहूँ का आटा बुरककर बेलन से पराँठा बनाएँ और उसे गर्म तवे पर डालें और पराँठा सेकें।

बेसनी पराँठे के आटे से आप तन्दूरी पराँठा भी बना सकते हैं। इसके लिए थोड़ा-सा घी मिला लें और घी को परतों पर चुपड़ते जाएँ। ऊपर थोड़ा पानी चुपड़कर उसे हाथ से तन्दूरी रोटी के समान बनाएँ।

***नोट :** इसके लिए सपाट तवा प्रयोग करें। नॉनस्टिक पैन प्रयोग न करें क्योंकि उसे बिना चिकनाई के गर्म करना होता है जो नॉनस्टिक पैन के लिए ठीक नहीं रहता।*

डोसा

दक्षिण भारत में बननेवाली यह भी एक प्रकार की पतली-सी बड़ी रोटी ही है। इसे बनाने के लिए दाल-चावल को दो दिन तक पानी में भिगोकर रखना होता है। डोसा बनाने का तैयार मसाला भी मिलता है लेकिन वह प्राणहीन होता है।

सामग्री (10-15 डोसों का)

चावल (सफेद-मोटी किस्म का)	–	400 ग्राम
उड़द की दाल (धुली)	–	200 ग्राम
नमक	–	स्वादानुसार

दाल तथा चावलों को तीन-चार बार धोकर, अलग-अलग भिगो दीजिए। अगले दिन इनमें से पानी निकाल दें। फिर दोनों को अलग-अलग पत्थर की कुंडी और मूसली से

पीस लें। इसके बाद दोनों को मिला दें। इस मसाले को गीली हालत में ही रात-भर रखा रहने दें जिससे उसमें हल्का खमीर उठ जाए। इसमें थोड़ा नमक मिला दें।

डोसा को प्लेन रूप से तथा सब्जी आदि के साथ खाया जाता है। डोसा का मसाला बनाने की विधि आगे बताई गई है।

डोसा बनाने का सपाट तवा होता है जिस पर थोड़ा-सा घी या तेल डालकर चुपड़ लें। इस पर दो कटोरी पिसे चावल-दाल का मिश्रण डालकर तवे पर बारीक-बारीक फैला दें। थोड़ी देर बाद उसे पलट दें। डोसा जल्दी ही पक जाता है और स्वास्थ्यकर भोजन होता है। इसमें उड़द की दाल की तासीर गर्म और चावल की ठंडी होती है।

डोसा के बीच में रखे जानेवाला मसाला अनेक सब्जियों से तैयार किया जाता है। इन सब्जियों को बारीक काटना होता है। इसमें मसाले, नमक, हल्दी और कुछ गर्म घी या तेल मिलाया जाता है। पसन्द हो तो हरी मिर्च भी पतली काटकर मिला लें। इन सब्जियों तथा मसालों को मिलाकर खूब चला लें। इन सब्जियों को डोसा के बीचोबीच रख लें और डोसा को दोनों तरफ से मोड़ दें।

भरवाँ रोटी बनाना : संसार के विभिन्न भागों में सब्जी-भरी रोटियाँ बनती हैं जिनमें सलाद भी मिली होती है। इन खानों में सबसे लोकप्रिय पिज़ा है जो संसार भर में मिल जाता है। लेकिन अधिकांश रेस्तराँओं में पिज़ा ताजी सब्जियों से नहीं बनता। आगे भरवाँ रोटी की दो व्यंजन विधियाँ दी जाती हैं जो बहुत ताजगीवाली एवं अच्छी हैं।

सलाद और दही के साथ चपाती

सामग्री (एक व्यक्ति के लिए)

चपाती	— एक
हरी सलाद के पत्ते	— थोड़े से
टमाटर	— मझोले आकार का एक
बन्दगोभी (कटी)	— एक चम्मच
गाजर—(कद्दूकस की हुई)	— एक चम्मच
सलाद सॉस	— एक चम्मच
दही	— दो चम्मच
पिसा नमक एवं काली मिर्च	— एक-एक चुटकी
लहसुन	— दो तुरियाँ
जैतून या तिल का तेल	— एक चम्मच

सलाद का सामान ठंडा नहीं होना चाहिए। सब्जियों को कुछ घंटे तक कमरे में रखें। सब्जियों को छोटे टुकड़ों में काट लें। सलाद सॉस से सलाद तैयार कर लें। दही में नमक और काली मिर्च, थोड़ी-सी चिकनाई और बारीक कटा लहसुन मिला लें। सबको अच्छी तरह मिला लें। सलाद को गर्म रोटी के बीच में रखें और दही को उसके ऊपर रख

लें जिसमें नमक-काली मिर्च, चिकनाई और बारीक कटा हुआ लहसुन पड़ा हो। रोटी को दोनों तरफ से मोड़ लें। इस चपाती को रात्रि के भोजन में न परोसें क्योंकि इसमें दही होता है। इसमें दही के स्थान पर पनीर, जड़ी-बूटियाँ और लहसुन काटकर मिला लें।

गर्म सब्जियों और दही की सॉस के साथ चपाती

इस व्यंजन के लिए कई सब्जियाँ और दही की सॉस को चपाती में रख सकते हैं ठीक वैसे ही, जैसे डोसा में रखते हैं। अगर आप यह व्यंजन रात्रि के खाने में परोसें तो दही के स्थान पर गाजर की सलाद, पनीर तथा लहसुन के साथ परोसें।

ऊपर के दोनों व्यंजनों में चपाती अलग से बनाई जाती है। आप चाहें तो आटे की लोई को थोड़ा फैलाकर उसके बीच सब्जियाँ भर के रोटी को पका सकते हैं। इसके लिए सब्जियों को अलग से पका लेना जरूरी होता है। सब्जियों को सूखी ही तलें, जिससे वे कुरकुरी बनी रहें।

इसके लिए चपाती बनाने में गेहूँ के आटे का प्रयोग कर सकते हैं। गेहूँ के आटे के स्थान पर मैदा का प्रयोग कर सकते हैं। पश्चिमी देशों में सभी जगह मैदा मिलती है। जिसमें गेहूँ का अंश 85 प्रतिशत होता है। इसकी एक विधि यह भी है कि गेहूँ के आटे को बारीक छलनी में छान लें जिससे उसका चोकर निकल जाए। अपने स्वाद के अनुरूप आप अनेक प्रकार के आटे का प्रयोग कर सकते हैं।

सामग्री (चार रोटियों के लिए)

गेहूँ का आटा	— 100 ग्राम
नमक	— एक चुटकी
अजवाइन	— आधी चम्मच
घी या मक्खन	— दो चम्मच

आटा माँड़ने के लिए इन सभी चीज़ों को मिला लें और कम-से-कम पानी डालकर आटा गीला करके माँड़ लें। सारे आटे की चार लोइयाँ बना लें और उन्हें बेलन से बेलकर रोटी बना लें। सूखी-सी पकी सब्जियों को चपाती के बीच में रख लें और दोनों तरफ से रोटी को मोड़ लें। इस तरह मोड़ी चपाती छोटी-सी नाव सरीखी लगेंगी। इस भरवाँ रोटी को तेज आँच पर लगभग बीस मिनट तक पकाएँ।

बीन्स और दालें

दुनिया के कुछ भागों में बीन्स और दालें ठोस आहार हैं और प्रोटीन प्राप्ति का प्रमुख साधन हैं। भूमंडल के दक्षिणी गोलार्द्ध में इनका बहुत प्रयोग होता है और अफ्रीकी तथा दक्षिण अमेरिकी देशों में इनके अनेक व्यंजन बनते हैं। स्वास्थ्य के प्रति जागरूकता बढ़ने और शाकाहार की ओर झुकाव होने से उत्तरी गोलार्द्ध के समृद्ध देशों में भी इनका प्रयोग

बढ़ रहा है। लेकिन बीन्स और दालों को पकाने में अधिक समय लगता है और लोगों की पाचन-शक्ति मजबूत होने की जरूरत होती है। इसलिए इन्हें ठीक से पकाना और मसाले आदि से इन्हें सन्तुलित भोजन का रूप देना महत्त्वपूर्ण होता है। इन्हें पकाने की सुगम विधि प्रेशर कुकर प्रयोग करना आवश्यक है लेकिन अधिक प्रेशर पर पकाने से इनके प्राण तत्त्व की हानि होती है। इसलिए इन्हें धीमी आँच पर देर तक पकाना उपयुक्त होता है। जो लोग इन्हें अक्सर खाते हैं, उन्हें मन्द पकानेवाले विद्युत कुकरों का प्रयोग करना चाहिए। सौर ऊर्जा से इन्हें पकाना सर्वोत्तम है लेकिन दुर्भाग्य से संसार के अनेक भागों में सौर ऊर्जा के कुकर सुलभ नहीं होते।

चने के व्यंजन

चना संसार-भर में मिलता है। छोटे साइज के काले चने, बड़े-बड़े सफेद चनों की अपेक्षा अधिक लाभप्रद होते हैं। दोनों किस्मों का नाम तो 'चना' है किन्तु इनके स्वाद में बहुत अन्तर है। इसीलिए मैंने इनकी पाक-विधि अलग-अलग दी है।

सफेद चने : सफेद चने आम मिलते हैं। इनमें से एक किस्म छोटे चनों की और दूसरी बड़े चनों की होती है। जब खरीदें छोटे चने ही खरीदें।

इमलीवाले चने

सामग्री (तीन-चार व्यक्तियों के लिए)

काले चने	— 200 ग्राम
नमक	— स्वादानुसार
दूसरे वर्ग का मसाला मिश्रण	— एक चम्मच
पहले वर्ग का मसाला मिश्रण	— एक चम्मच
इमली	— एक चम्मच
प्याज	— मझोले आकार के तीन
अदरक (कटी हुई)	— दो चम्मच
लहसुन	— चार तुरियाँ
खाद्य ते	— दो चम्मच
इमली के सूखे बीज	— 100 ग्राम
खांड	— एक चम्मच (बड़ी)
हरी मिर्च (चाहें तो)	— एक छोटी-सी
खीरा-ककड़ी, पैपरिका और टमाटर	— हर एक थोड़े-थोड़े

चनों को अंकुरित करने के लिए पानी में 24 घंटे पहले भिगो दें। बड़ा बर्तन लें जिसमें 5 कप पानी डालने पर आधा खाली रहे। पानी उबालें तो उसमें दूसरे वर्ग का मसाला मिश्रण और उसका आधा नमक उसमें मिलाएँ। भीगे हुए चनों को (पानी

निकालकर) उसमें डाल दें। आग को धीमा कर दें। चनों को ढककर एक घंटे तक पकाएँ। अगर जरूरी हो तो पानी और डाल लें। हर हालत में चने पककर नरम हो जाएँ। अगर वे पूरे न पकेंगे तो वात् विकार पैदा करेंगे। जैसा पानी हो, उसके अनुसार पकाने का समय बढ़ सकता है। जब भी पकाते समय पानी और मिलाएँ तो उबलता पानी डालें। ठंडा पानी कभी न मिलाएँ। याद रखें कि पकने के बाद चने सूखे रहें।

इमली को गर्म पानी में पन्द्रह मिनट तक भिगोएँ और उन्हें मसलकर उसका पानी निकाल लें। इमली के बीज भर ही बचने चाहिए। पकी इमली का सारा रस निकाल लें।

प्याज को कद्दूकस कर लें और अदरक समेत तेल में पकाएँ। इसके बाद कटी हरी मिर्च डाल लें। प्याज पक जाए तो उसमें मसाला मिश्रण तथा बाकी का नमक डाल लें। सबको दो-तीन मिनट तक चलाकर तलें। अब उसमें इमली का रस मिला लें और कुछ मिनट तक पकाएँ। उसे पहले पकाए चनों में मिला लें। लगभग पन्द्रह मिनट तक पकाएँ। अगर तरी रह गई हो तो थोड़ा और पकाएँ। उसे चखकर देखें। अगर इमली की खटास अधिक हो तो उसमें थोड़ा नमक और मिला दें। अब खांड उसमें डाल दें और अन्त में बारीक कटा लहसुन मिला दें।

इस व्यंजन के ऊपर खीरा, धनिया और टमाटर के टुकड़े सजाकर सप्रेम परोसें।

बिना चिकनाई के चने : इसमें तेल, प्याज, कच्ची अदरक या लहसुन डालें। इसके लिए चनों को ऊपर बताई विधि से ही पकाएँ। किन्तु एक चम्मच पिसी सोंठ डालें। चने पक जाने पर मसाला मिश्रण, इमली का रस और खांड डालें। रंग लाने के लिए पैपरिका पाउडर डालें। साथ ही स्वादानुसार। सबको तब तक पकाएँ जब तक उसमें थोड़ी-सी तरी रह जाए। लकड़ी की दो चम्मचों से थोड़े से चने पीसकर उस तरी में डाल दें। परोसते समय चनों के ऊपर धनियाँ, पोदीना या तुलसी के पत्ते डाल दें।

सुझाव : ऊपर के दोनों व्यंजन रोटी, तन्दूरी-रोटी या पराँठे के साथ परोस सकते हैं। चिकनाईवाले चने रोटी के साथ और चिकनाई रहित चने पराँठे के साथ परोसें।

तरीवाले चने : अंकुरित चनों तथा उबले चनों से तरी बनाई जा सकती है जिसके लिए कुछ तेल और मसालों को डालना होता है। इसे रोटी के साथ या सलाद के साथ खाया जा सकता है। इन्हें पीसकर इनको गोलाकार बनाकर फ्राइंग पैन में तला जा सकता है।

सामग्री

चने	— 100 ग्राम
जैतून या तिल का तेल	— दो चम्मच
नीबू का रस	— एक चम्मच
सोंठ	— एक चम्मच

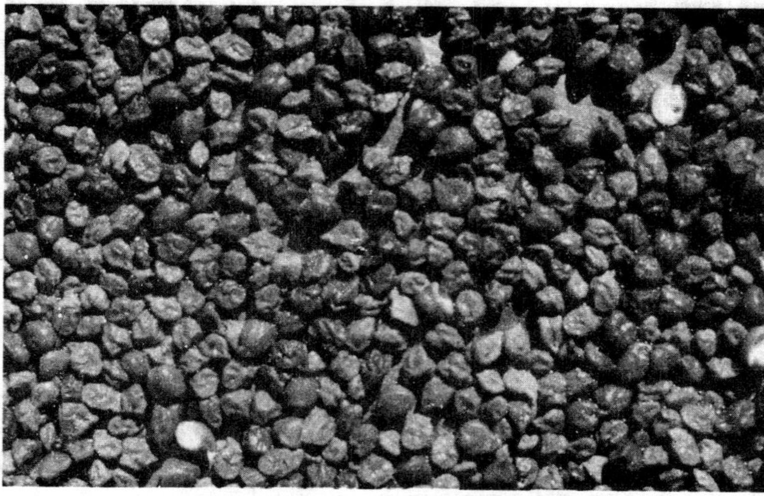

मसाला मिश्रण	— एक चम्मच
नमक	— स्वादानुसार
लहसुन	— तीन-चार तुरियाँ
हरी जड़ी-बूटियाँ (कटी हुई)	— तीन चम्मच
हरी मिर्च (चाहें तो)	— एक

चनों को ऊपर बताए तरीके से अंकुरित करके उबाल लें। सिलबट्टे या ग्राइंडर से पीस लें। इस पिसी दाल को फ्रिज में कुछ दिनों तक रखा जा सकता है।

इस व्यंजन को अनेक विधि से बनाया जा सकता है। आप चाहें तो इसमें टमाटर, पैपरिका, प्याज आदि को मिलाकर अलग-अलग स्वाद के व्यंजन बना सकते हैं।

काले चने

सफेद चनों की अपेक्षा काले चनों को जल्दी पकाया जा सकता है। इन चनों को भी चौबीस घंटों तक पानी में भिगोकर रखना पड़ता है। इन्हें कई तरीकों से बना सकते हैं।

सामग्री (दो व्यक्तियों के लिए)

चने	— 100 ग्राम
नमक	— स्वादानुसार
छठे वर्ग का	
मसाला मिश्रण	— आधी चम्मच
जीरा	— आधी चम्मच
अजवाइन	— चौथाई चम्मच

खाद्य तेल	–	एक चम्मच
नीबू का रस	–	एक चम्मच

पहली विधि : कड़ाही में तेल गर्म करें, उसमें नमक और मसाले डाल दें। पानी से निकालकर भीगे चने उसमें डाल दें। उन्हें तलते समय चलाते जाएँ। दो मिनट बाद आग धीमी कर दें, चनों को ढक दें और 15 मिनट तक पकाएँ। बीच-बीच में उन्हें चलाते जाएँ। अगर चने तली में लग जाएँ तो थोड़ा-सा पानी डाल दें। ध्यान रखें कि चने पककर खूब गल जाएँ। अगर जरूरत हो तो अधिक समय तक भी पकाएँ। आँच पर से उतारकर उसमें नीबू का रस मिलाएँ और अच्छी तरह चलाएँ।

दूसरी विधि : इसमें अंकुरित चनों को नमकीन पानी में आधा-पौना घंटा तक उबालें जिससे वे बखूबी पक जाएँ। इनके लिए अलग से मसाला बना लें और उबले चनों में मिला दें। तरी कुछ पतली हो सके, इसके लिए उसमें कुछ पानी मिला दें। अन्त में तरी में अदरक, लहसुन और धनिया, पोदीना आदि मिला दें।

तीसरी विधि : सफेद चनों के लिए भी आप इसी प्रकार तरी बनाकर मिला सकते हैं।

सुझाव : चावलों के साथ हरी मटर के स्थान पर उबले काले चनों को मिलाया जा सकता है। इन्हें अनेक सलादों में भी मिलाकर प्रयोग किया जा सकता है। चने की तरी को डोसा या रोटियों के साथ भी खाया जा सकता है।

राजमा, सोयाबीन और साबुत दालें

राजमा या साबुत दालें अंकुरित नहीं होतीं। इन्हें पकाने की एक ही विधि है। इन सबको रात-भर पानी में भिगोकर छोड़ दें। इन्हें पकाने में अधिक समय लगता है। ये ठंडी, पचने में कठिन और वात् बढ़ानेवाली होती हैं। इसलिए इन्हें मसालों, अदरक और लहसुन के साथ पकाना चाहिए। इन्हें जब-तब ही खाना चाहिए और रात्रि के भोजन में न खाना ही बेहतर होता है।

इस बात का पूरा ध्यान रखें कि यह अच्छी तरह पकाई हुई हों। यानी इसके एक दाने को दबाकर देखें तो वह पूरी तरह पिस जाए। ये ठीक से न पकें तो वात्कारक होती हैं। चनों के समान इन्हें भी मसाला मिश्रणों के साथ पकाएँ। मन्दी आँच पर इन्हें पकाने में दो घंटे लगते हैं यानी चने पकाने से दोगुना समय। इन बीन्स और साबुत दालों को चनों की भाँति ही—यानी प्याज, अदरक, इमली के रस आदि की सॉस के साथ पकाएँ।

सदैव स्मरण रखें कि बीन्स और साबुत दालों को मसाले की सॉस में एक घंटा अधिक पकाएँ। अगर जरूरी हो तो पानी और मिला लें। अन्त में कुछ बीन्स को तरी में मसल दें, जिससे तरी गाढ़ी हो जाए।

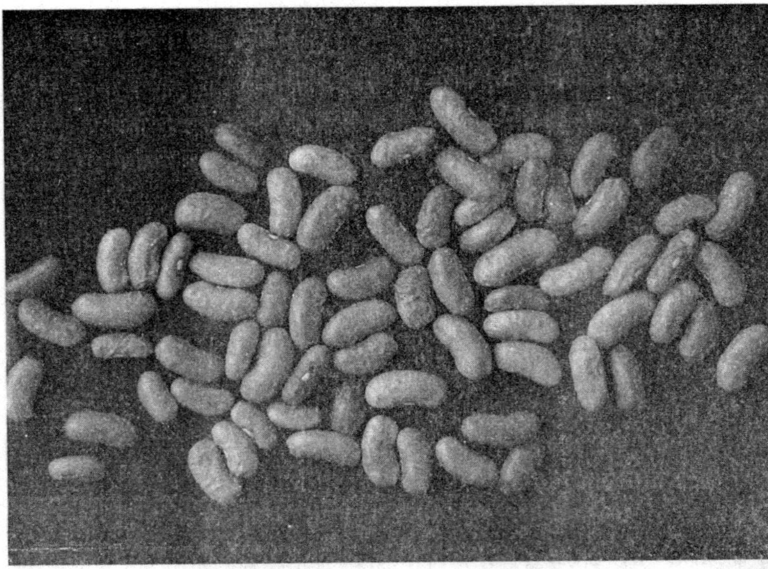

सोयाबीन

ये ऊपर वर्णित बीन्स से भिन्न होती है क्योंकि आयुर्वेद की दृष्टि से इनकी तासीर गर्म हुआ करती है। ये वातवर्द्धक नहीं होतीं बल्कि वात् एवं कफ के विकार को दूर करती है। आप इन्हें अन्य बीन्स के साथ पका सकते हैं। इनके पकाने में थोड़ा-सा अन्तर यह करना होता है :

1. दूसरे श्रेणी के मसालों मिश्रण के स्थान पर तीसरे श्रेणी का मसाला मिश्रण प्रयोग करें।
2. खाद्य तेलों के स्थान पर घी का प्रयोग करें।
3. लहसुन इसमें न मिलाएँ।

तली सोयाबीन्स

सोयाबीन्स तलकर चाय के साथ या वैसे भी खाया जा सकता है। इसके लिए सोयाबीन्स को चौबीस घंटों तक पानी में भिगोए रखकर हथेली से मसलकर ऊपरी छिलका हटाया जा सकता है। अब गीली बीन्स को थोड़े से पानी में थोड़ा सा नमक मिलाकर कुछ देर और रखा रहने दें। इसके बाद पानी निकालकर, उन्हें सुखा लें। सूखी बीन को कड़ाही में थोड़ा घी डालकर तल लें। तलते समय उन्हें चलाते रहें। अगर उन्हें मसालेदार बनाना चाहें उनमें पाचवें मसाले का मिश्रण तलते समय मिला लें। कुरकुरे मसालेदार सोयाबीन्स परोसने को तैयार हैं।

साबुत मूँग का व्यंजन

मूँग स्वास्थ्यकर दाल है। इसे खाने से वात्-पित्त-कफ का त्रिदोष सन्तुलित हो जाता है। यह अन्य दालों की अपेक्षा सरलता से पच जाती है। स्वास्थ्य की दृष्टि से साबुत मूँग को चौबीस घंटों तक पानी में भिगोकर अंकुरित कर लें और चने की भाँति व्यंजन बना लें।

सामग्री (तीन-चार व्यक्तियों के लिए)

साबुत मूँग	–	200 ग्राम
नमक	–	स्वादानुसार
दूसरे वर्ग का मसाला मिश्रण	–	एक चम्मच
हल्दी	–	एक चम्मच
अदरक बारीक काटकर	–	दो चम्मच
हरी मिर्च (चाहें तो)	–	एक

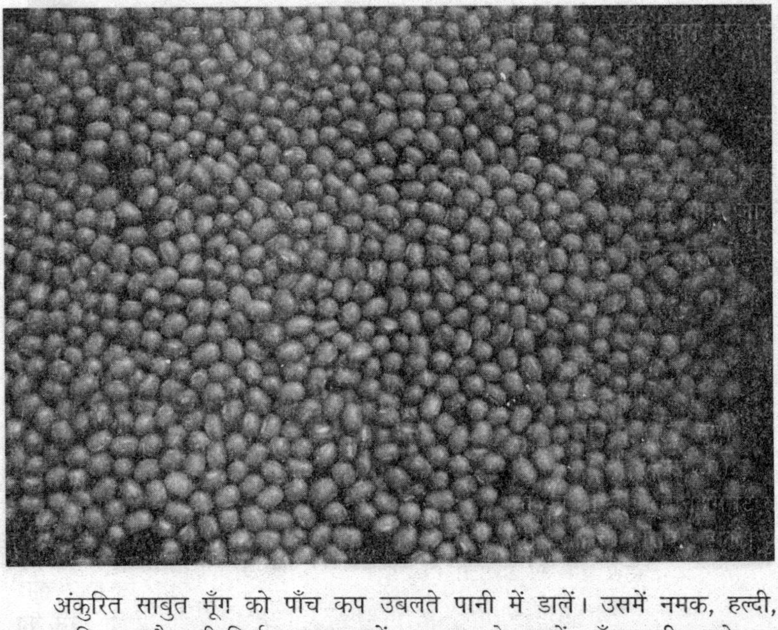

अंकुरित साबुत मूँग को पाँच कप उबलते पानी में डालें। उसमें नमक, हल्दी, मसाला मिश्रण और हरी मिर्च काटकर डालें। अब इनको उबालें, आँच मन्दी करके ढक दें और एक घंटे तक पकने दें जिससे उसमें थोड़ी तरी बन जाए। मूँग और पानी कैसा है, इसके कारण समय कम या अधिक हो सकता है।

अगर आप इन्हें सूप की तरह पीना चाहें तो इसमें काली मिर्च, मक्खन अथवा

घी मिला लें या नीबू का रस मिला लें अथवा बारीक कटा प्याज और घी डालकर पका लें, उसमें एक चम्मच जीरा, आधी चम्मच अजवाइन, डेढ़ चम्मच मसाला मिश्रण मिलाकर एक मिनट पकाएँ और उसमें पकी साबुत मूँग डाल लें। सबको तीन-चार मिनट तक पकाएँ। इसमें ताजी कटी धनिया आदि मिलाएँ अथवा पहले बताए हुए मसाले में साबुत मूँग को पाँच मिनट तक और पकाएँ।

मूँग की दाल के व्यंजन

मूँग की दाल दो रूपों में सुलभ होती है–मूँग की दाल छिलका (जो हरे रंग का होता है) और मूँग दाल धुली। धुली दाल का रंग पीला होता है। इस दाल का लाभ यही है कि यह बड़ी सरलता से पकाई जा सकती है। इसे 5-10 मिनट तक पानी में भिगोना ही पर्याप्त होता है। इसे पकाने की अन्य विधियाँ वे ही हैं, जो साबुत मूँग बनाने की होती है। इस दाल को साबुत मूँग के समान ही कई रूपों में पकाया और खाया जा सकता है।

उड़द की दाल के व्यंजन

उड़द की दाल पित्त और कफवर्द्धक होती है और देर से पचती है। इसमें लेस बहुत होता है और खाने में स्वादु भी बहुत लगती है। यहाँ उसकी केवल एक पाक-विधि ही दी जाती है। अपनी अन्य पुस्तकों में मैंने इसकी अनेक विधियाँ बताई हैं कि यह कैसे अधिक काम-शक्ति बढ़ाती है लेकिन वे सब व्यंजन मीठे हैं। यहाँ मुख्य भोजन में ब्रेड, तन्दूरी रोटी अथवा चपाती के रूप में खाने की दाल की पाक-विधि ही दी गई है।

सामग्री (तीन-चार व्यक्तियों के लिए)

उड़द की दाल	– 200 ग्राम
अजवाइन	– एक चम्मच
नमक	– स्वादानुसार
हल्दी	– एक चम्मच
अदरक (कटी हुई)	– दो चम्मच
हरी मिर्च	– आधी या एक (चाहें तो)
घी	– दो चम्मच
प्याज	– मझोले आकार के दो
पहले वर्ग का मसाला मिश्रण	– एक चम्मच
जीरा	– आधा चम्मच
दूसरे तथा पाचवें वर्ग के मसाले	– आधी-आधी चम्मच
टमाटर	– मझोले आकार के तीन
लहसुन	– चार तुरियाँ
धनिया-सोया पत्ते	– दो चम्मच (कटे हुए)

दाल नापकर धोइए और 15 मिनट तक पानी में भिगोकर रखिए। उबालने के लिए दोगुना पानी लीजिए। उसमें अजवाइन, नमक, हल्दी, अदरक, हरी मिर्च और फिर पानी में से निकालकर दाल डालिए। मन्दी आँच पर ढक्कन लगाकर 15 मिनट तक पकाइए। इसे चावल की भाँति ही पकाइए यानी उसका पानी उसी में सूख जाए।

प्याज को काटिए और घी में भूनिए। पक जाने पर उसमें जीरा और मसाले मिला दीजिए। थोड़ा-सा चलाकर उसमें कटे हुए टमाटर डाल दीजिए। सबको मिलाकर पकने रख दीजिए और तब तक पकाइए जब तक दाल खूब गल न जाए। इसके बाद उसमें दाल डाल दीजिए और पके मसाले में मिला दीजिए। इसके बाद उसे दो-तीन मिनट तक और पकने दीजिए। आखिर में उसमें कटा लहसुन मिला दीजिए और धनिया आदि काटकर ऊपर से डालकर सजाकर सप्रेम परोसिए।

नोट : *इसमें आप लहसुन के साथ नीबू का रस भी मिला सकते हैं। यह दाल पचने में भारी होती है, इसलिए इसे दोपहर के भोजन में खाइए। यदि रात के भोजन में लें तो रात का खाना थोड़ा जल्दी ही कर लीजिए। उड़द की छिलकेवाली काली दाल कम बादी होती है। धुली दाल (पीली) अधिक बादी होती है। बीन्स के समान यह देर से पचती है, अतः इसमें मसाले, घी और खटासवाली चीज़ें डाल लें। उड़द की दाल पित्त और कफ बढ़ानेवाली होती है; इस बात को भली प्रकार ध्यान में रखें। यह खाने में स्वादिष्ट होती है, इसलिए इसे कभी अधिक मात्रा में मत खाइए। उड़द की दाल खाने से शौचक्रिया अधिक मात्रा में होती है; इसलिए जिन्हें कब्ज रहता हो, उनके लिए इसका सेवन उपयोगी होता है।*

खिचड़ी

खिचड़ी चावल और मूँग की दाल दोनों को मिलाकर बनती है। भारत में खासी बड़ी संख्या में लोग दोपहर के भोजन में चावल, दाल तथा सब्जी खाते हैं। खिचड़ी बड़े आहार का स्थानापन्न होती है। दाल-चावल एक ही बर्तन में पकाने से खिचड़ी सुगमता से बनाई जा सकती है। आयुर्वेद में यह हल्का तथा सुपाच्य भोजन माना जाता है। जिनका पाचन तन्त्र गड़बड़ हो या जो लम्बी बीमारी से उठे हों, उन्हें खिचड़ी दी जाती है। पंचकर्म चिकित्सा के बाद खाने के लिए खिचड़ी ही दी जाती है। गरिष्ठ भोजनों के बाद खिचड़ी खाना लाभदायक रहता है। इसमें दो हिस्से चावल और एक हिस्सा मूँग की दाल रहती है। खिचड़ी अनेक प्रकार की होती है जैसे चावलों में अरहर की दाल या उड़द की दाल मिलाकर बिखरवाँ खिचड़ी।

सामग्री (तीन-चार व्यक्तियों के लिए)

चावल	— 100 ग्राम
मूँग की दाल	— 50 ग्राम

हल्दी	— आधी चम्मच
नमक	— स्वादानुसार
घी	— दो चम्मच
प्याज	— मझोले आकार का एक
जीरा	— आधा चम्मच
अजवाइन	— आधी चम्मच
अदरक (कटी हुई)	— एक चम्मच
नीबू का रस	— एक चम्मच

मूँग की दाल और चावल को धो लीजिए और 15 मिनट तक पानी में भिगोकर छोड़ दीजिए। दो लीटर के कुकर में पाँच कप पानी उबालिए और उसमें हल्दी तथा नमक मिला लीजिए। अब उसमें पानी में भीगती खिचड़ी को निकालकर डाल दीजिए। ढक्कन बन्द करके उसे धीमी आँच पर एक घंटे तक पकने दीजिए।

प्याज तथा अदरक को अलग से धीमे पकाइए, जब ये पक जाएँ तो इसमें अजवाइन, जीरा आदि मिला दें और अधपकी खिचड़ी भी डाल दें। इसे बन्द करके दो-तीन मिनट तक और पकाएँ। परोसने से पहले इसमें नीबू का थोड़ा-सा रस मिला दें।

आप इस खिचड़ी को प्याज, टमाटर, अदरक आदि में छौंक दें या फिर भुने प्याज में दो-तीन टमाटर मिला दें। कमजोर पाचन-शक्तिवाले व्यक्ति के लिए यह अच्छी, सुपाच्य रहती है।

उपरोक्त प्रकार खिचड़ी में पानी ज्यादा होने के कारण पतली रहती है। किन्तु खिचड़ी बिखरवाँ भी बनाई जा सकती है। इसके लिए दाल-चावल को पानी में न पकाएँ, बल्कि प्याज के साथ फ्राई कर लें, उसी में मसाले भी डाल दें। इसमें दाल-चावल से तिगुना पानी डालें। प्याज-मसाले डालकर उसे सुविधापूर्वक चलाएँ और बासमती चावल की भाँति ही पकाएँ।

इसमें टमाटर डालने हों तो हल्दी-नमक सहित तिगुने पानी में थोड़ा पकाकर प्याज, टमाटर के साथ मुख्यतः पकाएँ। ध्यान रहे कि खट्टे पदार्थ के साथ यह देर में पकती है। अगर दाल खूब नहीं पकी तो वह वात् बढ़ाती है।

पतली खिचड़ी और बिखरवाँ खिचड़ी को प्याज और मसाले के स्थान पर थोड़े से घी में भी बनाया जा सकता है। खिचड़ी में घी डालना बहुत जरूरी रहता है अन्यथा खिचड़ी सुपाच्य नहीं होती। सूखी खिचड़ी वातुवर्द्धक होती है। जो घी नहीं पचा पाते, उन्हें उसमें नीबू का रस मिला लेना चाहिए। खिचड़ी पकाते समय नमक, हल्दी, अदरक, अजवाइन और जीरा भी उसमें डाल लेना चाहिए।

सहयोगी व्यंजन

इस वर्ग में दही या विभिन्न जड़ी-बूटियों की चटनी या फल तथा अचार आदि आते हैं। इन

व्यंजनों की यही उपयोगिता होती है कि इससे मुख्य व्यंजन का स्वाद बढ़ जाता है।

जब सत्तर के दशक में एक फ्रांसिसी युवक को खाने पर आमन्त्रित किया गया तो उसने भारतीय भोजन के विषय में जो कहा था, वह मुझे स्मरण हो आता है। आज पश्चिमी देशों के लोग काफी मसाले खाने लगे हैं किन्तु उन दिनों फ्रांस के देहातों में मसाले के नाम पर जरा सी काली मिर्च ही खाई जाती थी। उसने कहा कि भोजन के साथ रायता खाना पेट में अग्नि-शमन का काम करता है। आयुर्वेद का एक मूलमन्त्र उस अनजान विदेशी के मुँह से अकस्मात् निकल गया था। आयुर्वेद सकल सृष्टि के साथ समायोजन की एक विधि, एक प्रक्रिया है।

तकनीकी दृष्टि से सलाद भी इसी श्रेणी में आती है लेकिन मैंने उसकी अलग से ही चर्चा कर दी है। इसका कारण यही है कि आधुनिक लोग बहुत कम शारीरिक श्रम करते हैं और उन्हें हल्का भोजन ही करने की आवश्यकता होती है। सूप और सलाद की जुगलबन्दी अच्छी है और दोनों ही हल्का खाद्य होते हैं। सलाद का आज महत्त्व बढ़ गया है और उनको बनाने या खाने की विधि सरल करना आवश्यक हो गया है।

रायता

रायता मुख्यतः दही से बनता है जिसमें स्वाद बढ़ाने के लिए फल, सब्जियाँ या अन्य चीज़ें डाली जाती हैं। कभी-कभी इनमें मेवे भी डाल दिए जाते हैं। दोपहर के भोजन के साथ रायता उपयोगी सहायक व्यंजन है जिसे तैयार करना भी सरल होता है। दही रात के समय नहीं खाना चाहिए इसलिए रायता ब्यालू के समय खाना चाहिए।

केले का रायता

सामग्री (दो व्यक्ति के लिए)

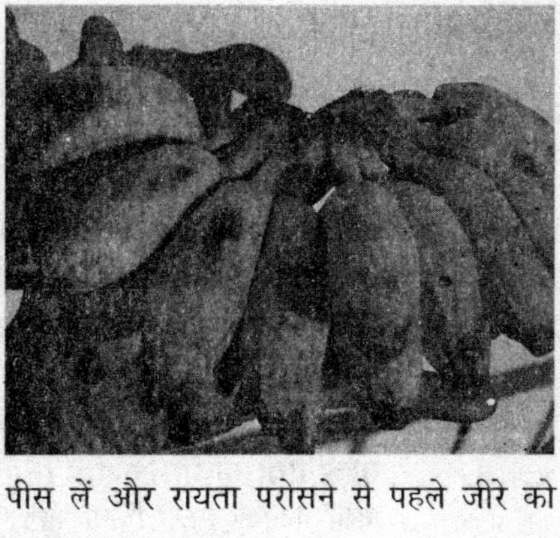

दही	200 ग्राम
केले	मझोले आकार के दो
नमक	एक चुटकी
काली मिर्च	एक चुटकी
जीरा (भुना)	आधी चम्मच

दही को केले के साथ नमक-काली मिर्च डालकर थोड़ा सा चला लेना चाहिए। चम्मच से ही अच्छी तरह मथ लेना चाहिए। जीरे को गर्म तवे पर डालकर लकड़ी की चम्मच से चला लें, थोड़ा भुन जाने पर जीरे को खरल में पीस लें और रायता परोसने से पहले जीरे को ऊपर बुरक लें।

खीरे का रायता

इस रायते में केले के स्थान पर खीरे का प्रयोग करें। खीरे को कद्दूकस कर लें या छोटे टुकड़ों में काट लें। इसमें खीरे और मट्ठे को समान मात्रा में लें। इसमें जीरे के स्थान पर पोदीना के पत्ते बारीक-बारीक काटकर मिलाएँ या सूखे पोदीने को मसलकर बारीक करके मिलाएँ।

इस दूसरी किस्म के रायते में काजू को काटकर छोटे-छोटे टुकड़े मिलाएँ। 200 ग्राम दही में पीसे काजू 50 ग्राम मिलाएँ।

अदरक, प्याज और टमाटर का रायता

दही लेकर उसमें केले के रायते के समान नमक, काली मिर्च (पिसी हुई) और भुना जीरा समान मात्रा में मिला लें। इसी में छोटे से प्याज को बारीक काटकर मिलाएँ और मझोले आकार के एक टमाटर और अदरक (एक चम्मच) मिलाएँ। इसी में भुने जीरे को बारीक पीसकर मिलाएँ।

लौकी का रायता

इस रायते में मट्ठे में लौकी को कद्दूकस करके या बारीक टुकड़े करके मिलाएँ। लौकी को 15 मिनट तक उबाल लें। इसके लिए लौकी के टुकड़ों को मद्धिम आँच पर चढ़ाकर ढक दें। लौकी उसके अपने पानी की भाप से ही पक जाएगी। अगर उसमें अधिक पानी हो तो उसे निचोड़कर निकाल दें। लौकी को दही में मिलाकर चम्मच से अच्छी तरह मिला दें। इसके बाद इसमें वे सब मसाले मिलाएँ जो केले के रायते में मिलाते हैं।

चटनियाँ

चटनी खट्टे, गर्म और मधुर रस का मिश्रण होती है। इनके कारण जठराग्नि प्रबल होती है और पाचनशक्ति बढ़ती है।

आम की चटनी : संसार-भर में प्रसिद्ध है। इसमें अचारवाला कच्चा आम लें। यह आम यूरोप-भर में मिलता है और खट्टा होता है। चटनी के लिए आम सख्त होना चाहिए जिससे उसको कद्दूकस किया जा सके। यूरोप में बिकनेवाले आम खट्टे होते हैं। इन आमों को यदि कद्दूकस न करें तो इसके छोटे टुकड़े कर लें। आम का ऊपर का छिलका उतार दें।

सामान (आम के एक किलो गूदे के लिए)

सख्त तथा कच्चा आम — दो किलो
फलों का कद्दूकस किया गूदा — एक किलो

चीनी	—	700 ग्राम
जीरा (भुना)	—	डेढ़ चम्मच
नमक	—	डेढ़ चम्मच
पहले वर्ग का मसाला मिश्रण	—	दो चम्मच
पिसीवाली मिर्च	—	एक चम्मच
सूखी खजूर (छुहारा)	—	100 ग्राम
सूखी किशमिश	—	50 ग्राम
कद्दू के छिले बीज	—	100 ग्राम
सिरका	—	दो चम्मच

आमों का छिलका उतार दें। उन्हें कद्दूकस करें या उनके छोटे-छोटे टुकड़े कर लें। बीच की गुठली निकाल दें। उसमें चीनी मिलाएँ। दो किलो आम से कितना गूदा निकलेगा, इसके वजन का अनुमान नहीं किया जा सकता। इस गूदे के हिसाब से चीनी मिलाएँ। आपके इस गूदे को चीनी, नमक भुने जीरे और पिसी काली मिर्च में कम आँच पर ढककर चढ़ा दें और आधे घंटे तक पकाएँ जिससे सब मिलकर एकसार हो जाए। पकाते समय इसे चलाते रहें।

छुहारों को बारीक काट लें। छुहारों के अलावा काजू आदि भी मिलाएँ। चाहें तो सूखे मेवे इसमें न मिलाएँ। इस सबको ठंडा होने दें और उसमें सिरका डालकर खूब मिला लें। वह चटनी जैम जैसी बन जाएगी। इसे साफ और सूखी बोतल में डाल लें। यह चटनी फ्रिज में महीनों तक रखी जा सकती है।

पुदीने की चटनी

सामग्री

पोदीने की हरी पत्तियाँ	—	200 ग्राम
प्याज	—	मझोले आकार के दो
नमक	—	स्वादानुसार
पहले वर्ग का मसाला मिश्रण	—	एक चम्मच
हरी मिर्च (चाहें तो)	—	एक
नीबू का रस	—	दो चम्मच
इमली का रस	—	तीन चम्मच
खांड	—	दो चम्मच

पुदीने के पत्तों को अच्छी तरह साफ कर लें। प्याज को बारीक काट लें। इनको सिलबट्टे पर बारीक पीस लें। पोदीने की खट्टी चटनी फ्रिज में 3-4 दिनों तक रखी जा सकती है।

हरे धनिये की चटनी भी इसी प्रकार बनाई जा सकती है। इसमें धनिये की सुगन्ध अच्छी लगती है।

मिश्रित चटनी–धनिया, सोया, अजमोदा, पोदीना आदि विविध बूटियों को सम्मिलित रूप से पीसकर चटनी बना सकते हैं।

नारियल की चटनी–कच्चे नारियल की गिरी से बहुत ही स्वादिष्ट चटनी बनती है। हरा नारियल न हो तो सूखे नारियल को कद्दूकस करके काम में लाया जा सकता है।

सामग्री

कद्दूकस किया नारियल	– पाँच चम्मच
कटा हुआ प्याज	– मझोले आकार का एक
कटी अदरक	– तीन चम्मच
नीबू का रस	– चार चम्मच
नमक	– स्वादानुसार
खाद्य तेल	– एक चम्मच
सरसों के दाने	– एक चम्मच
उड़द की धुली दाल	– दो चम्मच
हरी मिर्च	– एक

नारियल, प्याज, अदरक, हरी मिर्च, नमक और नीबू का रस मिक्सी में मिलाकर पीस लें। खाद्य तेल अलग से गर्म कर लें। तेल खूब गर्म हो जाए तो सरसों के दाने उसमें डाल दें और उसके तुरन्त बाद दाल डाल दें। सबको एक मिनट तक पकाएँ और सब कुछ पिसा हुआ उसमें डाल दें। आँच बुझा दें और चटनी को ठंडी हो जाने पर रखें।

अचार

बुनियादी तौर पर अचार सब्जियों को नमक, मसाले और खट्टे पदार्थों (जैसे नीबू के रस और सिरके) की सहायता से परिरक्षित करना है। प्राचीन काल में परिरक्षण की विधियाँ क्या थीं जिनमें हानिकारक/परिरक्षण करनेवाला कुछ भी नहीं मिलाया जाता था, और जो उपयोगिता के कारण आधुनिक युग में प्रयोग होती हैं।

अदरक का अचार

यह सबसे सरल अचार है जिसे करीब एक सप्ताह तक अदरक परिरक्षित होती है। अदरक में अनेक औषधीय गुण होते हैं, अतः यहाँ इसका वर्णन करना महत्त्वपूर्ण है। वह उन लोगों के लिए उपयोगी है, जिनको भूख नहीं लगती या जिनकी पाचन-क्रिया मन्द गति से कार्य करती है।

सामग्री

अदरक	– 200 ग्राम
नीबू का रस	– चौथाई कप
पहाड़ी नमक	– एक चम्मचे

अदरक को ऊपर से छीलकर लम्बे-लम्बे टुकड़े काट लें। इन्हें काँच की शीशी में डाल लें। उसमें नमक और नीबू का रस मिला दें। इसके बाद शीशी का ढक्कन बन्द करके उसे अच्छी तरह हिलाएँ जिससे सबकुछ भली प्रकार मिल सके। उसे रात-भर रख छोड़ें। अदरक के टुकड़ों का रंग लाल हो जाएगा। आपका अचार तैयार है।

नीबू का अचार

इस अचार के भी बहुत से औषधीय गुण होते हैं। अधिक भोजन कर लेने, अपच की अवस्था में या मन भारी होने पर, यह अचार खाना गुणकारी है। पहाड़ों पर चढ़ जाने या ऊँचाई पर जी मिचलाने, गला सूखने या बेचैनी होने पर यह अचार लाभदायक सिद्ध होता है।

सामग्री

नीबू	–	आधा किलो
पाँचवीं श्रेणी का मसाला मिश्रण	–	दो चम्मच
अजवाइन	–	50 ग्राम
नमक	–	स्वादानुसार
चीनी	–	300 ग्राम
सिरका	–	डेढ़ कप

छोटे, दागरहित और पतले छिलकेवाले नीबू लें। इन्हें कुछ समय तक पानी में भिगोकर रखें। इसके बाद नीबू पानी से निकालकर सुखा लें। हर नीबू के चार टुकड़े करें और उन्हें शीशे के साफ जार में रखते जाएँ जिसका ढक्कन अच्छी तरह बन्द हो सके। अब जार में मसाला का मिश्रण और नमक आदि डालकर अच्छी तरह हिलाएँ या लकड़ी की चम्मच से उसे चलाएँ। अब आधी चीनी और आधा सिरका जार में डालकर उन्हें मिलाएँ। जार का ढक्कन बन्द करके अचार को एक महीने तक नित्य धूप में रखें। जार को समय-समय पर हिलाते रहें। अचार कई महीनों में पकता है। एक महीने के बाद शेष आधी चीनी और सिरका जार में डालकर अच्छी तरह हिलाएँ। तीन महीने बाद अचार खाकर देखें। उस समय तक वह कड़ा होगा। अगर इस बीच नीबू सूखे-सूखे लगें तो उसमें कुछ चीनी और सिरका और मिला दें।

नीबू का अचार कितने ही समय तक रखा जा सकता है। कुछ समय बाद नीबू का अचार सूख जाएगा किन्तु उसके औषधीय गुण सुरक्षित रहेंगे। वास्तव में यदि नीबू का अचार एकदम सूख जाए तो उसे कूट लें और कुटा हुआ अचार भी भूख बढ़ानेवाला तथा अपच दूर करनेवाला होगा।

मिला-जुला अचार

गाजर, शलजम और फूलगोभी का मिला-जुला अचार बनता है। आप चाहें तो इनमें किसी सब्जी को कम भी कर सकते हैं या एक ही सब्जी का अचार बना सकते हैं।

सामग्री

कटी सब्जियाँ	–	एक किलो
प्याज	–	मझोले आकार के चार
लहसुन	–	मझोले आकार का एक
खाद्य तेल	–	पाँच चम्मच
नमक	–	एक चम्मच
पहले वर्ग का मसाला मिश्रण	–	दो चम्मच
लाल मिर्च कुटी हुई	–	एक चम्मच
सिरका	–	200 मि.लि.
खांड	–	300 ग्राम

सभी सब्जियों को छीलकर काट लें। शलजम को गोलाकार, फूलगोभी को छोटे टुकड़ों में और गाजरों को लम्बे-लम्बे छोटे टुकड़ों में काटें। बड़े भगौने में पानी उबालें और उसमें सभी सब्जियाँ डाल दें। एक-दो मिनट तक सब्जियाँ उबालें। उन्हें छेदवाली छलनी में डालकर उसका पानी निकाल दें। एक तौलिया पर उबली सब्जियाँ फैला दें। अगर सम्भव हो तो उन्हें आधे घंटे तक धूप में रख दें। प्याज और लहसुन को अलग-अलग कूट लें। प्याज को तेल में भून लें। जब वह पक जाए तो उसमें नमक और मसाला मिला दें। थोड़ा गर्म करके मसाले में सब्जियाँ मिला दें। इस सिलसिले में यह देख लें कि सब्जियाँ अच्छी तरह सूख गई हैं। पाँच मिनट तक सब्जियों को चलाते रहें। अन्त में उसमें कुटा हुआ लहसुन मिला दें। अब सब्जियों को ठंडा हो जाने दें। खांड को सिरके में मिलाएँ और उस मिश्रण को तली सब्जियों में मिला दें। इन्हें अच्छी तरह मिलाकर ढक्कन लगे साफ जार में डाल दें और ढक्कन कसकर बन्द कर दें। जार को धूप में रख दें और समय-समय पर उसे हिलाते हुए सब्जियों को अच्छी तरह मिला दें। यह अचार एक सप्ताह में बन जाता है। बाद में, इसमें थोड़ा सिरका और मिला दें। इस अचार को कई महीनों तक रखकर खाया जा सकता है लेकिन इसके लिए यह सावधानी बरतनी पड़ेगी कि आप जार को घड़ी-घड़ी खोलें नहीं। अच्छा तो यही हो कि रोजमर्रा के खाने के लिए अचार को छोटी शीशियों में अलग से निकाल लें। नमीवाले मौसम में जार बार-बार खोलने से उसमें फफूँदी चढ़ जाती है।

भोजनोपरान्त मिष्ठी

आयुर्वेद की मान्यता के अनुसार मुख्य भोजन करने के बाद कुछ मीठा खाना चाहिए। इसके लिए आटा, चावल या अन्य अन्न पदार्थों की बनी मिठाई उपयुक्त नहीं होती। इसलिए फलों, पनीर, सूखे मेवे आदि खाण्ड से लेना ठीक रहता है। इन्हें भी अल्पमात्रा में लेना चाहिए। अगर आप चावल, गेहूँ या मक्का की मिष्ठी खाना चाहें तो इन अन्नों

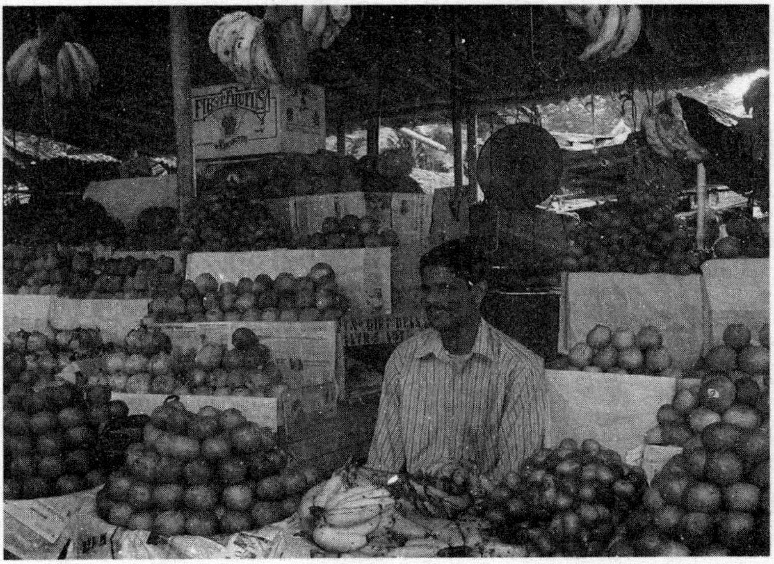

को मुख्य भोजन में न लें तो ठीक रहेगा। इसके लिए पेट में इतनी जगह रहे कि भारी मिष्ठी खाई जा सके। इसके लिए पेट दो-तिहाई ही भरा हो।

विविध फलों की मिष्ठी

कई प्रकार के फलों को मिलाकर सलाद बनाने की अनेक विधियाँ हैं। फ्रूट क्रीम बनाने के लिए फलों में थोड़ी क्रीम और चीनी मिला लें। याद रखें कि इसमें खट्टा फल न मिलाएँ क्योंकि खटास और दूध विरोधी आहार है।

फलों को मिलाकर मिष्ठी बनाने के लिए किशमिश, बादाम, कद्दूकस किया नारियल सरीखे सूखे मेवे भी प्रयोग किए जा सकते हैं। अगर फल खटास लिये, कुछ कम मीठे हों तो उनमें एक-दो चम्मच शहद मिला लें। इनमें थोड़ा-सा बादाम रोग़न मिला लेने से इनकी स्वाद-गन्ध बढ़ जाएगी।

फलों की मिश्रित मिष्ठी बनाने के लिए उनमें छठे वर्ग का मसाला मिश्रण और नीबू का रस मिला लेना ठीक रहेगा। गरिष्ठ या अधिक भोजन कर लेने पर इनका प्रयोग अधिक उचित रहेगा क्योंकि उपयुक्त मसाले एवं नीबू पाचन में सहायक होंगे। चार कटोरी मिश्रित फलों में एक चम्मच मसाला मिश्रण तथा दो चम्मच नीबू का रस मिलाना ठीक रहेगा। इनका परिमाण आप अपने स्वाद के अनुसार कम या अधिक कर सकते हैं।

स्ट्रॉबेरी तथा तुलसी की मिष्ठी

स्ट्रॉबेरी के मौसम में यह मिष्ठी बनाना सबसे सरल होता है। अधिकांश लोग स्ट्रॉबेरी में क्रीम तथा चीनी मिलाकर बढ़िया मिष्ठी बना लेते हैं। इस मिष्ठी से पाचन शक्ति बढ़ती है और यह स्वादिष्ट भी होती है।

सामग्री (तीन-चार व्यक्तियों के लिए)

मीठी स्ट्रॉबेरी	— 250 ग्राम
रैडवाइन सिरका*	— एक चम्मच
शहद	— एक चम्मच
तुलसी के पत्ते (कटे हुए)	— एक चम्मच
पिसी काली मिर्च	— एक चुटकी

स्ट्रॉवेरी के हर दाने को चार भागों में काट लें। इन पर एक चम्मच सिरका और एक चम्मच शहद डाल लें। इसके बाद इन्हें पन्द्रह मिनट तक जहाँ का तहाँ रखा रहने दें। इन पर तुलसी के कटे पत्ते और कुछ पिसी काली मिर्च डाल लें। इन सबको भली प्रकार मिला लें। जब आप यह मिष्ठी परोसें तो उसके ऊपर तुलसी के कटे पत्ते डाल दें।

सूजी का हलवा

नाश्ते के लिए सूजी की जो पाक विधि बताई है, उसी विधि से सूजी का हलवा बनाया जा सकता है। यह बहुत शीघ्र और सहजता से बनाया जा सकता है।

सामग्री (तीन-चार व्यक्तियों के लिए)

सूजी	— 100 ग्राम
चीनी	— 50 ग्राम
घी	— दो चम्मच
इलायची	— तीन
बादाम (कटे हुए)	— दो चम्मच
पिश्ता (कटे हुए)	— एक चम्मच

सूजी को घी में दो-तीन मिनट तक भूनें। अलग से एक कप पानी गर्म करके उसमें चीनी तथा इलायची पीसकर डालें। यह सब मिलाकर तीन-चार मिनट तक पकाएँ। इसे शरबत के रस में मिलाएँ और उसे चलाते रहें। इसी बीच उसमें कटे बादाम डाल दें। इसे 2-3 मिनट तक पकने दें। परोसने के बाद ऊपर से कटे पिश्ता डालकर रखें।

---

* इस मिष्ठी में सिरके की उत्तमता महत्त्वपूर्ण तत्त्व होता है। यूरोप में आप बलसामाइको (विशिष्ट इटालियन सिरका) का प्रयोग कर सकते हैं। लेकिन आप बढ़िया किस्म का रैडवाइन सिरका या शीरे का काला सिरका भी प्रयोग कर सकते हैं। जामुन का सिरका हो तो और भी उत्तम रहे।

गाजर का हलवा

नाश्ते के खंड में इस हलवा की पाक-विधि बताई गई है। भोजनोपरान्त मीठा खाने के लिए गाजर के हलवे को अधिक पकाकर गाढ़ा करना होता है।

सामग्री (तीन-चार व्यक्तियों के लिए)

गाजरें	— मझोले आकार की पाँच-छह
दूध	— एक लीटर
चीनी	— सौ ग्राम
इलायची	— पाँचकटे
बादाम	— दो चम्मच
कटे हुए काजू	— 50 ग्राम
मीठी किशमिशें	— दो चम्मच

गाजरों को छीलकर कद्दूकस कर लें। कुछ चम्मच पानी में गाजरों तथा इलायची के दाने निकालकर उबालें। इन्हें ढककर धीमी आँच पर करीब आधा घंटा उबालें। उबालते समय उन्हें चलाते जाएँ। अगर गाजरें तली में लग उठें तो थोड़ा पानी और डाल दें।

अलग से कड़ाही में दूध उबालें। आँच धीमी करके उबालें पर जब दूध चौथाई हिस्सा रह जाए तो उसमें उबली गाजरें मिला दें। साथ ही चीनी भी डाल दें। इन सबको तब तक उबालें और चलाते रहें जब तक कि पानी सूख जाए और गाजरें एवं दूध गाढ़ा हो जाए। इसमें किशमिश और बादाम मिला दें तथा 5 मिनट तक और पकाएँ। अब इसे गरमागरम भी परोस सकते हैं या ठंडा करके उसके ठोस होने पर बर्फी की तरह काट लें। ऊपर काजू डालकर गाजर के हलवे को सप्रेम परोसें।

केसर की खीर

हलवे की भाँति दूध-चीनी में पकाए अन्न को सामान्यतया खीर कहते हैं जिसमें मेवे पड़े हों। जब केवल 'खीर' शब्द ही प्रयोग होता है तो उसका अर्थ है दूध में पकाई चावल की खीर।

सामग्री (पाँच-छह व्यक्तियों के लिए)

बासमती चावल	— 100 ग्राम
दूध	— एक लीटर
चीनी	— 100 ग्राम
केसर	— आधा ग्राम
बादाम	— 50 ग्राम
किशमिश	— 30 ग्राम

बासमती चावल को धोकर पानी में थोड़ी देर भिगोएँ। उसके बाद ढाई गुने पानी में चावलों को पकाएँ। चावल पक जाने पर भगोने में आधा दूध लेकर पकाएँ, धीमी

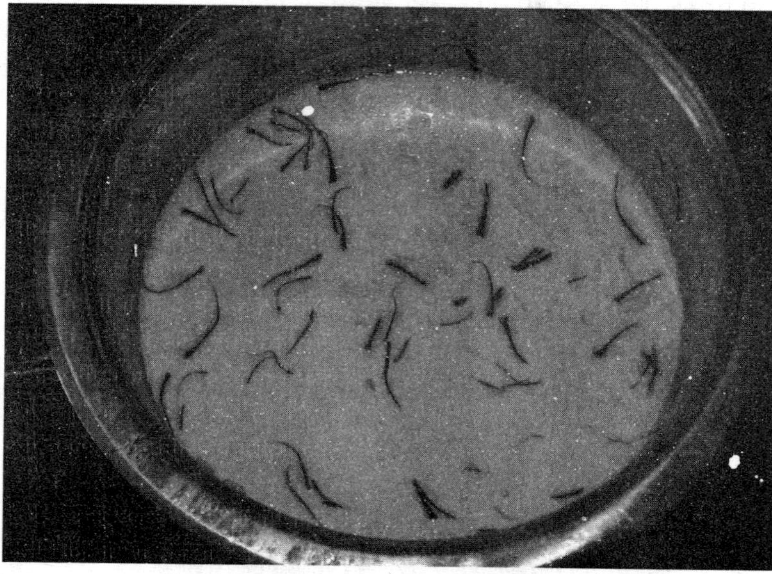

आँच पर उसे चलाते रहें। जब चावल गाढ़े हो जाएँ तो उसमें शेष आधा दूध और चीनी मिलाकर पकाएँ। इस प्रकार खीर पकाने में काफी समय लगता है। खूब पक जाने पर चावल और दूध एकरस हो जाते हैं, उस समय उसमें केसर, कटे बादाम और किशमिश मिला दें और 5 मिनट तक और पकाएँ। खीर को खूब चलायें जिससे उसमें केसर घुल जाए। अब आप उस खीर को गर्मागर्म या ठंडी सप्रेम परोसें।

सूजी की खीर

यह पाचन में बहुत हल्की होती है और जल्दी से बनाई जा सकती है। इसमें आप केसर भी डाल सकते हैं और इलायची भी।

सामग्री (तीन-चार व्यक्तियों के लिए)

कटे हुए काजू	— 50 ग्राम
सूजी	— 50 ग्राम
घी	— एक चम्मच
दूध	— ढाई कप
चीनी	— चार-पाँच चम्मच
इलायची	— चार
बादाम	— 50 ग्राम
किशमिश	— 25 ग्राम

कड़ाही में घी डालकर उसमें सूजी भून लें। भुनी सूजी में आधा कप पानी डाल लें। उबल जाने पर उसमें इलायची दाने पीसकर मिला लें। जब सूजी सारा पानी सोख ले तो उसमें दूध और चीनी मिलाएँ। इसे मन्द आँच पर पाँच मिनट तक पकाएँ और उसमें बादाम तथा किशमिश मिला दें। दो-तीन मिनट तक और पकाकर गरमागरम परोसकर खिलाएँ।

नोट : *जब किसी पकवान में घी का प्रयोग किया जाए तो उसे गरमागरम परोसें। फ्रिज में रखकर उसे ठंडा न करें। घीवाले व्यंजन को ठंडा करके खाना-पीना नहीं चाहिए। अगर आप भोजनोपरान्त मीठी चीज़ को जिसमें घी हो, पीना चाहते हैं तो वह गर्म ही होना चाहिए।*

फिरनी

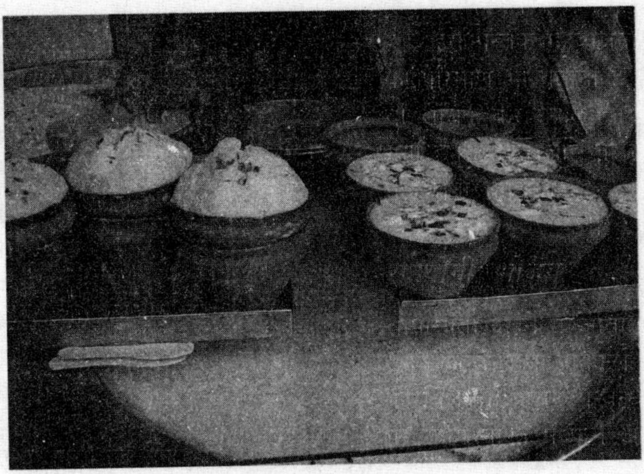

अंकुरित गेहूँ की मैदा से फिरनी बनाई जाती है।

सामग्री (तीन-चार व्यक्तियों के लिए)

मैदा	— एक कप
घी	— एक चम्मच
इलायची	— चार
चीनी	— तीन चम्मच
बादाम (कटे हुए)	— दो चम्मच
पिश्ता (कटे हुए)	— एक चम्मच
काजू (कटे हुए)	— एक चम्मच

घी गर्म करके उसमें मैदा को दस मिनट तक भूनें। उसमें इलायची (छीलकर दाने)

मिलाएँ। उस समय मैदा पतली होगी, इसलिए उसे चलाते रेहें ताकि सबकुछ एकरस हो जाए। गाढ़ा होने पर यह तली में बैठती है और जलने लगती है। इसमें चीनी और बादाम मिलाकर दो-तीन मिनट तक और पकाएँ तथा चलाते भी रहें। फिरनी को गरमागरम भी परोस सकते हैं और कमरे के तापमान में भी। परोसने से पहले इसके ऊपर पिश्ता और काजू भी डाल दें।

छेना मिठाई

पनीर का एक नाम छेना भी है। छेना मिठाई का अर्थ है पनीर की मिठाई।

सामग्री (तीन-चार व्यक्तियों के लिए)

पनीर	– आधा लीटर दूध से बना
घी	– एक चम्मच
चीनी	– चार चम्मच
बादाम (कटे हुए)	– पाँच चम्मच
केसर	– एक चुटकी

पनीर का पानी निकालकर लकड़ी की दो चम्मचों से या हथेली से दबाएँ। हाथों से दबाना अधिक ठीक रहता है। घी को कड़ाही में गर्म करें और मन्द आँच पर पनीर पकाएँ। इसमें बादाम और केसर मिलाकर दो-तीन मिनट तक पकाएँ। इस सबको एक प्लेट में डालकर गोलाकार रूप दें। ठंडा होने पर इसको काटकर टुकड़े बना लें और सप्रेम परोसें।

चाय

बदलती ऋतुओं के अनुसार शरीर में सन्तुलन बनाए रखने के लिए पारम्परिक आयुर्वेदिक व्यवस्थाओं के अनुसार अनेक प्रकार के पेय पदार्थ लेने का परामर्श दिया गया है। उदाहरणार्थ, ग्रीष्म ऋतु में शरीर पर उत्ताप के प्रभावों को शान्त रखने के लिए विविध पेय पदार्थ लेने की परम्परा है। सर्दियों में शीत के उपचार के लिए अनेक प्रकार की चायें एवं वनस्पतियाँ लेने का परामर्श दिया गया है जिससे शरीर में ताप-सन्तुलन बना रहे। मैंने नाश्ते के साथ अनेक प्रकार की चायें बनाने की विधियाँ दी हैं।

कुछ पेय यह सन्तुलन बनाने के साथ-साथ स्वास्थ्यवर्द्धक भी होते हैं। इनमें सबसे महत्त्वपूर्ण पेय है जल। विभिन्न स्थानों के खनिज पदार्थों के अनुसार पानी के गुण भी भिन्न-भिन्न होते हैं। अधिक गन्धक तत्त्वयुक्त पानी से पित्त प्रबल होता है। कैल्शियम-युक्त पानी कफवर्द्धक होता है। यदि पानी में कुछ खारापन है तो वह वात्प्रधान होता है। आयुर्वेदिक पद्धति से हम पानी में कुछ सीमा तक सन्तुलन ला सकते हैं।

इलायची-युक्त पानी

पानी में इलायची डालकर उबाल लेने से उसका स्वाद एवं सुगन्ध ही नहीं बढ़ती, वरन् इससे उसमें एक सन्तुलन भी आता है। दो-तीन इलायची लेकर उसका छिलका उतारकर दानों को पीसकर पानी में उबाल लें। यदि जल सभी प्रकार से स्वच्छ न हो तो उसे 15 मिनट तक उबालें। उबालने के बाद उस पानी को साफ बर्तन में रख लें।

चाय

प्राचीन युग में स्थानीय वस्तुओं के उपयोग के अतिरिक्त और कोई चारा नहीं होता था। यह बात भोज्य पदार्थों के विषय में भी सत्य थी। भारत के विभिन्न भागों में अनेक वनस्पतियों को चाय के रूप में लिया जाता था। काली चाय केवल उन्हीं प्रदेशों में प्रयुक्त होती थीं, जहाँ चाय पैदा होती थी। जब अंग्रेजों ने चाय का व्यापारिक स्तर पर उत्पादन आरम्भ किया और विश्व भर में उसका निर्यात करने लगे तो स्थानीय चायों का प्रयोग पीछे पड़ गया और उत्तरी भारत में काली चाय प्रमुख पेय बन गया। दक्षिण भारत में कॉफी का व्यापारिक उत्पादन शुरू होने पर वहाँ कॉफी का प्रयोग बढ़ गया। विविध वनस्पतियों को मिलाकर पी जानेवाली चाय 'देसी' चाय अथवा आयुर्वेदिक चाय बन गई। कुछ महत्त्वपूर्ण वनस्पति चायों का तो इस प्रक्रिया में अस्तित्व ही खो गया और कुछ भागों के आदिम प्रकृति लोगों में ही इस चाय का प्रयोग सीमित हो गया। आयुर्वेदिक मान्यताओंवाले भारत देश में लोगों ने काली चाय को पूर्णतः नहीं स्वीकारा। भारतीयों ने पाया कि इससे चिन्तन-प्रक्रिया तो बढ़ती है किन्तु यह स्वाद में कसैली और गर्म तासीरवाली अधिक होती है। कुछ लोग आज भी काली चाय को आन्तरिक जलन पैदा करनेवाली मानते हैं लेकिन उसमें दूध और चीनी मिला लेने से उसका प्रतिकूल प्रभाव कम हो जाता है। काली चाय के प्रतिकूल प्रभाव समाप्त करने के लिए मौसम और विशिष्ट स्थितियों के अनुसार उसमें अनेक वनस्पतियाँ मिलाने लगे। लौंग, इलायची, अदरक तथा काली मिर्च भी उसमें विविध अनुपातों में मिलाई जानी लगी।

यहाँ मैं वनस्पति चाय बनाने की अनेक विधियाँ बताऊँगी और इन मसालों के प्रभावों का भी वर्णन करूँगी।

आयुर्वेदिक परम्परा में, रोगोपचार तथा स्वास्थ्यवर्द्धन के लिए विभिन्न अनुपात में तरह-तरह के मसालों का प्रयोग करने का प्रावधान है। इन मसालों को एक साथ कूट-पीसकर पानी में धीमी आँच पर ढककर उबालते हैं। पाँच मिनट तक उबालने के बाद उन्हें पाँच मिनट तक ठंडा करने के लिए छोड़ देते हैं। आयुर्वेद की भाषा में इन्हें 'देसी' चाय कहते हैं। इस चाय में आप थोड़ी खांड मिला सकते हैं। यहाँ याद रखें कि शहद गर्मी का विरोधी है। अगर आप कम गर्म चाय लेते हों तो उसमें खांड के स्थान पर शहद मिला सकते हैं। कुछ प्रकार की चाय वैसे ही मीठी होती है और उनमें मीठा मिलाने की आवश्यकता नहीं होती।

आगे कुछ मसालों और जड़ी-बूटियों का वर्णन किया जाएगा जिन्हें ढाई कप पानी में उबाला जा सकता है। साथ ही वे वात्-पित्त-कफ पर क्या प्रभाव डालते हैं, यह भी बताया जाएगा। आयुर्वेद का लक्ष्य इन त्रिदोषों में सन्तुलन लाना है। यदि हम गर्म तासीरवाली वस्तु से चाय बनाते हैं तो उसमें सन्तुलनकारी तत्त्व मिलाते हैं ताकि उसके कुपरिणाम शरीर की प्रकृति पर न पड़ें। यहाँ हम औषधियों की नहीं, भोज्य पदार्थों की चर्चा कर रहे हैं। औषधियाँ हम अधिक परिमाण में लेते हैं ताकि रोगोपचार सम्भव हो। ये चाय नहीं होतीं, वरन् काढ़े होते हैं, जिसकी निश्चित उपयोगिता होती है। अदरक, तुलसी, इलायची और काली मिर्च की चाय दोपहर के भोजन या रात्रि के भोजन का आनन्द बढ़ाने के लिए ले सकते हैं। लेकिन इसे कड़क बनाकर हर चाय घंटों बाद लेने पर यह खराब गले, खाँसी और ज्वर आदि की औषधि भी है।

अजवाइन की चाय

आधी चम्मच अजवाइन को ढाई कप पानी में धीमी आँच पर उबालें। पाँच मिनट रखकर आँच बुझा दें और चाय को पन्द्रह मिनट तक रखा रहने दें। उसे छानकर खांड आदि मिलाकर इसे पी सकते हैं। यह चाय पाचन की दृष्टि से बहुत अच्छी होती है। इसे भोजनोपरान्त लेना चाहिए। अजवाइन की तासीर गर्म तथा पित्तप्रधान होती है, इसलिए इसमें सोया मिला लें लेकिन इसे अक्सर नहीं लेना चाहिए।

अजवाइन और अदरक की चाय

इसमें अजवाइन के साथ चौथाई चम्मच पिसी सोंठ मिला लें या अदरक का आधा इंची टुकड़ा काटकर डाल लें। यह चाय लिवर की कमजोरी दूर करती है।

अदरक-इलायची की चाय

ढाई कप पानी में एक चम्मच कटी हुई अदरक और दो इलायची पीसकर उबालें। अगर हरी अदरक न हो तो उसमें चौथाई चम्मच पिसी हुई सोंठ डाल लीजिए। अगर वह चाय अधिक कड़क लगे तो उसमें अजवाइन या सौंफ थोड़ी-सी मिला लीजिए अन्यथा सोंठ की मात्रा कम कर लीजिए।

अदरक-इलायची-तुलसी की चाय

अदरक, इलायची की चाय में तुलसी के थोड़े से पत्ते मिलाकर यह चाय बन जाती है।

अदरक-इलायची-तुलसी और काली मिर्च की चाय

उपरोक्त चाय में चुटकी-भर पिसी काली मिर्च मिला लीजिए।

जिस व्यक्ति की वात् या कफवाली प्रकृति हो, उसके लिए ऊपर वर्णित अन्तिम तीन प्रकार की चाय का सेवन बहुत उपयोगी रहेगा। अदरक-इलायची-तुलसी-काली मिर्च

की चाय जुकाम, खाँसी तथा बुखार में बहुत उपयोगी रहती है और रोगोपचार के तौर पर इसे हर तीन-चार घंटे के बाद लेना लाभकर रहता है।

अजवाइन अथवा सौंफ की चाय

आधी चम्मच अजवाइन या सौंफ पर ढाई कप उबलता पानी डालने से यह चाय तैयार हो जाती है। इसे बस 15 मिनट तक ठंडा करके ले लेना पर्याप्त है।

यह चाय पित्तप्रधान व्यक्तियों या अधिक अपान वायुवालों के लिए उपयोगी होती है। अजवाइन या सौंफ को उबालना नहीं चाहिए क्योंकि इससे इनके औषधीय तत्त्व नष्ट हो जाते हैं। इसलिए अजवाइन तथा सौंफ को समान मात्रा में एक चम्मच पानी में भिगोकर रात-भर रख दीजिए और सवेरे छलनी से छानकर पानी पी लीजिए।

तुलसी-मुलहटी की चाय

तुलसी के थोड़े से पत्ते पिसी मुलहटी (आधा चम्मच) को ढाई कप पानी में भिगोकर पाँच मिनट तक उबालें। पाँच मिनट तक उसे ठंडा करके पी लें। अनेक लोगों को मुलहंटी स्वाद लगेगी। यह चाय पित्त प्रकृतिवालों तथा कमजोर नाड़ी तन्त्रवालों के लिए उपयोगी रहती है।

बड़ी इलायची-लौंग-दालचीनी की चाय

ढाई कप पानी में आधी बड़ी इलायची, दो लौंग और थोड़ी सी दालचीनी डालकर पाँच मिनट तक उबालें। इसके बाद 5 मिनट तक ठंडा करके छानकर ले लें।

आयुर्वेद की दृष्टि से बड़ी इलायची और दालचीनी गर्म होती हैं और लौंग ठंडी। यह चाय गर्म प्रभाववाली है अतः पित्त प्रकृति के लोगों को इसके सेवन से बचना चाहिए। इस चाय को ग्रीष्म ऋतु में भी नहीं लेना चाहिए।

यह चाय ताजगी लाने तथा थकान दूर करनेवाली है। किन्तु उच्च रक्तचापवाले लोगों को बड़ी इलायची का सेवन नहीं करना चाहिए क्योंकि यह रक्तचाप बढ़ाती है। कम रक्तचाप के लिए तो बड़ी इलायची एक औषधि है।

नौ मसालोंवाली थकान मिटानेवाली चाय

मैंने अपनी एक पुस्तक में इसे शक्तिवर्द्धक चाय या रसायन बताया है। वास्तव में इस चाय को बड़े परिमाण में बनाकर रख लें और रोजमर्रा के प्रयोग में लाएँ। इसमें छोटी-बड़ी इलायची, तुलसी के सूखे पत्ते, सोंठ, दालचीनी, लौंग, अजवाइन और काली मिर्च मिली होती है। इसके लिए 50-50 ग्राम अदरक, अजवाइन और दालचीनी तथा शेष चीज़ें 25-25 ग्राम लें। इन सबको पीस लें। इन सबको सूखे जार में भरकर कसकर ढक्कन लगाकर रख दें।

इस चूर्ण को आधी या चौथाई चम्मच लेकर ढाई कप पानी डालकर चाय बना लें।

काली चाय

आयुर्वेद की दृष्टि से काली चाय गर्म होती है। इससे थकान मिटती है और नींद नहीं आती। यह वात् और कफ विकार दूर करती है।

काली चाय की सैकड़ों किस्में होती हैं। मसालों के साथ जो चाय बनाई जाती है और जिसमें चाय की पत्तियाँ नहीं के बराबर होती हैं और दानेदार होती है, उसे चाय का चूरा कहते हैं। अंग्रेज इसे नाश्ते की चाय कहते हैं। इस चाय की भी बहुत सी किस्में होती हैं।

आयुर्वेद परम्परा में मसालोंवाली काली चाय में अदरक और इलायची पड़ी होती है। अपने स्वाद तथा जरूरत के हिसाब से उसमें (अजवाइन को छोड़कर) अन्य मसाले डाले जा सकते हैं। आप शक्तिवर्द्धक नौ मसालोंवाली काली चाय बना सकते हैं।

मसाले की काली चाय

बनाने के लिए पानी और मसाले पूर्ववत् डालें और उसे 2-3 मिनट तक उबालें। इसमें डेढ़ चम्मच काली चाय मिलाएँ और एक मिनट तक उबालें और आधा कप दूध और डेढ़ चम्मच खांड मिलाएँ। मीठे की मात्रा अपने स्वाद के अनुसार मिलाएँ। इसे एक मिनट तक उबालें। आपकी चाय तैयार है।

मसाले की काली चाय से थकान मिटती है लेकिन इससे नींद भी नहीं आ पाती, इसलिए इसे शाम को पाँच-छह बजे के बाद न लें तो ठीक रहता है। इससे कफ विकार का उपचार होता है।

कॉफी

गुणों की दृष्टि से यह काली चाय के समान होती है किन्तु इसका प्रभाव तीक्ष्ण होता है। कॉफी की तासीर गर्म होती है, अतः इसमें दूध और चीनी मिलाकर सन्तुलन लाया जा सकता है। किसी भी अवस्था में काली कॉफी खाली पेट नहीं लेनी चाहिए। कमजोर नाड़ी तन्त्र वाले या आसानी से चिन्ताग्रस्त होनेवाले लोगों को काली कॉफी नहीं लेनी चाहिए। इससे दिल की धड़कन बढ़ सकती है।

नोट : काली चाय और कॉफी तम्बाकू की भाँति नशीली होती हैं और इसे पीनेवालों को इन्हें ही पीने की आदत पड़ जाती है। इसलिए इन्हें अधिक मात्रा में (अधिक बार) नहीं पीना चाहिए। प्रयास करें कि इनका सेवन अधिक बार न करें।

फल-सब्जियों का ताजा रस

आयुर्वेदिक दृष्टि से फलों और सब्जियों का रस ताजा ही पीना चाहिए यानी रस निकालने के आधे घंटे में पी लेना चाहिए। देर तक रखने के बाद इनको पीने से

वात्-विकार बढ़ता है। बोतलों में रखे रस को नियमित रूप से लम्बे समय तक पीनेवाले लोग वात् रोग के शिकार हो जाया करते हैं। यही कारण है कि भारत में बोतलों में भरे रस रखना अधिक लोकप्रिय नहीं है। सभी जगह ताजा रस ही अधिक पसन्द किया जाता है।

बीमार लोगों या बीमारी से उठे लोगों को ताजा रस पीने की विशेष सिफारिश की जाती है। आँखों की रोशनी कम होने पर गाजर का रस पीने की सलाह दी जाती है। अनार का रस शक्तिवर्द्धक तो होता ही है; यह त्रिदोषों में भी सन्तुलन लाता है। सेब का मीठा रस भी यही काम करता है। सेब का खट्टा रस पीने से परहेज करना चाहिए।

पेय पदार्थ

नींबू के मसालेदार पेय पदार्थ

गर्मी के मौसम में गला सूखने के समय यह उपयोगी होता है और अधिक पसीना निकल जाने पर शरीर में जल तत्त्व की कमी इससे पूरी होती है। नीबू के रस को गर्म पानी में मिलाकर सर्दियों में पीने से प्यास तो बुझती ही है, भूख भी खुलकर लगती है और पाचन में सहायता मिलती है। इससे वात् का असन्तुलन भी समाप्त होता है।

सामग्री (दो बोतल शर्बत के लिए)

चीनी	— डेढ़ किलो
नीबू का रस	— एक कप
बीज अजवाइन	— दो चम्मच
काली मिर्च	— आधी चम्मच
पिसी हुई सोंठ	— एक चम्मच
अजवाइन	— एक चम्मच
पिसी हुई मुलहटी	— दो चम्मच
लौंग	— एक चम्मच
इलायची दाने	— एक चम्मच

इलायची छोड़कर सभी मसालों को पीस लें। इलायची दाने पीसकर अलग ही रखें। सभी मिले मसालों को चार कप पानी में डालकर ढककर मन्द आँच पर दस मिनट तक उबालें। अब उसमें चीनी मिलाकर चलाएँ। जब चीनी घुल जाए, उसे बिना ढके धीमी आँच पर आधे घंटे तक पकाएँ। बीच-बीच में चलाते रहें। गाढ़ा शरबत बन जाने पर उसमें पिसी इलायची डालें और पाँच मिनट तक पकाएँ। शरबत ठंडा हो जाने पर उसमें नीबू का रस मिला दें। इस शरबत को छलनी में छान लें और सूखी साफ शीशियों में भरकर कसकर ढक्कन लगाकर भर दें। इसे फ्रिज में न भी रखें तो भी चलेगा लेकिन उमसवाले मौसम में तो फ्रिज में रखना ही होगा।

शरबत बनाने के लिए उस गाढ़े शरबत को ठंडे या गर्म पानी में डेढ़ या दो चम्मच गाढ़ा शरबत मिलाना होगा। अगर ऊपर अधिक मीठा शरबत पीना चाहें तो गाढ़ा शरबत अधिक मात्रा में मिलाएँ।

बादाम का शरबत

इस शरबत को शीतल पेय बनाने या ठंडे दूध में मिलाकर लें। इस शरबत में बादामों के अलावा खसखस के दाने भी रहते हैं जो शीतल प्रकृति के होते हैं। इनके साथ छोटी इलायची मिला लेने से वात्-पित्त-कफ सन्तुलन भी बन जाता है।

सामग्री (दो बोतल बादाम शरबत बनाने के लिए)

चीनी	– डेढ़ किलो
बादाम	– सौ ग्राम
खसखस के दाने	– पचास ग्राम
इलायची	– दस ग्राम

कड़ाही में चार कप पानी डालें। उसमें चीनी डाल लें, मध्यम आँच पर उसे उबालें और चलाते रहें। चीनी गल जाए तो आध घंटे तक उसे और पकाएँ। उसे चलाते रहें। शरबत ठंडा हो जाए तो छलनी में छान लें।

बादामों को अलग से पानी में रात-भर भीगने दें। सबेरे उनका छिलका उतार दें। इन्हें सिलबट्टे पर पीस लें और अलग रख दें। इसी प्रकार खसखस के दानों में थोड़ा-सा पानी डालकर पीस लें और इन्हें पतले कपड़े में छान लें। यदि खसखस के दाने गाढ़े पिसे हुए हों तो थोड़ा पानी मिलावें।

इलायची के दाने निकालकर उन्हें बारीक पीस लें। इसमें पिसे हुए बादाम और खसखस की पिसी लुग्दी मिला दें। इन सबको अच्छी तरह मिलाकर कड़ाही को गर्म करें। मन्दी आँच पर इसे चलाते रहें जिससे शरबत उबलकर निकल न जाए। पाँच मिनट पकाने के बाद इसे नीचे उतारकर ठंडा होने दें। इसके बाद उसे साफ सूखी बोतलों में भर लें। कसकर ढक्कन बन्द कर दें और गर्म या उमसवाला मौसम हो तो उसे फ्रिज में रख दें। इस शरबत को दूध या पानी में मिलाने से पहले बोतल को हिला लें। सामान्य रूप से एक कप पानी या दूध में एक-डेढ़ चम्मच शरबत की ही जरूरत पड़ती है। आप अपने स्वाद के अनुसारे उसे घटा-बढ़ा सकते हैं।

केसरिया दूध

केसरयुक्त दूध ठंडा या गर्म दोनों प्रकार का बन सकता है। सर्दियों के मौसम में गरम दूध लेना चाहिए। गर्मियों में ठंडा दूध लोग पसन्द करते हैं।

सामग्री (दो व्यक्ति के लिए)

दूध	– आधा लीटर (ढाई कप)
खांड	– एक-दो चम्मच स्वादानुसार

केसर — एक चुटकी

बारीक कटे बादाम — दो चम्मच

गर्म दूध बनाने के लिए दूध गर्म करके अन्य सभी चीज़ें मिला दें। एक चम्मच से सबको तब तक हिलाएँ, जब तक केसर न घुल जाए। शुद्ध केसर देर से घुलती है। इसमें रंग भी देर से आता है। बाजार में मिलनेवाली केसर प्रायः नकली होती है।

ठंडे दूध के लिए दूध उबालकर ठंडा कर लें। गर्म दूध में ही उपरोक्त सभी चीज़ें मिला दें और उसे ठंडा होने दें। बाद में और दूध मिला दें और फ्रिज में रख दें। ठंडा करने के लिए आप उसमें फ्रिज की बर्फ डाल सकते हैं लेकिन उससे दूध पतला हो जाएगा।

बादामवाला दूध

यह दूध वैसे ही बनता है जैसे केसरिया दूध। इसके लिए केसर के स्थान पर दूध में तीन-चार इलायची पीसकर और बादाम डाल दें। इसकी तरह ही बादाम और पिश्ता डाल दूध बनाया जा सकता है। इसमें बादाम और पिश्तों को समान मात्रा में लें। दोनों ही प्रकार के दूध को ठंडा या गर्म पिया जा सकता है।

गुलाब या केवड़ावाला दूध

गुलाब या केवड़ा फूल होते हैं। आसवन-प्रक्रिया से इनका सत निकाला जाता है। यह सत बाजार में आम मिल जाता है और आयुर्वेदिक औषधियों में भी इसका प्रयोग होता है। इनसे शरीर में वात्-पित्त-कफ का सन्तुलन बनता है। इन्हें दही में भी डाला जा सकता है क्योंकि दही की तासीर ठंडी होती है। इसी प्रकार इन्हें ठंडे दूध में भी डाला जा सकता है।

दूध को मीठा डालकर ठंडा किया जाता है। इसके बाद उसमें गुलाब या केवड़ा मिलाया जाता है। पाँच बादाम कप दूध में एक चम्मच सत डालना पर्याप्त होता है।

लस्सी

दूध या दही में पानी मिलाने को आमतौर पर लस्सी नाम दिया जाता है। मट्ठे को भी लस्सी ही कहते हैं।

दूध की लस्सी

एक हिस्सा दूध में तीन हिस्सा पानी मिलाकर दूध की लस्सी बनती है। शरीर की अत्यधिक गर्मी शान्त करने या गर्मियों में उत्ताप को शान्त करने के लिए यह लस्सी बहुत लाभदायक होती है। शीतऋतु में शाम के समय इसे नहीं पीना चाहिए। आमतौर पर इसे बिना कोई मीठा मिलाए ही पिया जाता है। यदि आप इसे मीठा बनाना चाहें तो इसमें थोड़ी-सी खांड मिला लें।

दही की लस्सी

इसमें दही की मात्रा से तीन गुना पानी मिलाकर रई से चलाकर बनाया जाता है। आप इसे मीठी भी बना सकते हैं और नमकीन भी। मीठी लस्सी वात् बढ़ानेवाली होती है और यह पित्त को शान्त करती है। नमकीन लस्सी बनाने के लिए उसमें थोड़ा पहाड़ी नमक, काली मिर्च और भुना जीरा मिला लेते हैं। यह लस्सी वात्प्रधान व्यक्तियों के लिए बहुत गुणकारी होती है।

मीठी लस्सी

सामग्री (तीन-चार व्यक्तियों के लिए)

दही	– 200 ग्राम
चीनी	– तीन चम्मच (या स्वादानुसार)
पानी	– 600 ग्राम
गुलाबजल	– एक चम्मच

दही में मीठा डालकर उसे चलाएँ। उसके बाद उसमें पानी मिलाएँ। उसे चलाने के लिए लकड़ी की रई या ब्लैंडर का प्रयोग करें। पानी मिलाने के बाद उसे थोड़ा और मथें। अन्त में गुलाब जल मिलाकर परोसें।

नमकीन लस्सी

सामग्री (तीन-चार गिलास के लिए)

दही	– 200 ग्राम
नमक	– आधी चम्मच
पिसी काली मिर्च	– एक चुटकी
भुना जीरा	– आधी चम्मच
पानी	– 600 ग्राम

दही में नमक और काली मिर्च मिलाकर उसे मथें। बाद में पानी मिलाकर उसे फिर मथें। अलग से जीरे को तवे पर बीस सैकेंड तक भूनें और छोटे खरल में पीस लें। इन सबको मिला लें और लस्सी को पुनः हल्का-सा मथें।

परिशिष्ट

इस अन्तिम अध्याय को लिखने के दो प्रमुख कारण हैं–पहला तो यह कि आयुर्वेदिक भोजन संस्कृति के बहुत से पहलुओं को महत्त्वपूर्ण नहीं समझा जाता अथवा यह माना जाता है कि इसे तो सर्वसाधारण जानता है किन्तु वस्तुतः वह उसकी उपेक्षा करता है। इस संस्कृति में इन पहलुओं को बहुत महत्त्व दिया जाता है। पेट में या खाद्य नली में फोड़े होने की उन अवस्थाओं में खासी सम्भावना रहती है जब भोजन तनावपूर्ण मानसिकता में किया जाए अथवा अप्रिय वातावरण में भोजन करके जैसे-तैसे पेट का गड्ढा भरा जाए और यह अवस्था खासे लम्बे समय तक चलती रहे। प्रतिदिन के आहारों जैसे–दूध, मक्खन, दही आदि में किस गुणवत्ता की चीज़ें खरीदी जाएँ, इसमें बहुत गफलत चलती है। यही बात नमक और चीनी सरीखी वस्तुओं के विषय में रहती है और सबसे बड़ी कठिनाई तो यही है कि व्यक्ति स्वयं उलझनों तथा परेशानियों से घिरा रहता है।

इस अध्याय को लिखने का दूसरा कारण यह भी है कि आयुर्वेद के नाम पर स्वयं को 'ज्ञानी' माननेवाले गुरुओं ने बड़ा घपला फैला रखा है। मुझे इस बात का ज्ञान अपने शिष्य वर्ग से प्राप्त होता है जो मुझसे आयुर्वेदिक नुस्खों की चर्चा करते हैं। ये नुस्खे विचित्र तो होते ही हैं, आयुर्वेद के नियमों के विपरीत भी होते हैं। यदि इन नुस्खों को अपनाया जाए तो इनसे लाभ होने की अपेक्षा हानि ही अधिक होने की सम्भावना होती है। आश्चर्य की बात तो यह है कि लोग आयुर्वेद के विषय में लिखते ही नहीं, अपितु इसकी शिक्षा तक देते हैं, जबकि उन्होंने इस विषय का अध्ययन उपयुक्त रीति-नीति से नहीं किया होता है। आधुनिक विज्ञान की तुलना में आयुर्वेद विषय कहीं जटिल है। आधुनिक विज्ञान की छह-सात वर्षों तक शिक्षा लेकर ही व्यक्ति रोगोपचार करने की स्थिति में होता हैं। आयुर्वेद रोगों का निदान, रोगोपचार तथा जीवन के अन्य पक्षों का भी पूर्ण अध्ययन और समाधान प्रस्तुत करता है। 'आयुर्वेद' शब्द का अर्थ ही 'जीवन-विज्ञान' है। इसमें भारतीय दर्शन, सामाजिक व्यवहार, पर्यावरण और मानवीय अस्तित्व के अन्य सभी पक्षों का अध्ययन–ज्ञान–सम्मिलित होता है। ब्रह्मांडीय गतिविधियों का ज्ञान होना भी इसका अंग है। ऋषियों का कहना था कि आयुर्वेद का पूर्ण ज्ञान होने के लिए एक जीवन-काल पर्याप्त समय नहीं है। इसलिए चन्द संगोष्ठियों में भाग लेकर या इसका कुछ समय तक अध्ययन करके परामर्शदाता की भूमिका निभाने-भर से आयुर्वेद नहीं सीखा जा सकता। इस प्रकार भ्रामक स्थितियाँ ही पैदा हो

सकती हैं। इन सब बातों को ध्यान में रखकर मैंने आयुर्वेद के सम्बन्ध में अक्सर पूछे जानेवाले प्रश्नों की एक सूची बना ली है। कुछ भ्रामक जानकारियों के विषय में भी प्रश्न बनाए हैं जिससे आयुर्वेद विषयक उन पक्षों को समझा जा सके जिनको समझ पाने में अधिक कठिनाई होती है। इसके साथ ही आयुर्वेदिक दृष्टि से शाकाहार के मुख्य विषय की जानकारी देने की भी चेष्टा की है।

'देश' और 'काल' के अनुरूप भोजन

पोषक आहार सम्बन्धी एक पूर्ववर्ती पुस्तक में मैंने 'देश' (स्थान) और 'काल' (समय) के अन्तःसम्बन्धों की भी मीमांसा की है। पाँच तत्त्वों, त्रिदोषों, प्रकृति, विकृति और रस-सिद्धान्त आयुर्वेद प्रणाली के मूलाधार हैं जो 'देश' एवं 'काल' सिद्धान्तों से बँधे नहीं हैं। भिन्न भोजन और चिकित्सा-पद्धति 'देश' और 'काल' से सम्बद्ध हैं। संसार के विभिन्न भौगोलिक स्थानों में शाकाहार और पोषक तत्त्वों का स्वरूप परिवर्तित होता है। 'रस' सिद्धान्त के आधार पर हम सन्तुलित पोषक तत्त्वों तथा विविध रोगोपचारों के लिए विभिन्न उत्पादों का प्रयोग कर सकते हैं। यदि शरीर में गर्मी बढ़ी हुई हो तो कषाय या कड़वी वस्तुओं का प्रयोग कर सकते हैं। संसार के विभिन्न भागों में ऐसी अनेक चीज़ें हैं, जो स्वाद में कड़वी होती हैं। दक्षिण भारत तथा यूरोप में रहनेवाले व्यक्ति को विशिष्ट पौधा प्राप्त करने के लिए हिमालय पर्वत पर नहीं जाना होता। प्रकृति ने सभी प्रकार की वस्तुएँ हमारे आसपास ही सुलभ कर रखी हैं।

मैंने देखा है कि यूरोप के लोग आयुर्वेद का ज्ञान प्राप्त करने दक्षिण भारत अथवा श्रीलंका जाते हैं और निश्चित धारणाएँ लेकर लौटते हैं और उन धारणाओं के आधार पर ठंडी जलवायु में रोगोपचार का प्रयास करते हैं जैसे सिर पर नारियल का तेल लगाना, हर भोजन के साथ चावल खाना या ठंडी तासीरवाले पोषक पदार्थ ग्रहण करना। ठंडे इलाकों में नारियल के तेल के स्थान पर तिल के तेल का प्रयोग करना चाहिए। ठंडे स्थानों में चावल को आहार नहीं बनाना चाहिए। सच तो यह है कि चावल रात के समय नहीं खाना चाहिए। यदि आपको आयुर्वेदिक ज्ञान का लाभ उठाना है तो ऐसी छोटी-मोटी नासमझियाँ नहीं करनी चाहिए। तभी आप स्वस्थ रह सकते हैं और जीवन में सौमनस्य आ सकता है।

मोटापा भी एक प्रकार से 'काल' से सम्बद्ध है। प्राचीन काल में लोगों को बहुत शारीरिक परिश्रम करना होता था और उनकी भोजन विषयक आदतें तदनुरूप ही बनी थीं। आज लोग बहुत कम शारीरिक परिश्रम करते हैं किन्तु उनकी खान-पान की आदतों में बदलाव नहीं आया है। आयुर्वेद की दृष्टि से लोग 'काल' के अनुरूप भोजन नहीं करते। अब हालत यह है कि लोग पहले तो पेट से खूब काम लेते हैं और मोटापा बढ़ जाने पर जिम की शरण में जाते हैं—लेकिन शरीर में बुनियादी सन्तुलन एकदम दूसरी ही बात है।

आप अपनी भोज्य व्यवस्था अपने कार्य की प्रकृति के अनुरूप बनाएँ। मेरा सुझाव तो यह है कि आप व्यायाम भी मन्द गति से करें। सुबह-शाम (दो बार) घूमने जाएँ और योगासन नियमित रूप से करें। आयुर्वेद के नियमों का पालन करेंगे तो आपका वजन कभी अधिक नहीं बढ़ेगा। कभी भोजन भरपेट न करें; एक तिहाई पेट खाली रखें। पहले का खाना जब तक न पचे, तब तक खाना न खाएँ और दो मुख्य भोजनों के बीच खाना न खाएँ।

वजन घटाने के लिए कम भाजन करने से भी शरीर में वात्-पित्त-कफ का सन्तुलन बिगड़ जाता है और अनेक शारीरिक कष्ट तक हो जाते हैं। मैंने कुछ लोगों को कई-कई दिनों तक सिर्फ पालक अथवा अनन्नास ही खाते देखा है। ऐसे भोजन से शरीर की जठराग्नि में गड़बड़ी आ जाती है और उससे तज्जन्य रोग हो जाते हैं। बिना चिकनाई या घी-दूध के रहना भी हानिकर है क्योंकि इससे वात्-विकार हो जाता है। त्वचा रूखी-रूखी रहती है, चेहरे की कान्ति घट जाती है, नींद ठीक से नहीं आती या फिर पेट में कब्ज हो जाता है। इसी प्रकार उपवास रखने से भी वात्-विकार बढ़ता है। इसलिए यदि आपको अपना वजन कम करना ही है तो अपने भोजन की व्यवस्था में धीरे-धीरे परिवर्तन लाएँ। खाना कम बार खाएँ और जब खाएँ तो कम मात्रा में खाएँ। शरीर का वजन भी अकस्मात् कम न करें। भोजन सावधानी से करें। कम खाएँ किन्तु खूब चबा-चबाकर खाएँ। वजन घटाने के लिए आप आध्यात्मिक साधन भी अपनाएँ और इसके लिए इन्द्रिय-निग्रह पर जोर दें। योग साधना यही सब कुछ तो हमें सिखाती है।

अमेरिका में आप प्रायः सुनते हैं—'जीवन की सर्वोत्तम वस्तुएँ या तो गैरकानूनी होती हैं, अनैतिक होती हैं या मोटापा बढ़ानेवाली होती हैं।' मैंने इस उक्ति का भलीभाँति विश्लेषण किया और पाया कि यह उक्ति भ्रामक है। वास्तव में इसके माध्यम से यही कहने की चेष्टा की गई है कि लोगों को अपनी इन्द्रियों पर नियन्त्रण रखने के ज्ञान का अभाव है। जैसे ही लोग देखते हैं कि यह वस्तु अच्छी है, उसे अत्यधिक मात्रा में प्राप्त करना चाहते हैं, जिससे वे कष्ट पाते हैं। इसीलिए समाज उनको प्रतिबन्धित करता है या फिर उन पर कर लागू कर देता है। याद रखिए कि जो कुछ उत्तम है, उसे सारा का सारा उपभोग कर डालना बुरा है।

शान्तचित्तता और सौन्दर्यबोध

आयुर्वेद के अनुसार तुरत-फुरत तैयार होनेवाले आहार स्वास्थ्य की दृष्टि से हानिकर हैं। भोजन कभी भी जल्दबाजी में अथवा खड़े-खड़े नहीं करना चाहिए। भोजन करने के लिए सुविधा के साथ बैठें और अपने चित्त को शान्त रखकर भोजन करें। यह कर पाना न तो मुश्किल है और इसमें अधिक समय भी नहीं लगता। इसके लिए दो-तीन बार गहरी श्वास लें या परमात्मा से प्रार्थना करें, चाहे वह छोटी ही क्यों न हो।

भोजन इस विधि से बनाएँ और उसे सप्रेम इस प्रकार परोसें जो आँखों तथा हृदय को सुरुचिपूर्ण लगे। यूरोप में भोजन बनाने की कक्षाओं में जब भी मैंने मिली-जुली सब्जियाँ बनाईं अथवा शाकाहारी चावल बनाया तो छात्रों ने सदैव 'सुन्दर' कहकर प्रशंसा की। स्पष्टतः वह भोजन तले हुए सुअर के मांस और फ्रेंच फ्राईज़ से अधिक मनमोहक लगता है। जैसे पहले बताया जा चुका है, सब्जियों और फलों में सभी प्रकार के रस होते हैं। जब भोजन में ताजी चीज़ों से व्यंजन बनाए जाते हैं तो वे देखने में ही अच्छे नहीं लगते बल्कि स्वास्थ्यवर्द्धक भी होते हैं। इन व्यंजनों को सुन्दर प्लेटों में कलात्मक रूप से परोसना भी बहुत महत्त्वपूर्ण होता है। दक्षिण भारत में भोजन केले के साफ पत्तों पर इस प्रकार परोसा जाता है कि वह सुन्दर लगता है और आँखों को देखने में सुखद भी लगता है। यहाँ कहने का तात्पर्य यह नहीं है कि भोजन महँगी प्लेटों में परोसा जाए बल्कि ऐसी प्लेटें चुनी जाएँ जिनका रंग चित्ताकर्षक भी हो और आपके रसोई के सामान के साथ सुखद भी दिखें। इन सब चीज़ों का प्रभाव यह पड़ता है कि सबकुछ देखकर खाने की शान्तिपूर्ण मानसिक अवस्था बनती है।

साफ-सुथरा प्राणशक्तिपूर्ण भोजन हो

इस बात की पहले भी चर्चा की जा चुकी है कि आप कम खाएँ किन्तु जो खाएँ, साफ-सुथरा और प्राणशक्तियुक्त भोजन हो। आप ताजा उगे हुए पदार्थ प्रयोग करें जिनमें डेयरी की वसारहित चीज़ें न हो और उनमें नकली मिठास या अन्य खाद्य पदार्थ न हों। आज फसल उगाने, उपज बढ़ाने के लिए कृत्रिम उर्वरकों तथा कीटनाशकों के अधिक प्रयोग से हम धीरे-धीरे विषाक्त तत्त्व ग्रहण करते रहते हैं—खासकर औद्योगिक पद्धति से उगाई हरी सब्जियों और फलों का ऊपरी छिलका उतारे बिना ही प्रयोग करने पर। इसलिए अपने किचन गार्डन में उगाई सब्जियाँ या फलों का ही प्रयोग करना चाहिए। कुछ लोग दलील देते हैं कि आज वातावरण में इतना प्रदूषण होता है कि स्वयं उगाई सब्जियाँ भी अब स्वास्थ्यकर नहीं रह जातीं। इसके उत्तर में यही कहा जा सकता है कि अपनी उगाई सब्जियों में कम-से-कम विषाक्तता होती है और उन्हें खाना अधिक गुणकारी होता है। इसके लिए मेरा सुझाव है कि लोग अधिक से अधिक संगठित होकर स्वयं अपने साधनों से ही सब्जियाँ और जड़ी-बूटियाँ अधिकाधिक मात्रा में उगाएँ।

इन रासायनिक पदार्थों का प्रतिकूल प्रभाव भी हमारी अपनी आधारभूत ऊर्जा और शरीर-रचना पर निर्भर होता है। आयुर्वेद-आधारित जीवनचर्या से इन खतरनाक सामग्रियों का प्रभाव निश्चित रूप से कम किया जा सकता है। इसके लिए हमें रसायनों को खाकर अपना ओजस बढ़ाना चाहिए, हर छह महीनों के पश्चात पंच-कर्म प्रक्रियाओं से शरीर शोधन और रक्त-शोधक पदार्थों का प्रयोग करके रक्त-शोधन करते रहना चाहिए।

फुल क्रीमवाला दही प्रयोग करें या दही अपने घर में ही जमाया हुआ प्रयोग करें।

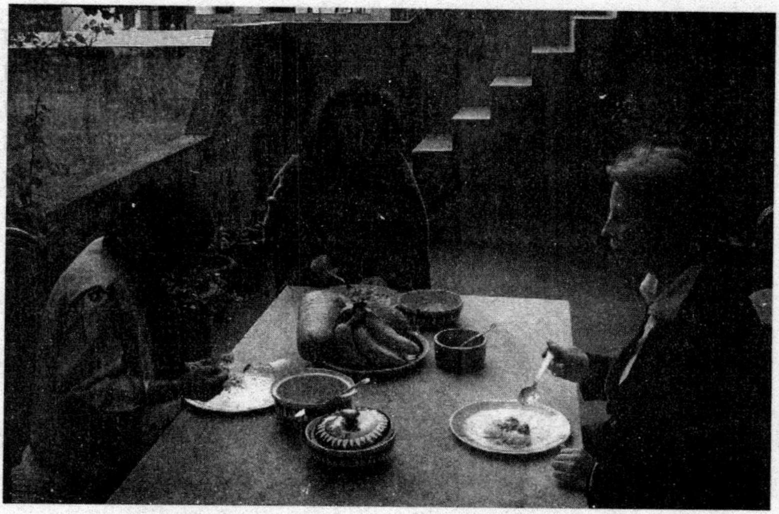

फ्रूट दही में ताजे फलों का या घर में ही बनाए जैम प्रयोग करना ठीक रहता है। आपका दूध फुल क्रीमवाला और ताजा होना चाहिए। कई दिन पहले दुहा गया संरक्षित दूध पचने में भी भारी होता है और वात् विकार पैदा करता है। बनी-बनाई सॉस आदि प्रयोग न करें। आपको पता होना चाहिए कि आखिर आप खा क्या रहे हैं। बना-बनाया चीज़ या पनीर अधिक नहीं खाना चाहिए—दिन में एक बार से अधिक तो कभी नहीं। मांस और पनीर को तो कभी एक साथ नहीं खाना चाहिए। इससे भोजन बहुत गरिष्ठ हो जाता है। पनीर के स्थान पर देसी पनीर लें—खासकर जब आपको दोबारा खाने की इच्छा हो तो।

अलग-अलग अन्नों का प्रयोग करें और आटा ही काम में लाएँ। कुछ व्यंजनों में मैदा का प्रयोग होता है। यदि सारा भोजन मैदा का ही न हो, तो मैदा के प्रयोग से चित्त को विचलित न करें। मैदा से बना पास्ता थोड़ी-सी सॉस के साथ खाना सुखद नहीं होता। अगर आप पास्ता खाना ही चाहें तो सॉस में विभिन्न सब्जियाँ, जड़ी-बूटियाँ तथा मसाले आदि मिला लें।

बहुत से लोग समझ ही नहीं पाते कि उन्हें कितनी चीनी और नमक खाना चाहिए। पश्चिमी देशों में बने-बनाए पदार्थ खाने की आदत के कारण अनजाने में ही बहुत-सी चीनी और नमक खाते रहते हैं। इसलिए आप पहले से तैयार रेडीमेड भोज्य पदार्थ खाना कम कर दें। जब आप चॉकलेट खाते हैं तो उसमें करीब 50 प्रतिशत चीनी रहती है। 100 ग्राम की चॉकलेट बार दस चम्मच चीनी के बराबर होती है। केक या पेस्ट्री में आमतौर पर चौथाई चीनी रहती है।

सफेद चीनी खाने से परहेज करें और उसके स्थान पर देसी खांड का सेवन करें।

पीली चीनी, खांड या राब भी अच्छी रहती हैं। हमेशा अलग-अलग तरह की चीनी का प्रयोग करें तो बेहतर रहता है। सर्दियों में शहद प्रयोग करना लाभप्रद होता है। शहद भी ठंडी या गर्म चीज़ों में ही डालें, चाय-कॉफी आदि में नहीं। मीठा डालकर पकानेवाली चीज़ों में भी शहद प्रयोग न करें। बहुत चीनी डालकर दही खाने की अपेक्षा मीठे फल खाना बेहतर है।

आयुर्वेद में चार प्रकार के नमक होते हैं। नमक अधिक परिमाण में नहीं खाना चाहिए। यूरोप में परिरक्षित सब्जियों में यूनान और इटली के चीज़ को कुछ किस्मों में इटली की सलादों तथा मांस में अत्यधिक मात्रा में नमक रहता है। भारत में लोग अधिक मिर्च खाते हैं और उसे सन्तुलित करने के लिए नमक भी अधिक लेते हैं। यह स्वास्थ्य के लिए हानिकर है क्योंकि अधिक मिर्च और नमक से रसों का सन्तुलन गड़बड़ा जाता है। वास्तव में कोई एक रस अधिक मात्रा में लेने से अन्य रसों का सन्तुलन रहता ही नहीं है—कुछ-न-कुछ गड़बड़ी होती है।

इस पुस्तक में व्यंजनों की पाक-विधि का वर्णन करते हुए मैंने चीनी और नमक का परिमाण भी बताया है लेकिन आप अपनी जरूरत और स्वाद के अनुसार उसे कम या अधिक कर सकते हैं। मिर्च का प्रयोग सर्वत्र ही खानेवाले की इच्छा पर छोड़ दिया गया है। व्यक्ति चाहे तो सीमित मात्रा में ले सकता है लेकिन अधिक मात्रा में कभी नहीं लेना चाहिए।

सहयोगी भोजन

सामान्यतः देखने में आता है कि लोग सभी प्रकार का भोजन एक साथ करते हैं और उनके अनुकूल या प्रतिकूल प्रभावों की ओर ध्यान ही नहीं देते। इससे उन्हें अनेक प्रकार की विशेषतः पाचन सम्बन्धी—समस्याओं का सामना करना होता है। उदाहरण के तौर पर, लोग नाश्ते में फल और दही लेते हैं और साथ ही चाय-कॉफी भी लेते हैं। कुछ लोग ब्रेड, पनीर, दही, चाय, कॉफी तथा अन्य अनेक चीज़ें लेते हैं। वे यह नहीं समझते कि चाय-कॉफी तो गर्म तासीरवाली चीज़ें हैं और दही ठंडी तासीर की (दोनों एक-दूसरे के विपरीत)। दही और फल एक साथ लेना तो ठीक है किन्तु चाय-कॉफी इसके आधे घंटे पहले लेने चाहिए। फल और दही के साथ डबलरोटी और पनीर आदि लेना पाचन की दृष्टि से बहुत गरिष्ठ होता है। कुछ लोग डबलरोटी पर पहले मक्खन लगा लेते हैं और उसके ऊपर, पनीर जो ठोस आहार है। यदि इसके साथ दही भी लिया जाए तो सबकुछ इतना भारी हो जाएगा कि पेट उसे पचा नहीं पाएगा। ये सब चीज़ें डेरी के उत्पादन हैं और कफ बढ़ाते हैं। स्पष्ट है कि अधिक कफ पेट की पाचन अग्नि को मन्द करता है। इसलिए अच्छा तो यही होगा कि डबलरोटी और मक्खन तथा चीज़ को चाय अथवा कॉफी के साथ लें या फिर दही और फलों को ही अकेले लें—चाय-कॉफी आदि नहीं लें।

इसी प्रकार दोपहर या रात्रि के भोजन में लोग पुराने ढर्रे के भोज्य पदार्थ लेते हैं। लोगों को गर्म भोजन के साथ ठंडे पेय पदार्थ नहीं लेने चाहिए। यदि आपने खाना समाप्त कर लिया है तो शराब अथवा अन्य चीज़ें नहीं लेते रहना चाहिए। अधिक मात्रा में पेय पदार्थ लेने से पेट भर जाएगा और वात्-पित्त-कफ का सन्तुलन गड़बड़ हो जाएगा। आराम से बैठकर एक साथ पूरा भोजन कर लेना चाहिए। अगर आप कई प्रकार के भोजन बारी-बारी से करते हैं तो हर भोजन थोड़ा-थोड़ा खाइए। अन्त में यदि आपका दो-तिहाई पेट भर गया है और दही आदि खाने से रह गया है, तो उसे खाइए ही मत। अन्त में मुँह मीठा करने के लिए केक या अन्य चीज़ें जैसे अन्न या अंडे से बनी चीज़ें (जिनमें पर्याप्त मक्खन प्रयोग होता है) नहीं खानी चाहिए। कुछ लोग कहते हैं कि भोजन से पेट भर गया है और मुँह मीठा करनेवाली चीज़ें कुछ देर बाद खाएँगे। आयुर्वेद के सिद्धान्त के अनुसार ऐसा नहीं करना चाहिए। जब पेट भर गया है और पेट खाए हुए भोजन को पचाने में जुट गया है तो इस प्रकार कभी मत खाइए। इस तरह खाने से पेट पर अतिरिक्त बोझ पड़ेगा और वात्-पित्त-कफ का सन्तुलन बिगड़ जाएगा। यदि ऐसी स्थिति बार-बार लाएँगे तो बिना पचा भोजन पेट में रह जाएगा जिससे पेट में कब्ज, चर्म रोग अथवा अन्य प्रकार की कोई एलर्जी भी हो सकती है।

भोजन से पेट को राहत

आयुर्वेद में पूरी तरह अनशन (व्रत) नहीं करना चाहिए क्योंकि भूखे रहने से पेट में वात्-विकार हो जाता है। लेकिन सीमित प्रकार का भोजन करके उपवास करना आयुर्वेद की दृष्टि से उपयुक्त है क्योंकि पेट की पाचनक्रिया को थोड़ा-सा आराम मिल जाता है। उदाहरण के लिए, व्यक्ति सप्ताह में एक दिन कम भोजन करे या बिना नमक और बिना अन्न का भोजन करे। दूसरे शब्दों में वह आहार लें जो योगीजन लेते हैं जिसे सात्त्विक आहार कहते हैं। सात्त्विक भोजन से न तो इन्द्रियों की उत्तेजना होती है और न अधिक नींद आती है। लहसुन और मसाले राजसिक भोजन हैं। लहसुन, प्याज, मसालेदार तथा भारी या ज्यादा चिकनाई वाला भोजन सात्विक नहीं है क्योंकि इन्हें पचाने के लिए पेट को श्रम करना पड़ता है और नींद अधिक आती है। ये सभी तामसिक भोजन हैं। चावल, दूध, दही, मीठे फल, लौकी, गाजर और शलजम सात्विक भोजनों की श्रेणी में आते हैं। अपने साप्ताहिक उपवास में, शरीर को शुद्ध करने के लिए आप चावल भी मत खाइए। उपवास के दिन नाश्ते में आप मीठे फल, सूखे मेवे या डेयरी के उत्पाद ले सकते हैं। यदि दोपहर को भूख लग जाए तो इनमें से कोई एक वस्तु खा सकते हैं। रात्रि के भोजन के लिए आप नमक तथा अन्न से रहित भोजन ले सकते हैं जैसे मिली-जुली सब्जियाँ अथवा आलू। मसालों में जीरा, धनिया या कुछ जड़ी-बूटियाँ ले सकते हैं। सब्जियों के साथ खाने के लिए नॉनस्टिक पैन में थोड़े घी

में आलू सेक सकते हैं। आलुओं में कुछ किशमिश डाल सकते हैं। यह खाना स्वादिष्ट लगेगा और रोज़ के भोजन से हटकर होगा।

भोजन और आपकी मुखकान्ति

सन्तुलित आयुर्वेदिक भोजन से आपकी मुख--कान्ति में बदलाव आ जाएगा। अपने भोजन से आप अपनी प्रकृति और विकृति को बदल सकते हैं। शरीर में तीव्र गन्ध आना पित्त के असन्तुलन का सूचक है। इसके लिए आपको ठंडी तथा सात्विक वस्तुएँ खानी चाहिए। हल्दी और कड़ुवे रसवाली चीज़ें ग्रहण करने से शरीर की दुर्गन्ध समाप्त हो जाएगी। सुगन्धित पदार्थ, इत्र आदि लगाने से इस दुर्गन्ध को समाप्त नहीं किया जा सकता—समस्या वहीं की वहीं रहेगी। अगर आपकी त्वचा शुष्क है और समस्त देखभाल के बाद भी आपके बालों और नाखूनों की रुक्षता बनी रहती है तो आपको वात्-विकृति है। ऊपर से तेल की मालिश करने के अलावा आपको अधिक घी और मीठी वस्तुएँ खानी चाहिए।

बराबर आलस्य रहना, भारीपन तथा नींद सी आती रहना इस बात का सूचक है कि आपको कफ का विकार है और उसमें परिवर्तन लाने के लिए आपको मसालेदार भोजन करना चाहिए। अदरक और लहसुन का प्रयोग बढ़ाना चाहिए और मीठी एवं चिकनाईवाली वस्तुओं का सेवन घटाना चाहिए। यदि आप अपने खान-पान में परिवर्तन ले आएँगे तो आपका मुख कान्तिपूर्ण हो जाएगा—चेहरा चमकने लगेगा।

आयुर्वेदिक पोषक आहार

मैं विगत एक दशक से अधिक समय से आयुर्वेद की शिक्षा दे रही हूँ और आयुर्वेदिक पोषक आहारों पर आयोजित संगोष्ठियों में बोलती आ रही हूँ। हर संगोष्ठी में पोषक आहार एक प्रमुख मुद्दा होता है। अनेक मेरे यूरोपीय छात्र बताते हैं कि हमारी दादी भी यही कुछ कहा करती थीं। इससे प्रकट है कि संसार-भर में पोषक आहारों के विषय में बुनियादी मानव ज्ञान एक जैसा ही है। मध्य पूर्व के देशों में तिल के बीजों को पीसकर अनेक प्रकार की सॉस बनाई जाती हैं। इस लुग्दी को ताहिनी कहते हैं। तिल काया का रंग निखारने तथा हड्डियों को मजबूत करने के लिए बहुत उम्दा चीज़ होती है किन्तु ताहिनी बहुत गरिष्ठ होती है और उसे पचाने के लिए पेट को बहुत श्रम करना होता है। इसलिए इसमें नीबू या खट्टी चीज़ मिलानी पड़ती है। इसके अलावा ताहिनी में लहसुन तथा अन्य मसाले मिलाने पड़ते हैं ताकि उसका सहजता से पाचन हो सके। इस सन्दर्भ में पास्ता तथा टमाटर की सॉस अन्य उदाहरण हैं। इस प्रकार हम इस निष्कर्ष पर पहुँचते हैं कि विश्व-भर में पोषक वस्तुओं के विषय में परम्परागत ज्ञान लगभग एक जैसा ही है।

आजकल भोजन के सन्दर्भ में अनेक सिद्धान्त प्रचलित हैं। इसी कारण लोगों के मनों में इस विषय में अनेक प्रश्न उठते रहते हैं। कुछ लोगों का कहना है कि मध्याह्न के पश्चात् फल नहीं खाने चाहिए। अन्य लोग कहते हैं कि शरीर से रोगों को दूर करने के लिए फलाहार ही करना चाहिए। कुछ लोग कहते हैं कि चिकनाई (वसा) ग्रहण करना बुरा है तो कुछ कहते हैं कि चीनी और नमक खाना बुरा है। यदि तर्कसम्मत होकर विचार करें तो न तो कुछ अच्छा है और न कुछ खराब। इस सिलसिले में 'देश', 'काल' और शरीर-रचना का ध्यान रखना उचित होता है और तदनुसार ही खाना-पीना समुचित रहता है। इस सन्दर्भ में इस पुस्तक के प्रथम भाग में कुछ सुझाव दिए गए हैं। सदैव सन्तुलन का ध्यान रखें और लोगों के संकीर्ण निजी अनुभवों के अनुसार न चलें। समस्त विषय पर समग्रता से ब्रह्मांडीय या वैश्विक दृष्टि से सोचें, समझें और आचरण करें।

आगे, प्रायः पूछे जानेवाले कुछ प्रश्न और उनके विषय में मेरे उत्तरों का वर्णन किया गया है। यदि आपके मन में भी कुछ ऐसे प्रश्न हैं, जो आप समझते हैं कि वे अन्य लोगों को प्रभावित करनेवाले हैं, तो मुझे अवश्य लिख भेजें।

क्या आयुर्वेद शाकाहारी है—सर्वथा निरापद है ?

जब मैं पढ़ाती हूँ तो वस्तुओं की गुणवत्ता के अनुसार गरम, ठंडे और सन्तुलित भोज्य पदार्थों के उदाहरण देती हूँ। मैं मानती हूँ कि मेरी हर कक्षा में कुछ लोग ऐसे भी होते हैं, जो मांसाहारी होते हैं। इसलिए मैं मांसाहारी भोजन और शाकाहारी भोजन दोनों के उदाहरण दिया करती हूँ। उस समय अनेक छात्रों को आश्चर्य होता है क्योंकि उनका विश्वास होता है कि स्वास्थ्यपूर्ण होने के लिए सबकुछ शाकाहारी होना आवश्यक है। तब वे प्रश्न करते हैं कि आयुर्वेद में मांसाहार की अनुमति कैसे है ?

आयुर्वेद एक विज्ञान है और वह समस्याओं को नैतिकता-अनैतिकता की दृष्टि से नहीं देखता। वह इस तथ्य को भी ध्यान में रखता है कि संसार में कुछ भाग ऐसे भी हो सकते हैं, जहाँ हरियाली होती ही नहीं या बहुत कम होती है। ऐसे क्षेत्रों में मांस खाना आवश्यक हो सकता है। अब से 2600 वर्ष पूर्व चरक ऋषि ने *चरक संहिता* लिखी थी जिसमें वनस्पति तथा पशु जगत दोनों से खाद्य वस्तुओं की चर्चा की गई है। इसमें वन्य जीवों और पालतू पशुओं का तथा उनके मांस के गुणावगुणों का वर्णन किया गया है। इससे स्पष्ट है कि अच्छे स्वास्थ्य के लिए आयुर्वेद शाकाहार पर ही जोर नहीं देता। व्यक्ति जो भी खाए, वह 'देश', 'काल' और उसकी अपनी प्रकृति के अनुरूप होना चाहिए। मांसाहारी लोगों के लिए यह परमावश्यक है कि वे सब्जियाँ भी खाएँ तथा मांस भी अधिक परिमाण में तथा प्रतिदिन या जब सुलभ हो तभी नहीं खाना चाहिए। शाकाहारी लोगों को भी सूखे मेवे, बीन्स, दालें, पनीर, पनीर से बने तथा अन्य दुग्ध पदार्थ खाना आवश्यक है। मांसाहार के विषय में मेरी व्यक्तिगत राय जानने के लिए कृपया इस पुस्तक की 'भूमिका' देखें।

क्या आपके स्वास्थ्य की दृष्टि से यह उचित नहीं कि आप स्थानीय उत्पादित वस्तुएँ खाएँ, न कि विदेशों से आए फलों और सब्जियों को खाएँ ?

विदेशों से आयातित वस्तुएँ खाने में कोई हानि नहीं किन्तु उनकी गर्म या ठंडी तासीर का ध्यान अवश्य रखें। स्वदेशी उत्पादों में भी कुछ चीज़ें कृत्रिम पर्यावरण में पैदा की जाती हैं, जिससे वे ऋतु-विशेष में ही नहीं, वरन् पूरे वर्ष खाने को सुलभ हैं। कुछ उदाहरण देखें। पपीता सन्तुलित आहार है किन्तु यह यूरोप में पैदा नहीं होता। इसे यूरोप में खाना सर्वथा उचित है। यूरोप में गर्मियों में पैदा होनेवाली, ठंडी तासीरवाली चीज़ें अब सारे साल उगाई जाती हैं। इन चीज़ों को ठंड के दिनों या शीतकाल में खाना हानिकर है। अतः यदि इन्हें खाएँ तो अल्प मात्रा में ही खाएँ या उसमें सोयाबीज मिलाकर खाएँ। इन ठंडी चीज़ों को घी या मक्खन के साथ न खाएँ। इनके साथ तेल तथा अंडे से बनी चीज़ें खाना सन्तुलित आहार बनता है।

विदेशी वस्तुओं की आयुर्वेदिक प्रकृति उन्हें खालिस रूप में (बिना कुछ मिलाए) खाने से ज्ञात की जा सकती है। उन्हें खाकर आपके शरीर पर उनका क्या प्रभाव पड़ा, इसका सावधानी के साथ आकलन करें। ठंडे पदार्थ या जूसवाले फलों को खाने से तरावटवाला प्रभाव पड़ता है तथा सोये के बीजों, लहसुन तथा अन्य मसालों का तरावट-विरोधी प्रभाव पड़ता है। धनिया, सौंफ, अजवाइन, लौंग आदि की तासीर ठंडी होती है। नई-नई चीज़ों का प्रयोग करने के लिए आपको अपनी ही पाक-विधि अपनानी होगी।

मुख्य भोजन करते समय प्राप्त रस-स्वाद के विषय में विभिन्न पुस्तकों तथा अध्यापकों की अलग-अलग राय होती है। कुछ मीठा पसन्द करते हैं तो कुछ खट्टा। आप बताएँ कि सही क्या है ?

सामान्य रूप से व्यक्ति को खट्टे और कसैले रसवाली वस्तुओं से खाना आरम्भ करना चाहिए किन्तु इनका आधिक्य नहीं होना चाहिए। यदि आपको बहुत देर से तेज भूख लगी है तो पहले कुछ मीठा पदार्थ खाने से शुरुआत करें ताकि वात्प्रधान अवस्था में पेट न हो। अधिक समय तक भूखे रहने पर वात्-विकृति हो जाती है। सामान्य स्थितियों में, अगर आप शुरू में कुछ मीठी चीज़ खा लेंगे तो भूख कम होगी क्योंकि मीठा कफवर्द्धक होता है। इसे सरलता से समझने के लिए हमें शरीर के पंच तत्त्वों को समझना होगा—पाचक अग्नि पित्त का अंश होती है; कफ में जल और पृथ्वी तत्त्व होता है। अगर आग पर पानी या मिट्टी डाल दें तो आग बुझ जाती है। अतः भोजन के

आरम्भ में मीठी वस्तु खाने से भूख कम होगी और सम्भव है कि अपच भी हो जाए। लेकिन भोजन का समापन सदैव मीठी चीज़ से करना चाहिए।

विभिन्न अध्यापक बताते हैं कि पीने का पानी 15 मिनट से लेकर एक घंटे तक उबालकर सेवन करें। सही क्या है ?

स्विटजरलैंड की अनेक संगोष्ठियों में छात्रों ने मुझे बताया कि जर्मनी का कोई व्यक्ति स्विटजरलैंड में भाषण करते हुए कह रहा था कि आयुर्वेदिक वैज्ञानिक परामर्श देते हैं कि पीने के पानी को एक घंटे तक उबाल लिया करें। दुख की बात है कि इस प्राचीन ज्ञान के विषयों में लोग क्या-क्या भ्रान्तियाँ पैदा करते हैं। पानी को एक घंटे तक उबालने से उसके नमक तथा खनिज तत्त्व संघटित होकर बढ़ जाएँगे और वह पानी पीने से शरीर को लाभ के स्थान पर उल्टे हानि ही होगी। ऐसा पानी यदि अधिक पिया जाए तो शरीर का वात्-पित्त-कफ सन्तुलन बिगड़ जाएगा। अतः इस तरह की गलत जानकारी से पूरी तरह सावधान रहना चाहिए।

अगर आपको आशंका है कि पानी किसी प्रकार प्रदूषित हो गया है तो आपको पानी पन्द्रह मिनट तक ही उबालना ठीक रहेगा। दिल्ली या काहिरा में स्वयं को जल से होनेवाले रोगों से बचाने की आवश्यकता होती है किन्तु यूरोप, अमेरिका और कुछ अन्य देशों में नलके से आनेवाला पानी सर्वथा साफ एवं सुरक्षित होता है। पेय पदार्थों की विधि बताते हुए मैंने लिखा है कि पानी में इलायची डालकर इसे थोड़ा उबाल लें। पीने का सुरक्षित पानी प्राप्त करने के लिए, पानी को थोड़ा उबाल लेना ठीक रहता है।

क्या दालें खाना स्वास्थ्यकर है ? क्या दाल रोजाना ही खानी चाहिए ?

बहुत से छात्र इस प्रकार की जानकारी पुस्तकों से प्राप्त करते हैं। मुझे बताया गया है कि आयुर्वेद पर लिखी एक लोकप्रिय पुस्तक में सिफारिश की गई है कि रात्रि के भोजन में दाल नित्य खानी चाहिए। आयुर्वेदिक पोषण तथा पाक-कला विषयक पुस्तकों में भारतीय लोगों की खान-पान विषयक सामान्य आदतों की ही चर्चा रहती है। भारत के अधिकांश लोग दोपहर के भोजन में दाल और चावल खाते हैं और पंजाब के लोग रात्रि के भोजन में दाल अवश्य लेते हैं। सम्भवतः वह कोई पंजाबी लेखक रहा होगा जिसने रात्रि के भोजन में दाल खाने की जोरदार सिफारिश की है।

शाकाहारी लोगों को विभिन्न प्रकार की दालें, मटर तथा बीन्स खाना जरूरी होता है लेकिन यह जरूरी नहीं कि इन्हें नियम से नित्य खाया जाए। शाकाहारी व्यक्तियों को सूखे मेवे भी खाने चाहिए। पाचनक्रिया कमजोर होने की हालत में व्यक्ति को मूँग की दाल अधिक खानी चाहिए और अन्य दालें तथा बीन्स खाने से बचना चाहिए।

आयुर्वेद के ऋषि चरक की संहिता के अनुसार दालें गरिष्ठ होती हैं इसलिए मसालों तथा घी का प्रयोग अवश्य करना चाहिए। कुछ दालों से वात्-विकार बढ़ता है, अतः

उनमें घी अवश्य डालना चाहिए। रात्रि के भोजन में दाल न खाएँ तो ठीक रहता है क्योंकि ये भारी होती हैं और देर से पचती हैं। दिन के भोजन में दाल ठीक रहती है क्योंकि व्यक्ति दिन में शारीरिक श्रम करता है अतः दालें सहजता से पच जाती हैं। रात के समय शरीर की गतिविधि मन्द रहती है, अतः दाल अथवा भारी भोजन रात में करने से बचना चाहिए।

हमने आयुर्वेद की कुछ पुस्तकों में पढ़ा है कि सरसों का तेल स्वास्थ्य के लिए अच्छा होता है और उसे भोजन बनाने में प्रयोग किया जाना चाहिए–क्यों ?

सबसे पहले तो आप अपने मन से यह धारणा निकाल दीजिए कि कुछ चीज़ें स्वास्थ्य के लिए अच्छी या बुरी होती हैं। आयुर्वेद के अनुसार जो वस्तु समरसता लाए, वह उपचार है और जिससे असन्तुलन पैदा हो, वह स्वास्थ्य-विरोधी है। 'देश', 'काल' और व्यक्ति की शारीरिक प्रकृति के फलस्वरूप वे ही चीज़ें उपयोगी हो सकती हैं और प्रतिकूल अवस्था में हानिकर हो सकती हैं।

सरसों के तेल में विशिष्ट स्वाद और गन्ध होती है और एंटी बायोटिक गुण भी होते हैं। इसमें दर्द दूर करने की भी क्षमता होती है। अतः त्वचा के रोगों के लिए इसे बुनियादी पदार्थ के रूप में प्रयोग किया जा सकता है। इसे भोजन बनाने में प्रयोग किया जा सकता है किन्तु इसकी तासीर बहुत गर्म होती है। विशिष्ट स्वाद और तेज गन्ध के कारण सरसों का तेल भोजन बनाने का अच्छा माध्यम नहीं है। प्राचीन आयुर्वेदिक ग्रन्थों में भोजन में प्रयोग करने के लिए तिल के तेल का प्रयोग करने की सिफारिश की गई है और सरसों के तेल को चिकित्सा कार्यों के अधिक उपयुक्त माना गया है। भारत के कुछ भागों में सरसों के तेल को खाना पकाने के काम में भी लाया जाता है लेकिन इसका खाने 0में अधिक प्रयोग नहीं करना चाहिए। अच्छा तो यही होगा कि भोजन बनाने में घी तथा तेल दोनों का प्रयोग किया जाए। यदि आप एक व्यंजन घी से बनाएँ तो दूसरा तेल से। तेल प्रयोग करते समय एक ही नहीं, वैकल्पिक तेलों का प्रयोग करना चाहिए। दुआँ या तारामीरा बीज का तेल प्रयोग नहीं करना चाहिए क्योंकि हाल के सर्वेक्षणों में इसको हानिकर प्रभाव वाला पाया गया है।

कुछ आहार-विशेषज्ञ अच्छे स्वास्थ्य की दृष्टि से विभिन्न प्रकार का भोजन अलग-अलग करने की सिफारिश करते हैं। आयुर्वेद के सिद्धान्तों की दृष्टि से यह कितनी सटीक सोच है ?

यह आवश्यक है कि परस्पर विरोधी प्रभाववाले खाद्य पदार्थों को साथ-साथ नहीं खाना चाहिए। यह भी महत्त्वपूर्ण है कि विविध प्रकार की गरिष्ठ वस्तुओं को साथ-साथ नहीं खाना चाहिए। इसके अतिरिक्त, खाने की चीज़ों–अलग-अलग रसोंवाली वस्तुओं का एक भोजन में साथ ही प्रयोग करने की बात कही जाती है। यह आवश्यक है कि आप अलग-अलग प्रकार के खाद्य पदार्थों को मिलाएँ और उनको स्वास्थ्यकर बनाने

के लिए उपयुक्त मसाले भी डालें। इसीलिए आयुर्वेद विभिन्न भोजनों को अलग-अलग रखने की सिफारिश नहीं करता। आयुर्वेद उल्टी-सीधी वस्तुएँ खाने के भी पक्ष में नहीं है। आयुर्वेद मानता है कि भोजन ऐसा हो जिसे खाकर मन प्रसन्न हो और भोजन करके आनन्द का अनुभव हो।

●●●